序に代えて

　2013年に「症例から学ぶ　皮膚病アトラス集　vol.1」を上梓しました．その年は，岡山大学皮膚科学教室が開講百周年にあたるため，その記念事業の一環として，これまで「医薬の門」に連載した症例や，日本皮膚科学会岡山地方会の発表症例から抜粋したアトラス集として刊行しました．2001年から2013年の161症例を掲載することができました．翌2014年に岡山大学が第113回日本皮膚科学会総会を担当する機会がありましたので，本書のCD─ROM版を記念品として参加者に提供しました．

　皮膚科テキストやWeb上のサイトで皮膚疾患の臨床や病理組織所見については容易に情報を得ることができる時代になりましたが，その知識だけでは実地医療に必要な疾患の病態や治療介入の実際を十分に理解することはできません．かといって日常診療は，十分な皮膚科診療経験を積み上げるのを待ってはくれません．他の皮膚科医の経験を共有するためには，症例報告はもってこいの教材であり，自験例だけではなく，学会の症例報告から学ぶ価値は高いです．症例報告では，患者と対峙して，主治医がどのように考え，いかに工夫して対応したのかが現実味を持って伝わってきます．本書vol.1はそのような目的を達成すべく，広く皮膚病診療に携わる皆さんと症例を共有する目的で刊行し，好評を得ることができました．

　同じコンセプトのもとに新たに114例の症例報告を掲載し，vol.2として上梓することになりました．小職の退任事業の一つとして本書を刊行する計画を立て，このたび実現いたしました．症例の多くは日本皮膚科学会岡山地方会の発表症例であり，本書刊行の趣旨に賛同してご寄稿いただいた皆様には心から感謝申し上げます．vol.1とvol.2合わせて275例の価値ある症例報告を，散逸させることなく，皮膚科学の貴重な知財として残せたことは望外の喜びです．

　本書vol.2の刊行で本来の目的が完了したわけではありません．貴重な症例から得られた知見を皮膚科診療にあたる皆さんと広く共有するためには検索機能を付けた電子書籍化が必要です．それが実現することで，医学教育にも役立ち，皮膚科テキストともリンクさせることでより実践的図書になると思われます．せっかくの知財ですので，皮膚科学におけるリファレンス　ライブラリーとして末長く活用され，次世代に継承されることを期待しています．

2018年（平成30年）5月吉日

岡山大学名誉教授　岩月啓氏

目 次

薬疹・アレルギーと紅斑症

ニューキノロン系抗菌剤による固定薬疹・・・・・・・・・・・・・・・・・・・・・・・・・・・ 山本　佳子 ・・・・・・・・2

血液中に一過性のHHV-6 DNAコピー数の上昇を確認しえた薬剤性過敏症症候群（DIHS）の1例
・・・・・・・・・・・・・・・・・・・・・・・・ 中塚　万莉 ・・・・・・・・4

テガフール・ギメラシル・オテラシルK配合剤（TS-1®）による薬疹の部に脱色素斑を残した1例
・・・ 鳥越利加子 ・・・・・・・・6

クロラムフェニコール膣錠によるsystemic contact dermatitisと考えた1例・・・ 藤原　暖 ・・・・・・・・8

分子標的薬による皮膚障害　1）EGFR阻害薬・・・・・・・・・・・・・・・・・・・・・・ 白藤　宜紀 ・・・・・・・・10

分子標的薬による皮膚障害　2）マルチキナーゼ阻害薬・・・・・・・・・・・・・・ 白藤　宜紀 ・・・・・・・・12

sorafenib内服中に出現した膿疱型薬疹・・・・・・・・・・・・・・・・・・・・・・・・・・・ 井上　雅子 ・・・・・・・・14

進行期悪性黒色腫に対してニボルマブからベムラフェニブに変更後に生じた皮膚障害
・・・・・・・・・・・・・・・・・・・・・・・・・・・・ 内藤　聖子, 山﨑　修 ・・・・・・・・16

生物学的製剤によるパラドキシカル反応・・・・・・・・・・・・・・・・・・・・・・・・・・・ 森実　真 ・・・・・・・・18

皮膚科診療において経験したビスフォスフォネート関連顎骨壊死（BRNOJ）の1例
・・・ 眞部　恵子 ・・・・・・・・20

川崎病に対して用いられた免疫グロブリン大量療法による汗疱様皮疹が疑われた1例
・・・ 野田　和代 ・・・・・・・・22

肉芽腫性乳腺炎に伴う結節性紅斑の1例・・・・・・・・・・・・・・・・・・・・・・・・・・・ 杉本佐江子 ・・・・・・・・24

マダニ刺咬症に伴う非ライム病性の遊走性紅斑：tick-associated rash illness（TARI）が疑われた2例
・・・ 浅越　健治 ・・・・・・・・26

皮膚血管炎と血管障害・凝固異常

シェーグレン症候群を合併したMPO-ANCA関連血管炎の1例・・・・・・・・ 井上　雅子 ・・・・・・・・28

蜂窩織炎に続発したIgA血管炎・・・・・・・・・・・・・・・・・・・・・・・・・・・・・・・・・ 林　宏明 ・・・・・・・・30

緊満性水疱を呈し腎機能障害を伴った成人IgA血管炎の1例・・・・・・・・・ 立川　聖子 ・・・・・・・・32

蕁麻疹様血管炎の2症例・・・・・・・・・・・・・・・・・・・・・・・・・・・・・・・・・・・・・・・ 浜重　純平 ・・・・・・・・34

急速に四肢壊死を来し，死の転帰をとったクリオグロブリン血症の1例・・・・・・・ 眞部　恵子 ・・・・・・・・36

多発性浅在性血栓性静脈炎：皮膚動脈炎と鑑別を要した例・・・・・・・・・・ 野村　隼人 ・・・・・・・・38

真性多血症に生じた趾壊疽の1例・・・・・・・・・・・・・・・・・・・・・・・・・・・・・・・ 森下　佳子 ・・・・・・・・40

物理的および化学的皮膚障害

右踵部Ⅲ度熱傷の1例・・・・・・・・・・・・・・・ 島谷　直孝, 岡野　寛, 森実　真 ・・・・・・・・42

ステロイド局所注射により皮膚萎縮を生じ，沈着物の除去により軽快した1例
・・・ 深松　紘子 ・・・・・・・・44

超音波検査にて経過が追えた頭部隆起性病変の2例・・・・・・・・・・・・・・・ 笹木　慶子 ・・・・・・・・46

水疱症

臨床的に改善したが抗Dsg3抗体が高値持続した尋常性天疱瘡の1例
・・・・・・・・・・・・・・・・・・・・ 林　直宏, 網師本健佑, 森実　真 ・・・・・・・・48

IVIGにより血小板減少をきたした難治性尋常性天疱瘡の1例・・・・・・・・・・・・・・ 浜重　純平 ・・・・・・・・50

尋常性天疱瘡に対するIVIG使用例の検討・・・・・・・・・・・・・・・・・・・・・・・・・ 岡崎布佐子 ・・・・・・・・52

乾癬様皮疹を呈した落葉状天疱瘡の1例・・・・・・・・ 林　里美, 梅田　将志, 森実　真 ・・・・・・・・54

多発性稗粒腫がみられた難治性の水疱性類天疱瘡······················ 田島　裕之，森実　　真 ········56
掌蹠膿疱症患者に生じ組織学的に表皮下微小膿瘍を認めた水疱性類天疱瘡：丘疹紅皮症様皮疹を呈した1例
　　　　　　　　　　　　　　　　　　　　　　　　　　　　　　　　　　　　　　森本　　愛 ········58
肺癌を合併した線状IgA水疱性皮膚症の1例······················ 田中　伸吾，林　　宏明 ········60
組織所見から診断に至ったepidermolysis bullosa simplex with mottled pigmentationの母子例
　　　　　　　　　　　　　　　　　　　　　　　　　　　　　　　　　　　　　杉本佐江子 ········62
家族性良性慢性天疱瘡（ヘイリー・ヘイリー病）の1例········· 萱野　真史，森実　　真 ········64
肺腺癌の合併を認めたHailey-Hailey病の急性増悪例··················· 山本　　剛伸 ········66

膿疱症と好中球性皮膚症
アダリムマブ投与が有効であった膿疱性乾癬の1例······················ 本田　　聡子 ········68
インドメタシン外用が奏効した乳児の好酸球性膿疱性毛包炎··················· 芦田日美野 ········70
急性汎発性発疹性膿疱症が疑われ，細菌疹との鑑別を要した例··················· 多田あずさ ········72

角　化　症
リウマチ因子陽性関節症性乾癬にセクキヌマブからインフリキシマブにスイッチした1例
　　　　　　　　　　　　　　　　　　　　　　　　　　　　　　　　　　　　　斉藤　　まり ········74

膠　原　病
リウマトイド血管炎による難治性潰瘍の1例········· 末森　彩乃，尾下　　遼，森実　　真 ········76
Rheumatoid neutrophilic dermatitisの1例··················· 保利　　純子 ········78
蕁麻疹様紅斑を伴った回帰性リウマチの1例
　　　　　　　　············ 村松　奈美，内藤　聖子，保利　純子，吉富　惠美，荒川　謙三 ········80
Lupus erythematosus tumidus：全身性エリテマトーデスの1症状として出現した皮膚病変
　　　　　　　　　　　　　　　　　　　　　　　　　　　　　　　　　　　　　光井　　聖子 ········82
高齢発症の皮膚筋炎の1例······················ 清水　　和，森実　　真 ········84
特発性血小板減少性紫斑病（ITP）と同時に発症した皮膚筋炎··················· 鳥越利加子 ········86
高サイトカイン血症を呈し，血球貪食症候群とDICを合併した成人Still病の1例
　　　　　　　　　　　　　　　　　　　　　　　　　　　　　　芝田　晴子，山﨑　　修 ········88
好酸球性筋膜炎の1例······················ 藤原　　暖 ········90

代謝異常症
新生児の皮膚骨腫から診断に至ったAlbright骨異栄養症の母子例··················· 森本　　愛 ········92
下眼瞼の丘疹から診断に至った全身性アミロイドーシス··················· 野田　　和代 ········94

皮膚形成異常症
弾性線維性仮性黄色腫の1例······················ 野村　　隼人 ········96
Pseudoxanthoma elasticum-like papillary dermal elastolysisの1例··················· 小橋　　美那 ········98
四肢，体幹に多発し，水疱形成を伴った硬化性萎縮性苔癬··················· 片山　　治子 ········100
硬化性萎縮性苔癬：女性の外陰部に生じ青黒色斑を伴った例··················· 横山　　恵美 ········102

全身性疾患に関連した皮膚疾患
自己免疫性膵炎の関与が疑われた皮下結節性脂肪壊死症··················· 梅村　　啓史 ········104
潰瘍性大腸炎寛解期に再燃した腸外病変（結節性紅斑の画像診断）··················· 澤田　　文久 ········106

肉芽腫症・脂肪織疾患

Annular elastolytic giant cell granulomaの1例⋯⋯⋯⋯⋯⋯⋯⋯⋯⋯⋯⋯⋯⋯ 内藤　聖子 ⋯⋯108

サルコイドーシスの1例⋯⋯⋯⋯⋯⋯⋯⋯⋯⋯⋯⋯⋯⋯⋯⋯⋯⋯⋯⋯⋯ 新川衣里子 ⋯⋯110

外傷が契機と思われるnecrobiosis lipoidica⋯⋯⋯⋯⋯⋯⋯⋯⋯⋯⋯⋯⋯⋯⋯ 梶田　　藍 ⋯⋯112

色素異常症

当科における白斑のエキシマライトによる治療経験⋯⋯⋯⋯⋯⋯⋯⋯⋯⋯⋯⋯ 妹尾　明美 ⋯⋯114

ミノサイクリン内服中に生じた色素異常症⋯⋯⋯⋯⋯⋯⋯⋯⋯⋯⋯⋯⋯⋯ 山口あゆむ ⋯⋯116

腫　　瘍

陰圧吸引法を施行した表皮嚢腫の1例⋯⋯⋯⋯⋯⋯⋯⋯⋯⋯⋯⋯⋯⋯⋯⋯ 川上　佳夫 ⋯⋯118

Twinkle artifact：表皮嚢腫に特徴的な超音波所見⋯⋯⋯⋯⋯⋯ 湯本　賀子，川上　佳夫 ⋯⋯120

血管拡張性肉芽腫様外観を呈した石灰化上皮腫⋯⋯⋯⋯⋯⋯⋯⋯⋯⋯⋯⋯ 山本　佳子 ⋯⋯122

腎移植後の免疫抑制療法中に多発性の脂腺増殖症を生じた1例⋯⋯⋯⋯⋯⋯ 眞部　恵子 ⋯⋯124

左第3指尖部に生じたsclerosing perineuriomaの1例⋯⋯⋯⋯⋯⋯⋯⋯⋯⋯ 内藤　聖子 ⋯⋯126

血清TARC値が上昇していた木村病⋯⋯⋯⋯⋯⋯⋯⋯⋯⋯ 瀧口　徹也，山﨑　　修 ⋯⋯128

成人皮膚肥満細胞症c-kit重複変異（Ala502_Tyr503）の症例⋯⋯⋯⋯⋯⋯⋯ 神野　泰輔 ⋯⋯130

脂肪腫と脂肪壊死の超音波像の比較⋯⋯⋯⋯⋯⋯⋯⋯⋯⋯⋯⋯⋯⋯⋯⋯ 川上　佳夫 ⋯⋯132

POEMS症候群：皮膚病変から診断しえた1例⋯⋯⋯⋯⋯⋯⋯⋯⋯⋯⋯⋯ 川上　佳夫 ⋯⋯134

鼻背部動静脈瘻の1例⋯⋯⋯⋯⋯⋯⋯⋯⋯⋯⋯⋯⋯⋯⋯⋯⋯⋯⋯⋯⋯ 難波　裕子 ⋯⋯136

広汎性発達障害を伴った神経線維腫症1型の1例⋯⋯⋯⋯⋯⋯ 高橋　直人，森実　　真 ⋯⋯138

皮下腫瘤を契機に診断された頭蓋内（円蓋部）髄膜腫の1例⋯⋯⋯⋯⋯⋯⋯ 森本　　愛 ⋯⋯140

足関節部に生じたsyringomatous carcinomaの1例⋯⋯⋯⋯⋯⋯⋯⋯⋯⋯⋯ 川上　佳夫 ⋯⋯142

皮膚原発腺様嚢胞癌の1例⋯⋯⋯⋯⋯⋯⋯⋯⋯⋯⋯⋯⋯ 小南賢吉郎，安原　千夏 ⋯⋯144

色素性乾皮症に生じた頭頂部悪性黒色腫⋯⋯⋯⋯⋯⋯⋯⋯⋯ 梶田　　藍，埴生　典秀 ⋯⋯146

臨床的にグロムス腫瘍が疑われた左母指悪性黒色腫の1例⋯⋯⋯ 池田　賢太，森実　　真 ⋯⋯148

衛星病変とin-transit転移を認めた悪性黒色腫⋯⋯⋯⋯⋯⋯⋯⋯⋯⋯⋯⋯ 加持　達弥 ⋯⋯150

腹膜播種を含む多発転移に対しベムラフェニブが奏効した進行期悪性黒色腫

⋯⋯⋯⋯⋯⋯⋯⋯⋯⋯⋯⋯⋯⋯⋯⋯⋯⋯⋯⋯⋯⋯⋯ 丸田　悠加，山﨑　　修 ⋯⋯152

イピリムマブが著効した進行期悪性黒色腫の1例⋯⋯⋯⋯⋯⋯⋯⋯⋯⋯⋯ 加持　達弥 ⋯⋯154

イピリムマブ投与後に下垂体機能低下症を発症した悪性黒色腫⋯⋯⋯⋯⋯⋯ 山﨑　　修 ⋯⋯156

Merkel細胞癌の1例　～治療方針に関する考察～⋯⋯⋯⋯⋯⋯⋯⋯⋯⋯⋯ 吉井　章恵 ⋯⋯158

肺転移による気胸を合併し，急速に進行した頭部血管肉腫の1例⋯ 高橋　洋祐，森実　　真 ⋯⋯160

Sister Mary Joseph's Nodule⋯⋯⋯⋯⋯⋯⋯⋯⋯⋯⋯⋯⋯⋯⋯⋯⋯⋯ 淺沼由美子 ⋯⋯162

リンパ腫と関連疾患

高齢発症した菌状息肉症の1例⋯⋯⋯⋯⋯⋯⋯ 村田有里恵，波戸本亜紀，森実　　真 ⋯⋯164

多彩な皮疹を呈した血管免疫芽球性T細胞リンパ腫の1例⋯⋯⋯⋯⋯⋯⋯ 阿部名美子 ⋯⋯166

古典型ホジキンリンパ腫に併発した原発性皮膚CD30陽性T細胞リンパ増殖症について

⋯⋯⋯⋯⋯⋯⋯⋯⋯⋯⋯⋯⋯⋯⋯⋯⋯⋯⋯⋯⋯⋯⋯⋯⋯⋯⋯⋯⋯ 上田　菜月 ⋯⋯168

Sjögren's syndromeにMALT lymphomaを合併した1例⋯⋯⋯⋯⋯⋯⋯⋯ 杉本佐江子 ⋯⋯170

皮膚・骨・リンパ節・精巣浸潤を認め，R-CHOP療法が奏効したびまん性大細胞型B細胞リンパ腫
（DLBCL）ABC type の1例
……………………… 浦上　仁志，濱田　利久，野村　隼人，杉原　　悟，岩月　啓氏，
　　　　　　　　　　西森　久和，濱中　裕子，妹尾　明美 ………………………………172
自然消褪した皮膚白血病の1例………………………………………………… 鈴木　大介 ……174

感染症

高齢者に発症し広範囲のびらんを生じた伝染性膿痂疹の1例………………… 永岡　紘子 ……176
重症蜂窩織炎（広義の壊死性軟部組織感染症）の1例………………………… 眞部　恵子 ……178
壊死性筋膜炎：集学的治療により救命しえた1例…………… 川上　佳夫，浜原　　潤 ……180
インフリキシマブ投与中に皮膚生検創から発症した壊死性筋膜炎…………… 浜重　純平 ……182
壊死性筋炎を合併した劇症型A群溶連菌感染症の1例 ……………………… 竹原　　彩 ……184
仙骨部褥瘡に併発した非クロストリジウム性ガス壊疽の1例
……………………………… 岡崎　洋介，川上　佳夫，木浪　　陽 ……186
壊疽性膿瘡：緑膿菌肺炎と関節リウマチの合併例…………………………… 濱中　裕子 ……188
左頬部に紅色調扁平結節を呈した尋常性狼瘡の1例………………………… 鈴木　規弘 ……190
後天性血友病患者に生じたノカルジア症の1例…… 久山　陽子，山本　絢乃，内藤　洋子 ……192
岡山県内の柔道部員，レスリング部員を対象としたTrichophyton tonsurans 感染症調査報告（2013年度版）
…………………………………………………………………………… 三浦　由宏 ……194
黒色菌糸症の1例………………………………………… 多田　明子，山本　剛伸 ……196
播種性 *Fusarium* 感染症………………………………………………………… 内藤　洋子 ……198
三叉神経領域の帯状疱疹に脳梗塞を併発した1例…………………………… 山本　剛伸 ……200
急性型ATLLの発症時にみられた皮膚サイトメガロウイルス（CMV）性潰瘍
………………………………………………………………………… 鳥越利加子 ……202
デング熱の1例…………………………………………………………………… 嶋田　八恵 ……204
ツツガムシ病の1例……………………………………………………………… 辻　登紀子 ……206
岡山県下で発症した日本紅斑熱………………………………………………… 山口　麻里 ……208
白血球破砕性血管炎を伴った日本紅斑熱の1例……………………………… 山本　絢乃 ……210
帯状疱疹で入院中に日本紅斑熱を発症した1例……………………………… 樫野かおり ……212

皮膚外科的治療

炭酸ガスフラクショナルレーザー治療（特にニキビ瘢痕）の実際…………… 服部　浩明 ……214
歌舞伎症候群の1例……………………………………………………………… 大熊　未佳 ……216

皮膚付属器疾患

当科で経験した後天性無汗症10例の検討……………………………………… 深松　紘子 ……218
Yellow nail syndrome の1例…………………………………………………… 綾野　悠加 ……220
トリマーの指間に生じた毛巣洞………………………………………………… 野村　隼人 ……222

動物性皮膚疾患

マムシ咬傷の1例と当科経験例（2015年）のまとめ………………………… 松田真由子 ……224
水疱形成を伴った爪疥癬の1例………………………………………………… 芦田日美野 ……226
T細胞性急性リンパ性白血病治療中にみられた角化型疥癬の1例… 真谷　康弘，内藤　洋子 ……228

皮膚病アトラス集
症例から学ぶ vol. 1
目次紹介

薬疹・アレルギーと紅斑症

Methylchloroisothiazolinone／Methylisothiazolinone による接触皮膚炎………… 田中　　了 ………2

数種類の抗アレルギー剤とアスピリンにて皮疹の増悪をきたした慢性蕁麻疹の1例
………………………………………………………………………………… 仁井谷暁子 ………4

アリルイソプロピルアセチル尿素による固定薬疹の1例…………………………… 林　　宏明 ………6

高齢者の toxic epidermal necrolysis（TEN）に対する治療経験………………… 内藤　洋子 ………8

ゲフィチニブ（イレッサ）の薬疹の1例……………………………………………… 樫野かおり ………10

Acute generalized exanthematous pustulosis（AGEP）の1例…………………… 笹岡　俊輔 ………12

麻疹ウイルス抗体価陽性であった DIHS……………………………………………… 内藤　洋子 ………14

HIV 陽性患者に生じたバクタによる薬剤性過敏症症候群（DIHS）類似の薬疹… 鈴木　規弘 …… 16

インドメタシンが有効であった好酸球増多症候群…………………………………… 下江　敬生 ………18

肺癌の発見に結びついた非定型環状紅斑の1例……………………………………… 戸井洋一郎 ………20

I 型高 IgE 症候群の1例………………………………………………………………… 白藤　宜紀 ………22

歯科金属除去が奏効した金属アレルギーによる異汗性湿疹の1例………………… 三宅　智子 ………24

皮膚血管炎と血管障害・凝固異常

巨細胞性動脈炎：頭部に有痛性潰瘍を生じた例……………………………………… 片山　治子 ………26

巨細胞性動脈炎：一過性後頚部痛のみで発症した例………………………………… 岩月　啓氏 ………28

巨細胞性動脈炎：眼瞼浮腫を主訴とし，のちに腹部大動脈瘤，リウマチ性多発筋痛症を発症した例
………………………………………………………………………………… 片山　治子 ………30

Calciphylaxis：腹膜透析中に手指・足先の壊死が急速進行した例………………… 鈴木　規弘 …… 32

Churg-Strauss 症候群：ロイコトリエン拮抗剤内服中に発症した例……………… 片山　治子 ………34

Churg-Strauss 症候群：神経症状が遷延した例……………………………………… 片山　治子 ………36

ANCA 陰性 Churg-Strauss 症候群の2例…………………………………………… 牧野　麻貴 ………38

顕微鏡的多発血管炎：肺炎に続発し，一過性に経過した例………………………… 妹尾　明美 ………40

薬剤性 ANCA 関連血管炎：プロピルチオウラシルによる例……………………… 妹尾　明美 …… 42

クリオグロブリン血症性紫斑：C 型肝炎に伴った例………………………………… 大谷　稔男 …… 44

原発性クリオフィブリノーゲン血症：手足の壊死性皮疹で発症した例…………… 妹尾　明美 ………46

激しい消化器症状が先行したアレルギー性紫斑病…………………………………… 服部　浩明 ………48

広範囲リベドー病変を呈した男性 SLE……………………………………………… 妹尾　明美 …… 50

ITP を合併した抗リン脂質抗体症候群患者に発症した急性呼吸不全に陰嚢潰瘍を伴った1例
………………………………………………………………………………… 服部　浩明 ………52

Bazin 硬結性紅斑：結節性多発動脈炎と鑑別を要した例…………………………… 岩月　啓氏 ………54

当科で経験した blue toe syndrome………………………………………………… 土井　裕子 ………56

敗血症，播種性血管内凝固（DIC）に合併した電撃性紫斑…………………………… 浅越　健治 ………58

皮膚型結節性動脈炎と Buerger 病の鑑別で苦慮している1例……………………… 山本　洋美 ………60

Acute hemorrhagic edema of infancy を疑った1例………………………………… 岡﨑布佐子 ………62

多形紅斑様皮疹を呈した川崎病……………………………………… 高村　志保, 片山　治子 ………64

乾癬様皮疹を呈した川崎病…………………………………………… 高村　志保, 片山　治子 ………66

特異な皮疹を呈した川崎病…………………………………………… 高村　志保, 片山　治子 ………68

小膿疱を伴った川崎病………………………………………………… 高村　志保, 片山　治子 ………70

物理的および化学的皮膚障害

Fashionhealth balanoposthitis（仮称）……………………………… 加藤　陽子, 長尾　　洋 ………72

灯油皮膚炎の１例……………………………………………………………………… 斉藤　　まり ………74

熱傷予後指数（PBI）：116で救命しえた熱傷の１例……………………………… 岡﨑布佐子 ………76

水 疱 症

足背に膿疱を繰り返した増殖性天疱瘡……………………………………………… 笹木　慶子 ………78

Brunsting-Perry型限局性瘢痕性類天疱瘡（1）…………………………………… 浅越　健治 ………80

Brunsting-Perry型限局性瘢痕性類天疱瘡（2）…………………………………… 浅越　健治 ………82

Dyshidrosiform pemphigoidの1例………………………………………………… 樫野かおり ………84

透析中に発症した水疱性類天疱瘡…………………………………………………… 多田光太郎 ………86

血漿交換が有効であった水疱性類天疱瘡の１例…………………………………… 樫野かおり ………88

消化管粘膜に広範に病変を生じた水疱症…………………………………………… 片山　治子 ………90

Bullous scabies………………………………………………………………………… 内藤　洋子 ………92

自己抗体の検討を行った妊娠性疱疹の１例………………………………………… 竹原　　彩 ………94

IgE型抗BP180抗体価が病勢と相関した水疱性類天疱瘡の１例………………… 野田　和代 ………96

膿疱症と好中球性皮膚症

人工植毛膿皮症………………………………………………………………………… 岡﨑布佐子 ………98

著明な顔面の皮疹を伴ったinfantile acropustulosisの１例……………………… 佐藤　ミカ ………100

Acute generalized pustular bacteridと鑑別を要した掌蹠膿疱症の急性増悪例・・ 吉冨志乃舞 ……102

慢性に経過し関節リウマチとして治療を受けていたSweet症候群？…………… 藤原　愉高 ……104

腸管ベーチェット病に伴う壊疽性膿皮症…………………………………………… 多田光太郎 ……106

膀胱全摘出術（尿路変更）後に発症したperistomal pyoderma gangrenosumの１例

……………………………………………………………………………………… 山田　晶子 ……108

角 化 症

34年の経過を経て再診したDarier病………………………………………………… 山本　哲也 ……110

ABCA12にp.Phe2144Ser変異が見いだされた先天性魚鱗癬様紅皮症…………… 三宅　智子 ……112

膠 原 病

水疱で発症した狭義のbullous SLEの１例………………………………………… 山本　洋美 ……114

右肘関節の潰瘍と手・関節のpseudocyst，手関節変形を認めたSLEの１例…… 人見　勝博 ……116

Lupus erythematosus tumidusと考えた症例（1）………………………………… 鈴木　大介 ……118

Lupus erythematosus tumidusと考えた症例（2）………………………………… 鈴木　大介 ……120

髄膜炎を伴ったrelapsing polychondritis…………………………………………… 吉岡　敏子 ……122

アトピー性皮膚炎患者に生じたSLE/Sjögren syndrome………………………… 藤原　愉高 ……124

円板状エリテマトーデス（DLE）として治療されていた自傷性皮膚炎（acne excorieé des jeunes filles）の１例………………………………………………………………………… 藤原　愉高 ……126

長年シェーグレン症候群とされていたミクリッツ病の1例······················· 樫野　かおり ·······128
新生児エリテマトーデスの1例·· 井形　華絵 ·······130
偽性腸閉塞から腸管嚢腫様気腫を呈した全身性強皮症の1例··················· 樫野　かおり ·······132
SLEに伴ったムチン沈着症の1例··· 樫野　かおり ·······134

代謝異常症
Reticular erythematous mucinosis の1例··· 笹江　舞子 ·······136
Generalized myxedema の1例··· 樫野　かおり ·······138
治療に難渋した吸収不良症候群·· 吉岡　敏子 ·······140
血清亜鉛，葉酸値低下と大球性貧血を伴ったペラグラ·························· 戸井洋一郎 ·······142
アルコール依存症による皮膚障害の1例·· 服部　浩明 ·······144
透析早期に発症したcalciphylaxisの1例·· 鈴木　規弘 ·······146
手指に生じた痛風結節の3例··· 人見　勝博 ·······148

皮膚形成異常症
糖尿病を合併したacquired reactive perforating collagenosis の1例（アロプリノールの著効例）
·· 須崎　康敬 ·······150
弾性線維性仮性黄色腫の1例··· 内藤　洋子 ·······152

全身性疾患に関連した皮膚疾患
四肢関節のみに分布する結節性紅斑から診断に至った高齢者クローン病········ 安原　千夏 ·······154
デルモベート軟膏®外用にて乾癬性紅皮症および二次性副腎皮質機能低下症をきたした1例
·· 白藤　宜紀 ·······156
ばち状指clubbed fingerの1例··· 土井　里紗 ·······158

肉芽腫症・脂肪織疾患
Necrobiotic xanthogranuloma with paraproteinemia·································· 笹木　慶子 ·······160
神経麻痺を合併したサルコイドーシス·· 妹尾　明美 ·······162
完全型Heerfordt症候群·· 妹尾　明美 ·······164
Necrobiosis lipoidica様皮疹を呈した皮膚サルコイド································· 妹尾　明美 ·······166
Annular elastolytic giant cell granuloma·· 戸井洋一郎 ·······168
レチノイドの内服中に生じた汎発性環状肉芽腫····································· 鳥越利加子 ·······170
ピアス型イヤリング留め具の耳朶内埋没の1例······································ 戸井洋一郎 ·······172
Relapsing febrile nodular panniculitis（Weber-Christian disease）··············· 藤原　愉高 ·······174

色素異常症
歯肉に生じたamalgam tattoo··· 瀬津名美子 ·······176
Vogt-小柳－原田症候群·· 片山　治子 ·······178

腫　　瘍
Eccrine angiomatous hamartomaの1例·· 岡　栄二郎 ·······180
汗器官腫瘍の3例··· 佐藤　ミカ ·······182
液体窒素療法が著効した高齢者の顔面の有棘細胞癌····························· 下江　敬生 ·······184
放射線療法が著効した高齢者の潰瘍性基底細胞上皮腫··························· 下江　敬生 ·······186

Underpants-patternの皮膚転移をきたした汗腺癌の2例……………… 鈴木　規弘 ……188
平滑筋母斑の1例…………………………………………………………… 森実　真 ……190
Aneurysmal benign fibrous histiocytomaの1例………………………… 森実　真 ……192
特異な臨床像を呈した耳介血管平滑筋腫の1例………………………… 徳野　貴子 ……194
チョコレート嚢胞を伴った臍部子宮内膜症の1例……………………… 中安　慎二 ……196
外来で化学療法と放射線療法を行っている顔面の血管肉腫の再発例………… 下江　敬生 ……198
皮膚悪性腫瘍に対するセンチネルリンパ節生検………………………… 浅越　健治 ……200
慢性関節リウマチ，糖尿病患者に生じたmobile encapsulated lipomaの1例…… 人見　勝博 ……202
Late recurrenceをきたした大腿部悪性黒色腫の1例…………………… 山田　晶子 ……204
Desmoplastic malignant melanoma………………………………………… 中西　元 ……206
Spindle cell melanomaの1例……………………………………………… 大塚　正樹 ……208
血管腫様の臨床像を呈したmalignant melanomaの1例………………… 徳野　貴子 ……210
Merkel cell carcinomaの1例……………………………………………… 徳山　弥生 ……212
Granulocytic sarcomaの1例………………………… 小南賢吉郎，森下　佳子 ……214
肺癌皮膚転移に対してゲフィニチブ著効を示した1例………… 佐藤　淳，長尾　洋 ……216
全摘手術により診断がついた副乳癌の1例
　　　　　………………………… 杉山　紘子，森下　佳子，渡辺　直樹，窪田　康浩 ……218
初回手術より約11年後に皮膚転移を来した乳癌症例…………………… 大西　明美 ……220
Mucinous carcinoma of the skinの1例…………………………………… 松山麻記子 ……222
腋窩，体幹，四肢にも皮疹を生じた小児の尖圭コンジローマ………… 野田　和代 ……224
陰茎類基底細胞癌の1例…………………………………………………… 塩見真理子 ……226
背部弾性線維腫（elastofibroma dorsi）の1例………………………… 片山　治子 ……228
多発性円柱腫（ターバン腫瘍）の1例…………………………………… 多田光太郎 ……230
潮紅発作を繰り返す単発性肥満細胞腫の1例…………………………… 笹木　慶子 ……232
MDSを合併したmastocytosis……………………………………………… 鈴木　大介 ……234

リンパ腫と関連疾患

頭部より全身に拡大したpseudolymphoma………………………………… 瀬津名美子 ……236
多発進行性であった頭部のpseudolymphoma—follicle center cell lymphomaとの異同が問題となった
症例—…………………………………………………………………… 瀬津名美子 ……238
早期骨髄移植導入にて寛解を得た蚊刺過敏症の1例…………………… 平井　陽至 ……240
増悪時に眼球結膜炎を合併した古典的種痘様水疱症の1例…………… 平井　陽至 ……242
心筋炎や食道粘膜病変を合併した全身型種痘様水疱症の1例………… 平井　陽至 ……244
自然軽快している種痘様水疱症と蚊刺過敏症合併例…………………… 山本　剛伸 ……246
慢性活動性EBウイルス感染症にみられる蚊刺過敏症………………… 山本　剛伸 ……248
痂皮を用いた分子生物的検査と画像配信による海外モニターを実施したclassical hydroa vacini-
forme（古典的種痘様水疱症）………………………………………… 三宅　智子 ……250
エトレチネート内服とbath-PUVAにて経過良好な菌状息肉症の1例………… 服部　浩明 ……252
頚部リンパ節に再燃を認めたcutaneous B-cell lymphoma……………… 笹木　慶子 ……254
多彩な皮疹を呈したfolliculotropic mycosis fungoidesの1例………… 杉生　真帆 ……256
Extranodal NK/T cell lymphoma, nasal typeの1例…………………… 岡　大五 ……258
メソトレキセート内服により生じたimmunodeficiency-associated lymphoproliferative disordersの1
例………………………………………………………………………… 平井　陽至 ……260
魚鱗癬様菌状息肉症の1例………………………………………………… 森実　真 ……262

多発性骨髄腫に伴った皮膚潰瘍の1例‥‥‥‥‥‥‥‥‥‥‥‥‥‥‥‥‥‥ 杉山　紘子 ‥‥‥264

感染症

Acne fulminans の1例‥‥‥‥‥‥‥‥‥‥‥‥‥‥‥‥‥‥‥‥‥‥‥‥‥‥‥‥‥‥ 山田　晶子 ‥‥‥266
右臀部蜂窩織炎様症状で発症した直腸周囲膿瘍の1例‥‥‥‥‥‥‥‥‥‥‥ 服部　浩明 ‥‥‥268
皮下膿瘍を形成した *Serratia marcescens* 感染症の1例‥‥‥‥‥‥‥‥‥‥ 野村　知代 ‥‥‥270
Chronic ulcerative herpes simplex より診断した AIDS の1例‥‥‥‥‥‥ 妹尾　明美 ‥‥‥272
高校レスリング部に集団発生した herpes gladiatorum‥‥‥‥‥‥‥‥‥‥‥ 笹木　慶子 ‥‥‥274
非典型的な HSV，VZV 感染症‥‥‥‥‥‥‥‥‥‥‥‥‥‥‥‥‥‥‥‥‥‥‥‥ 山本　剛伸 ‥‥‥276
劇症型 A 群レンサ球菌感染症の1例‥‥‥‥‥‥‥‥‥‥‥‥‥‥‥‥‥‥‥‥ 野村　知代 ‥‥‥278
壊死性筋膜炎‥‥‥‥‥‥‥‥‥‥‥‥‥‥‥‥‥‥‥‥‥‥ 加藤　陽子，長尾　　洋 ‥‥‥280
壊死性筋膜炎の1例　‥‥‥‥‥‥‥‥‥‥‥‥‥‥‥‥‥‥‥‥‥‥‥‥‥‥‥‥ 斉藤　まり ‥‥‥282
電撃性紫斑（広範囲の紫斑を伴った壊死性筋膜炎？）‥‥‥‥‥‥‥‥‥‥ 山崎　　修 ‥‥‥284
電撃性紫斑‥‥‥‥‥‥‥‥‥‥‥‥‥‥‥‥‥‥‥‥‥‥‥‥‥‥‥‥‥‥‥‥‥‥ 山崎　　修 ‥‥‥286
フルニエ壊疽の2例‥‥‥‥‥‥‥‥‥‥‥‥‥‥‥‥‥‥‥‥‥‥‥‥‥‥‥‥‥ 亀山　裕子 ‥‥‥288
フルニエ壊疽‥‥‥‥‥‥‥‥‥‥‥‥‥‥‥‥‥‥‥‥‥‥‥‥‥‥‥‥‥‥‥‥ 斉藤　まり ‥‥‥290
Mycobacterium marinum 皮膚感染症の1例‥‥‥‥‥‥‥‥‥‥‥‥‥‥‥ 仁井谷暁子 ‥‥‥292
皮膚 *Mycobacterium marinum* 感染症（リンパ管型）‥‥‥‥‥‥‥‥‥‥ 山本　哲也 ‥‥‥294
ブルーリ潰瘍の1例‥‥‥‥‥‥‥‥‥‥‥‥‥‥‥‥‥‥‥‥‥‥‥‥‥‥‥‥‥ 濱田　利久 ‥‥‥296
Exophiala jeanselmei による chromomycosis の1例‥‥‥‥‥‥‥‥‥‥‥ 丸岡　千晶 ‥‥‥298
Exophiala jeanselmei による黒色菌糸症の1例‥‥‥‥‥‥‥‥‥‥‥‥‥‥ 木村　摩耶 ‥‥‥300
イトラコナゾールが奏効した *Scedosporium aurantiacum* 感染症の1例‥ 濱田　利久 ‥‥‥302
皮膚限局型クリプトコッカス症の1例‥‥‥‥‥‥‥‥‥‥‥‥‥‥‥‥‥‥‥ 水野佳寿子 ‥‥‥304
Trichophyton tonsurans による頭部・体部白癬の1例‥‥‥‥‥‥‥‥‥‥ 宮内　東光 ‥‥‥306
下口唇に生じた放線菌症の1例‥‥‥‥‥‥‥‥‥‥‥‥‥‥‥‥‥‥‥‥‥‥ 戸井洋一郎 ‥‥‥308
落葉状天疱瘡に続発した肺ノカルジア症‥‥‥‥‥‥‥‥‥‥‥‥‥‥‥‥‥ 山本　哲也 ‥‥‥310
特異な環状紅斑を呈した顕症梅毒の1例‥‥‥‥‥‥‥‥‥ 加藤　陽子，長尾　　洋 ‥‥‥312
マダニ幼虫による刺咬症‥‥‥‥‥‥‥‥‥‥‥‥‥‥‥‥‥‥‥‥‥‥‥‥‥‥ 久山　倫代 ‥‥‥314

皮膚外科的治療

表皮植皮の2例‥‥‥‥‥‥‥‥‥‥‥‥‥‥‥‥‥‥‥‥‥‥‥‥‥‥‥‥‥‥‥‥ 服部　浩明 ‥‥‥316
吸引式創傷ドレッシングを用いた治療経験‥‥‥‥‥‥‥‥ 高橋　義雄，永瀬　　洋 ‥‥‥318

母斑症

Epidermal nevus の1例‥‥‥‥‥‥‥‥‥‥‥‥‥‥‥‥‥‥‥‥‥‥‥‥‥‥‥‥ 許　　郁江 ‥‥‥320

脱毛症

Postmenopausal frontal fibrosing alopecia の1例‥‥‥‥‥‥‥‥‥‥‥‥‥‥ 田中　　了 ‥‥‥322

皮膚病アトラス集
症例から学ぶ vol.2

岡山大学大学院医歯薬学総合研究科皮膚科学分野　編

ニューキノロン系抗菌剤による固定薬疹

川崎医科大学病院皮膚科　山本　佳子

【患者】
70歳，女性

【主訴】
口唇，頬部，体幹，四肢の環状紅斑

【家族歴・既往歴】
特記事項なし

【現病歴】
排尿時痛と血尿がありA病院受診．膀胱炎と診断され，オゼックス®とロキソニン®が処方された．内服30分後から口唇と指に痛痒い感覚が生じ，内服2日目には上口唇の腫脹，両手の紅斑が出現した．A病院にて瘙痒に対し点滴加療されたが，内服3日目口唇・体幹・四肢に皮疹が増強し，B病院救急外来受診した．セレスタミン®で改善せず内服4日目B病院皮膚科受診し，口唇，頬部，体幹，四肢に浮腫性の環状紅斑局面がみられた．多形紅斑が疑われ，内服中止し，PSL30mg/dayで加療開始したが，手指に水疱が出現し，当科へ紹介された．

【皮膚所見】
右頬部に中心部褐色色素沈着で周辺を紅斑が取り囲む類円形紅斑があり，同様紅斑が躯幹，上腕，大腿，下腿，足背，両手に多発．左手には紅斑上に水疱があり，上口唇にも水疱が集簇していた．

【組織所見】
表皮には壊死性の変化，基底層部に空砲変性とリンパ球浸潤があった．真皮の血管周囲にはリンパ球を主体とした好酸球を混じた炎症細胞浸潤，メラノファージもみられた．

【検査所見】
抗Dsg1抗体，抗Dsg3抗体，抗BP180抗体は陰性．オゼックス®，ロキソニン®，ニューキノロン系抗菌薬のクラビット®（LVFX）を20%濃度でパッチテストを行ったが，すべて陰性．内服テスト施行時オゼックス半錠内服後約2時間で皮疹が消退していた部位に紅斑の再燃と口唇の違和感を認めた．ロキソニン®，クラビット®は陰性．

【診断】
オゼックス®（TFLX）による固定薬疹

【治療経過】
PSL30mg内服から速やかに漸減，中止した．その後皮疹の再燃はなし．

【まとめ・考察】
当科では内服テストで確認できたジェニナック®（GRNX）による固定薬疹の1例も経験した．薬疹15版を参考に，全国報告の2000年以降の原因薬剤を集計すると，抗菌薬では塩酸ミノサイクリンにかわって，レボフロキサシンが上位となっている．レスピラトリーキノロンと呼ばれる抗菌薬が10種類以上存在し，気道感染症の重症化の予防を考慮された場合も繁用されている．ニューキノロン薬は固定薬疹も起こしうる薬剤ということを覚えておく必要があると考える．

参考文献
1. 福田英三：薬疹情報，15版，福田皮ふ科クリニック，2013
2. 前田光一，三笠桂一：臨床と研究　2015；92：154-156.

2015年5月16日　第265回　日本皮膚科学会岡山地方会にて発表
本症例は皮膚科の臨床「ニューキノロン系抗菌剤による多発性固定薬疹の2例」（2018，60（4）517-521）と同じである．転載許諾を得て掲載．

薬疹・アレルギーと紅斑症

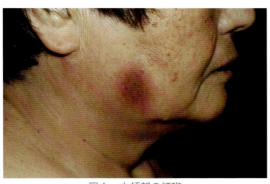

図1　右頬部の紅斑

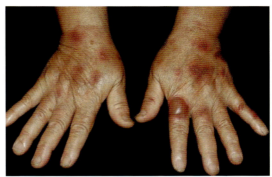

図2　手背の紅斑，水疱

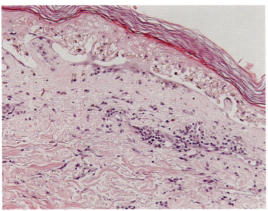

図3　真皮の炎症細胞浸潤，メラノファージもみられた

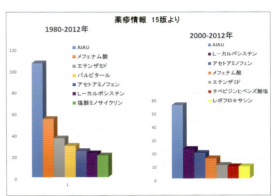

図4　薬疹の原因薬剤の変化

血液中に一過性のHHV-6 DNAコピー数の上昇を確認しえた薬剤性過敏症症候群（DIHS）の1例

川崎医科大学皮膚科　　中塚　万莉

【症例】
70歳代，男性．

【主訴】
全身皮膚の赤み

【現病歴】
X-2年に関節リウマチを発症．近医でPSL10mg/日とMTX10mg/週で加療中．X年1月10日にスルファメトキサゾール/トリメトプリル（以下ST）内服開始．2月28日定期受診時に全身の紅斑と38度の発熱を認めた．STによる薬疹が疑われST中止．3月3日再診時，皮疹が増悪し紅皮症を呈しており同日当科紹介，入院．

【身体所見】
体温38.2℃の発熱があり，顔面，体幹，四肢に米粒大〜母指頭大の浸潤を触れる紅斑が融合し，紅皮症の状態（図1）．口囲に鱗屑を認めた（図2）．眼球結膜の軽度充血や，軟口蓋に浅いびらんが見られた．約1cm大の頸部・鼠径部リンパ節腫脹を認めた．

【病理所見】
左上腕から生検施行．表皮に液状変性がわずかにみられ，真皮浅層の血管周囲に軽度のリンパ球や好酸球の浸潤を認めた．

【検査所見】
WBC：13080/μL，好酸球：3.0%，異型リンパ球：10.0%，LDH：415 U/L，ALT：23 U/L，AST：21 U/L，CRP：3.26 mg/dL，TARC：2809 pg/mL，IgE：925 IU/L

【診断】
薬剤性過敏症症候群（DIHS）

【治療経過】
PSL40mgに増量した2日後に皮疹や発熱は改善したが，4日後に再燃した．PSL40mg継続で経過を見たところ皮疹と発熱は経時的に改善傾向を示した．同時期から肝酵素の上昇を認め，約10日後にピークとなった．肝酵素上昇の直前に5日間だけHHV-6 DNAコピー数が上昇した．その後CMV DNAコピー数上昇もみられた（表1）．DLSTはSTで陽性だった（表2）．

【考察】
本症例は典型DIHSであり，STを原因薬剤と考えた．DIHSではHHV-6の再活性化は約2-4週後，CMV再活性化は約4-5週後であることが知られている．CMV再活性化は，HHV-6再活性化により誘導される[1]．その機序はHHV-6再活性化によってCMV特異的リンパ球の増殖応答が抑えられたためと考えられている[2]．またHHV-6再活性化時には肝障害を高頻度に合併する．本症例は経過中にHHV-6再活性化を認め，同時に肝障害も見られた．HHV-6，CMVの順に再活性化し，時期も典型的だった．HHV-6が再活性化した時期は短期間でありそれを確認でき，肝障害との関連を示すことができた．

参考文献
1) Asano Y et al：Arch Dermatol 2009：145 1030-
2) F-Z wangetal et al：Bone Marrow Transplant 2002：30 521-

薬疹・アレルギーと紅斑症

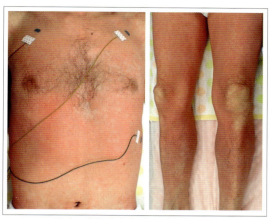

図1　入院時皮膚所見（体幹四肢）

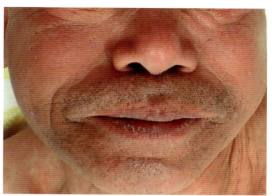

図2　入院時皮膚所見（口囲）

表1　治療経過とウイルス再活性化の経過

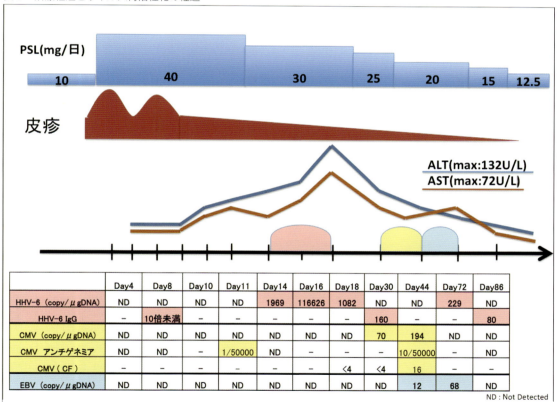

	Day4	Day8	Day10	Day11	Day14	Day16	Day18	Day30	Day44	Day72	Day86
HHV-6 (copy/μgDNA)	ND	ND	ND	ND	1969	116626	1082	ND	ND	229	ND
HHV-6 IgG	-	10倍未満	-	-	-	-	-	160	-	-	80
CMV (copy/μgDNA)	ND	ND	ND	ND	ND	ND	ND	70	194	ND	ND
CMV アンチゲネミア	ND	ND	-	1/50000	ND	-	-	-	10/50000	-	ND
CMV (CF)	-	-	-	-	-	<4	<4	16	-	-
EBV (copy/μgDNA)	ND	ND	ND	ND	ND	ND	ND	12	68	ND

ND：Not Detected

表2　DLSTの結果

DLST（Day4提出）：スルファメトキサゾール/トリメトプリル　2713 cpm　380（S.I. %）
　　　　　　　　　CONTROL　　　　　　　　　　　　　　　713cpm

テガフール・ギメラシル・オテラシルK配合剤（TS-1®）による薬疹の部に脱色素斑を残した1例

赤穂中央病院皮膚科　鳥越利加子

【患者】
69歳，女性．

【既往歴】
2008年8月シェーグレン症候群
2012年7月食道癌，胃癌手術

【現病歴】
2013年3月初めから，TS-1内服開始．4週間を1クールとして，3クール目内服開始後の5月末から顔，首に紅斑が出現した．プレドニゾロン1日10-5mg内服し，顔の紅斑は軽減したが，上肢にも出現して増えたため生検施行．

【皮膚所見】
顔面，頸部，前胸部，前腕に2,3cm程度までの大小の類円形紅斑が多発，散在．落屑はみられず，軽度の隆起がみられた

【検査所見】
抗核抗体　1280倍　speckled
抗SS-A抗体　1200以上（10U/ml以下）
抗SS-B抗体　858

【病理組織所見】
表皮真皮境界部での液状変性，単核球の帯状浸潤，色素失調．真皮浅層の血管周囲にも単核球浸潤が比較的密にみられた

【診断】
抗SS-A抗体の関与が考えられる，TS-1による薬剤誘発性紅斑

【経過】
ステロイド少量内服と外用で皮疹の治療をしながら，TS-1治療の3クール目は終了し，その後は紅斑消褪し，脱色素斑となっていた．
1か月の休薬ののち，再度TS-1の内服の4クール目を再開したところ，3週目から脱色素斑部の辺縁に紅斑が再燃した．
以後はTS-1の内服は中止して，紅斑は消褪し，再燃なし．しかし11か月後にまだ脱色素斑が部分的に残っている．

【考察】
フルオロウラシル系の薬疹には種々の臨床像の報告があるが，病理組織学的には基底層の液状変性が共通してみられる．中でもDLE型あるいはacral erythemaを生じた報告では抗SS-A抗体が陽性であったとの報告が多くみられる．Adachiらは，抗SS-A抗体を持つ患者にフルオロウラシルを投与すると，SS-A抗原が細胞表面に表出し，露光部や外力を受けやすい掌蹠では血中の抗SS-A抗体によりアポトーシスすなわち液状変性による皮膚障害がおこりやすいのではないかと述べている．本症例はDLE型や光線過敏型薬疹ではないが，いままでの報告と同様に，抗SS-A抗体の関与があり，容量依存性のtoxicな反応と考えた．
完全脱色素斑が長期に残ったのは，メラノサイトが障害を受けやすい何らかの個体の要因が関与している可能性や，炎症が強かったためにメラノサイトが破壊されて永久な色素脱失を起こす可能性が考えられるが，そのメカニズムについての情報はまだ少ない．

参考文献
1）福田英三編　薬疹情報　福田皮膚科クリニック　福岡　第12版　2007
2）Adachi A et al. Anti-SSA/Ro Antibody as a Risk Factor for Fluorouracil-induced Drug Eruptions Showing Acral Erythema and Discoid-Lupus-Erythematodes-Like Lesions.
Dermatology 2007；214：89-93
3）Vachiramon V et al　Postinflammatory hypopigmentation　Clin Exp Dermatol 2011；36：708-714

2014年9月21日　第263回　日本皮膚科学会岡山地方会にて発表

薬疹・アレルギーと紅斑症

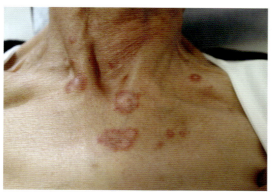

図1　TS-1内服3クール終了時　前胸部の紅斑

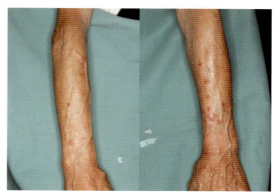

図2　両前腕の紅斑　TS-1内服3クール終了後

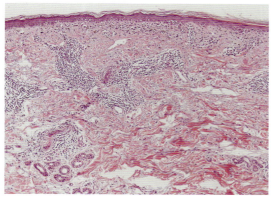

図3　表皮真皮境界部と真皮の血管周囲性の単核球浸潤

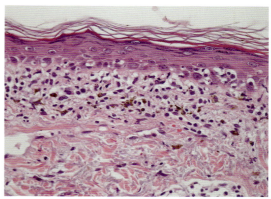

図4　液状変性と色素失調

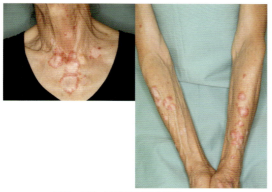

図5　TS-1内服再開4週後　脱色素斑の周囲に紅斑が再燃

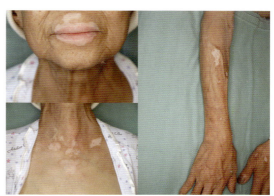

図6　TS-1中止後11か月　脱色素斑がのこる

クロラムフェニコール膣錠によるsystemic contact dermatitisと考えた1例

倉敷中央病院皮膚科　**藤原　暖**

【患者】
20歳，女性.

【主訴】
腹部や大腿の丘疹・紅斑，発熱.

【既往歴】
特記事項なし.

【現病歴】
妊婦健診で近医産婦人科を受診し，クロラムフェニコール（クロマイ®）膣錠を投薬された約4時間後から腹部や大腿に瘙痒を伴う丘疹・紅斑が出現した．同日，膣錠は除去されたが，発熱を伴うようになったため当院救急外来を受診し，当科へ紹介となった.

【現　症】
体温38.4℃.
腹部，両大腿に融合傾向の強い鮮紅色の丘疹・紅斑をびまん性に認め，瘙痒を伴っていた（図1）．下背部にも同様の皮疹を認めた.

【治療と経過】
入院のうえ，d-クロルフェニラミンマレイン酸塩（ポララミン®）錠内服，ジフルプレドナート（マイザー®）軟膏外用にて加療した．入院3日目に平熱となり，瘙痒は軽減し，皮疹は退色した．その後，皮疹の再燃はなく，入院5日目に退院した.

【DLST】
入院3日目に実施した．クロラムフェニコール膣錠のDLSTはstimulation index 309 %（基準値：0-180%）であった.

【パッチテスト（48時間後）】
パッチテストは，クロラムフェニコール膣錠，クロラムフェニコール（クロロマイセチン®）軟膏，クロラムフェニコール・フラジオマイシン硫酸塩（クロマイ®P）軟膏で軽微な紅斑を示した（図2）．硫酸フラジオマイシン貼付剤（ソフラチュール®）は陰性であった．なお，パッ

チテスト貼付部以外に皮疹の再燃はなかった.

【診断】
問診でクロラムフェニコール膣錠やクロラムフェニコール軟膏などの使用歴は不明であったが，クロラムフェニコール膣錠によるsystemic contact dermatitis（SCD）と診断した.

【考察】
SCDはFisherの定義によると，過去に接触皮膚炎を起こしたアレルゲンが非経皮的に吸収され広範囲に丘疹や紅斑を生じる疾患とされる[1]．池澤[2]はSCDの原因物質として表1に示すようなものを挙げている．クロラムフェニコール膣錠により誘発されたSCDは，自験例を含めて9例報告されており（表2），いずれも産婦人科を受診した当日あるいは翌日に皮疹が出現している．比較的広範囲に及び，瘙痒を伴っている例が多い．発熱を伴ってウイルス感染症などと誤診される可能性もある．産婦人科領域では現在もクロラムフェニコール膣錠が頻用されており，注意が必要である.

参考文献
1) Rietschel RL, Fowler JF : Practical Aspects of Patch Testing, Fisher's Contact Dermatitis, 6 th ed, Hamilton : BC Decker Inc；2008 pp. 11-29
2) 池澤優子：接触皮膚炎症候群と全身性接触皮膚炎，医学のあゆみ 2012；240：858-863

2014年9月21日　第263回 日本皮膚科学会岡山地方会にて発表

薬疹・アレルギーと紅斑症

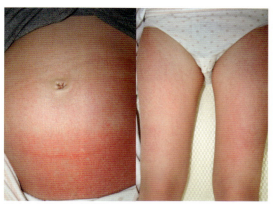

図1 初診時臨床所見
腹部, 両大腿に鮮紅色の丘疹・紅斑をびまん性に認める.

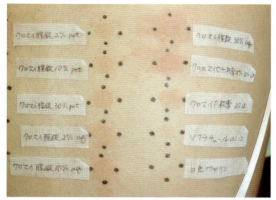

図2 パッチテスト48時間の結果
クロマイ®膣錠, クロロマイセチン®軟膏, クロマイ®P軟膏で軽微な紅斑がみられた.

表1 SCDの原因物質

金属（金属そのものの吸入, あるいは金属含有食物の摂取） 　水銀、ニッケル、コバルト、クロム、亜鉛など 　豆類：大豆、コーヒー、ココア、ナッツなど 　海藻類：ワカメ、ヒジキなど
痔疾用薬 　プロクトセディル軟膏®（塩酸ジブカイン配合） 　ボラギノール®、ボラザG®（塩酸リドカイン配合）
抗菌薬 　クロマイ膣錠® 　硫酸アミカシン® 　アクロマイシントローチ®
その他 　ニコチン、ホルマリンなど

（文献2より引用、一部改変）

表2 クロラムフェニコール膣錠により誘発されたSCDの本邦報告例

症例	報告者（年）	皮疹発症時期	皮疹の部位	症状 瘙痒	症状 発熱	治療 ステロイド内服	治療 抗アレルギー薬内服	治療 ステロイド外用	DLST (stimulation index)	感作薬物
1	松井（1995）	同日	頭部→全身	あり	なし	ベタメサゾン 用量・期間不明	あり	記載なし	記載なし	クロラムフェニコール点眼薬
2	高河（1999）	同日	両臀部→全身	記載なし	38℃台	プレドニゾロン 30mg/日 3日間	記載なし	記載なし	267%	クロラムフェニコール軟膏
3	花垣（2003）	翌日	陰部、眼周、体幹、大腿	記載なし	記載なし	記載なし	あり	あり	記載なし	クロラムフェニコール膣錠
4	宇宿（2004）	翌日	上肢→体幹、下肢	あり	なし	プレドニゾロン 20mg/日 4日間	記載なし	あり	記載なし	?（クロラムフェニコール軟膏）
5	渋谷（2006）	同日	下腹部→体幹	記載なし	なし	プレドニゾロン 20mg/日 1日間	あり	あり	267%	クロラムフェニコール膣錠
6	掛水（2008）	翌日	全身	あり	37℃台	記載なし	あり	あり	記載なし	クロラムフェニコール軟膏
7	掛水（2008）	翌日	全身	あり	記載なし	記載なし	あり	あり	記載なし	?（クロラムフェニコール膣錠）
8	志貴（2013）	同日	手背→四肢・体幹	あり	37℃台	記載なし	あり	あり	記載なし	クロラムフェニコール膣錠
9	自験例	同日	腹部・背部・大腿	あり	38℃台	なし	あり	あり	309%	?

分子標的薬による皮膚障害 1）EGFR阻害薬

岡山労災病院皮膚科　白藤　宜紀

【EGFR阻害薬】

上皮成長因子受容体（epidermal growth factor receptor, EGFR）を標的とした分子標的薬として，セツキシマブやパニツムマブなどのモノクローナル抗体製剤と，ゲフィチニブ，エルロチニブ，アファチニブなどのチロシンキナーゼ阻害作用を有する小分子化合物製剤が，非小細胞肺癌，結腸・直腸癌，乳癌，膵癌などに対して広く用いられている．

【特徴的皮膚症状】

EGFR阻害薬により多様な皮膚障害を生じうることは，現在広く知られているが，代表的なものとして，ざ瘡様皮疹，皮膚乾燥，爪囲炎などが挙げられる．

ざ瘡様皮疹は，治療開始1か月以内の比較的早期より発症する．一般のざ瘡と，症状，好発部位とも大きく異ならないが，特徴としては，個疹が大きめで鮮明な紅い丘疹が目立つこと，無菌性膿疱であることが多い（常在菌や黄色ブドウ球菌などが検出されることもある）こと，そう痒，脂漏性皮膚炎様の紅斑を伴うことなどが挙げられる（図1）．数か月以上にわたり投与が継続されると，一見，血管炎のpalpable purpuraを思わせる皮疹を下腿などに生じることもある（図2）．

皮膚乾燥は，ざ瘡様皮疹に続いて，治療開始後4週前後より発症する．そう痒，湿疹性変化を伴うことが多い．

爪囲炎はさらに治療開始8週前後より生じることが多い．爪周囲に発赤・腫脹が出現，重症化すると不良肉芽も伴って，浸出液，出血や強い痛みを生じる（図3）．

ほか，脱毛（図4）や睫毛の変化（伸長，カール，縮毛）（図5）も生じる．

【治療】

いずれの皮膚障害に対しても，保清・保湿を含めたスキンケアが必要である．ざ瘡様皮疹に対してはミノマイシンなどのテトラサイクリン系もしくはマクロライド系抗菌薬が有用であり，予防的投与が推奨されている[1],[2]．

また，外用薬については，ステロイド外用剤が主に用いられる．ほか，タクロリムス軟膏も有効であると考える．重症例については休薬を要するほか，短期の少量ステロイド内服（プレドニゾロン 10mg/body/day）も有効である．

皮膚乾燥に対してはヘパリン類似物質製剤などの保湿剤の外用のほか，湿疹病変を併発することが多いので，適宜対症療法を行う．

爪囲炎に対しては，Strongest classのステロイド外用剤や，ミノマイシン，セフェム系抗菌薬などを用いることが多く，爪甲の部分切除などの処置も適宜併用する．重症で難治な場合には一時的な休薬を要することも時折ある．2014年より，毎年，分子標的薬による皮膚障害に対して，皮膚科，腫瘍内科医師や薬剤師，看護師らを含めた皮膚科・腫瘍内科有志コンセンサス会議が行われており，筆者も参加している．同メンバーである山本らが治療手引きを作成しており[3]，要旨はインターネット上に公開されている（http://npo-jasmin.org/consensus.html）．

参考文献

1）Scope A1, Agero AL, Dusza SW, et al.：Randomized double-blind trial of prophylactic oral minocycline and topical tazarotene for cetuximab-associated acne-like eruption. J Clin Oncol, 25（34）：5390-6. 2007

2）Jatoi A1, Rowland K, Sloan JA,et al.：Tetracycline to prevent epidermal growth factor receptor inhibitor-induced skin rashes：results of a placebo-controlled trial from the North Central Cancer Treatment Group（N03CB）. Cancer, 113（4）：847-53. 2008

3）山本有紀ほか：EGFR阻害薬に起因する皮膚障害の治療手引き—皮膚科・腫瘍内科有志コンセンサス会議からの提案—. 臨床医薬. 32（12）：941-949. 2016

薬疹・アレルギーと紅斑症

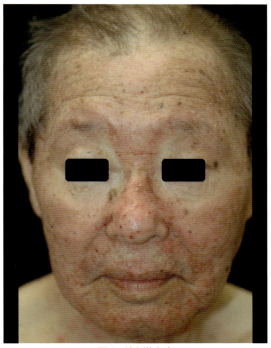
図1　ざ瘡様皮疹

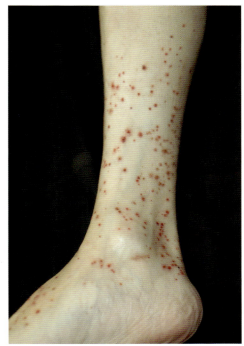
図2　長期投与後に生じた血管炎を思わせる皮疹

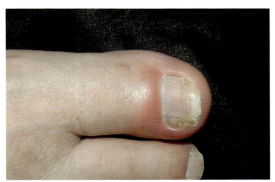
図3　爪囲炎

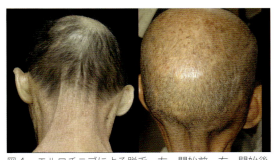
図4　エルロチニブによる脱毛　左 開始前　右 開始後

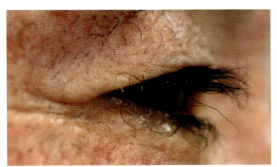
図5　睫毛の変化

分子標的薬による皮膚障害 2）マルチキナーゼ阻害薬

岡山労災病院皮膚科　白藤　宜紀

【マルチキナーゼ阻害薬】

Rafキナーゼや血管内皮増殖因子受容体（VEGFR），血小板由来増殖因子受容体（PDGFR）など，複数のキナーゼを標的として抗がん作用をもたらす分子標的薬は，マルチキナーゼ阻害薬と呼ばれている．現在本邦では，スニチニブ（スーテント®），ソラフェニブ（ネクサバール®），レゴラフェニブ（スチバーガ®）などが厚労省より認可され，臨床の場において腎細胞癌，肝細胞癌，甲状腺癌，大腸癌，消化管間質腫瘍などに用いられている．

【特徴的皮膚症状：手足症候群】

マルチキナーゼ阻害薬は，高率に手足症候群を発症することが知られており，この予防，対策がマルチキナーゼ阻害薬治療の継続に大きく関与する．VEGFRやPDGFRなど，複数の受容体が阻害されることが発症の引き金になると考えられており[1]，単一経路を標的とする薬剤（例　イマチニブ；PDGFRを阻害　ベバシズマブ；VEGFを阻害）では手足症候群は稀である[2]．手足症候群は，掌蹠の異常感覚，発赤，時に水疱形成を伴う特徴的な皮膚障害である．これまでは，カペシタビン，タキサン系抗がん剤などで多く見られていたが，マルチキナーゼ阻害薬によるものはこれまでのものと異なり，発症時期が，投与開始数日から生じうるなど，より早くなっている．また，荷重部に症状がより限局し，水疱形成や過角化を起こしやすい（図1）．治療開始前から鶏眼，胼胝のような足底への荷重を増悪させる病変の処置や，投与開始後しばらくの歩行などの運動の制限や，ペットボトルを開けたり（図2）包丁を握ったりするような手掌への刺激を避ける指導を行ったりすることが重要である．また，ヘパリン類似物質の予防的外用なども開始する．手足症候群発症後はステロイド外用剤などによる対症療法を行うが，残念ながら，これまでのところ著効を示すことは多くない．しかし，重症度が高くとも，休薬によって比較的速やかに改善するため，発症後早期に適切な休薬・用量調整を行うことが重要であり，原則として，各薬剤の適正使用ガイドラインなどの基準に従うが，グレード3であれ

ば，休薬，グレード2でも急速に進行している場合などはやはり休薬し，グレード1以下になるのを待つ．再投与も各薬剤の基準に従い，多くは，一段階の減量の上で行う．

【特徴的皮膚障害：その他】

その他，特に治療対象とならないが，爪下に横方向に配列する小さな線状出血や（図3），顔面に紅斑が出現することなどがある（図4）．

さらに，マルチキナーゼ阻害薬により，数パーセントの患者に多型紅斑を生じ（図5），稀ではあるが，Stevens-Johnson症候群や中毒性表皮壊死症（TEN）といった重症薬疹の報告があることにも留意すべきである．

筆者らは皮膚科・腫瘍内科有志コンセンサス会議のメンバーとして，本症状の治療手引きを作成しており[3]．その骨子はインターネット上に公開している（http://npo-jasmin.org/consensus.html）．

参考文献

1）McLellan B, Ciardiello F, Lacouture ME, et al.：Regorafenib-associated hand-foot skin reaction：practical advice on diagnosis, prevention, and management. Ann Oncol, 26：2017-26, 2015
Chu D, Lacouture ME, Fillos T, et al.：Risk of hand-foot skin reaction with sorafenib：a systematic review and meta-analysis. Acta Oncol, 47：176-186, 2008

2）Lacouture ME, Reilly LM, Gerami P, et al.：Hand foot skin reaction in cancer patients treated with the multikinase inhibitors sorafenib and sunitinib. Ann Oncol, 19：1955-61, 2008

3）白藤宜紀ほか：マルチキナーゼ阻害薬に起因する皮膚障害の治療手引き—皮膚科・腫瘍内科有志コンセンサス会議からの提案—. 臨床医薬. 32（12）：951-958. 2016

薬疹・アレルギーと紅斑症

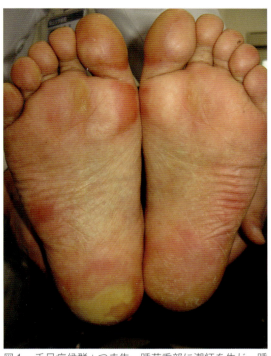

図1 手足症候群：つま先，踵荷重部に潮紅を生じ，踵では黄色調の水疱を形成

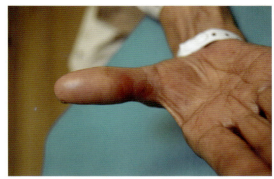

図2 ペットボトルの開閉により拇指に生じた手足症候群による紅斑

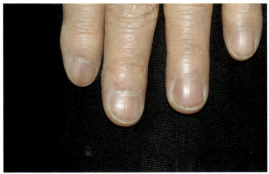

図3 爪下の線状出血

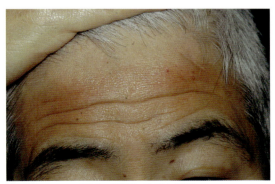

図4 顔面に生じた紅斑

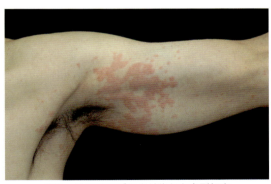

図5 スニチニブにより生じた多型紅斑

sorafenib内服中に出現した膿疱型薬疹

香川県立中央病院　**井上　雅子**

【症例】
86歳，女性

【既往歴】
肝癌，胃癌，腹部大動脈瘤

【現病歴】
2012年4月肝細胞癌に対してsorafenib内服開始．頭皮に鱗屑を付す紅斑出現．2015年1月紅斑が1か所臀部に出現．2015年4月全身倦怠感とともに，紅斑は全身に拡大．表面に膿海を伴うようになり入院した．

【皮膚所見】
躯幹を中心に薄い膜様の鱗屑を付す環状の紅斑が散在し互いに融合．表面には膿海を認めた．

【組織所見】
角層の肥厚はないがparakeratosisがあり，角層下に好中球をいれる膿疱を認め，kogojの海綿状膿瘍を呈していた．真皮浅層血管周囲には単核球を中心とする炎症細胞浸潤と毛細血管拡張を認めた．

【診断】
Sorafenib内服中に出現した膿疱型薬疹

【治療・経過】
Sorafenib中止し，PSL15mg/day内服開始．病理検査より膿疱性乾癬と診断して1週間後よりEtretinate 10mg開始し，膿海は消退した．1週間後よりPSLを10mg/dayに減量，紅斑も徐々に消退した．

SorafenibのDLSTは陰性であった．PSLは1か月かけて徐々に減量し，Etretinateの内服も終了とし，その後再発はなし．

【まとめ】
Sorafenibは，B-Rafのキナーゼ活性やc-KIT受容体のチロシンキナーゼ活性などを阻害することで腫瘍の進行を阻止し，血管内皮増殖因子受容体（VEGFR）や血小板由来成長因子受容体（PDGFR）のチロシンキナーゼ活性を阻害し腫瘍血管形成に対抗するマルチキナーゼ阻害剤である．

医中誌とpubmedで調べたところ，sorafenib使用中に膿疱性皮疹を呈した症例の報告が2例，乾癬様皮疹を呈した症例の報告が4例であった．牧らは，sorafenibによる乾癬様皮疹や膿疱性乾癬の発生機序は，血管増殖因子などを阻害することに対するパラドキシカルな反応ではないかという報告をしている．

現段階で発生機序は明らかではないが，今後症例が蓄積され，病態が解明されることを切に期待する．

参考文献
1）N. Kluger et. al British journal of dermatology 2008 159. 615-620

薬疹・アレルギーと紅斑症

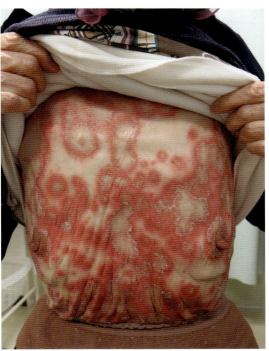

図1 薄い膜様の鱗屑を付す環状の紅斑が散在し互いに融合．表面には膿海を認めた．

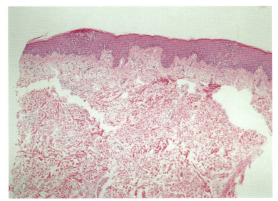

図2 角層にはparakeratosisあり．
角層下に好中球をいれる膿疱を認め，kogojの海綿状膿瘍を呈していた．
真皮浅層血管周囲には単核球を中心とする炎症細胞浸潤と毛細血管拡張を認めた．

進行期悪性黒色腫に対してニボルマブからベムラフェニブに変更後に生じた皮膚障害

岡山大学病院皮膚科　内藤　聖子，山﨑　修

【患者】
62歳，女性

【主訴】
紅斑

【現病歴】
右前腕悪性黒色腫（pT2a，N0，M0，stage IB）の術後IFN-β局注を続けていたが，術後１年のPET-CTで右腋窩リンパ節転移を認め，紹介受診した．当院でリンパ節郭清術施行後４ヶ月目のPET-CTで多発骨，肝，脾，心房内転移を認めた．BRAF遺伝子変異陽性で病勢が強かったが，当時BRAF阻害薬が発売されていなかったため，ニボルマブを開始した．２コース終了後，ニボルマブ最終投与から２週後に患者の希望でベムラフェニブの内服に変更した．内服２日目より頭痛，３日目より関節痛と四肢の紅斑，黄視症が出現した．

【皮膚所見】
四肢の結節性紅斑様皮疹（図１）から始まり，全身に紅斑拡大．顔面の腫脹，浮腫性紅斑，体幹でも紅斑と漿液性丘疹を認め，融合していた（図２）．粘膜症状は認めなかった．

【組織所見】
①大腿の紅斑（図３）：真皮浅層の血管周囲に軽度リンパ球の浸潤あり．皮下組織では血管破壊性にリンパ球と好中球が浸潤していた．
②背部の紅斑（図４）：真皮浅層血管周囲性の軽度のリンパ球浸潤．

【治療経過】
Grade3の皮膚障害として10日目にベムラフェニブを中止し，翌日よりPSL30mg/日を開始し，２週間かけて漸減，終了した．内服中止３週間後PSL 20mg/日内服を併用しながらベムラフェニブを再開したが，内服１-２時間で顔面から全身に紅斑が出現し，咽頭違和感と38度台の高熱も出現した．サクシゾンを投与し，翌日よりPSLを増量し皮疹は軽快した（図５）．その後はニボルマブが奏効しCRとなった．黄視症は原田病様の所見であった[1]．

【まとめ・考察】
Hardingらは，イピリムマブからベムラフェニブを切り替え後に皮疹が出現した13例について，イピリムマブ最終投与からの期間が短いほど広範囲の紅斑が出現したと報告している[2]．本症例では，ニボルマブによって腫瘍細胞に対するT細胞の活性化がおこり，hypersensitivityを起こしやすい状態であったと考えた．ニボルマブからベムラフェニブへ切り替える場合には注意を要すると考えた．

参考文献
1．Matsuo T, et al. Clin Case Rep. 5（5）：694-700, 2017.
2．Harding JJ, et al. N Engl J Med. 366（9）：866-868，2012.

2015年11月20日　第45回日本皮膚アレルギー・接触皮膚炎学会にて発表

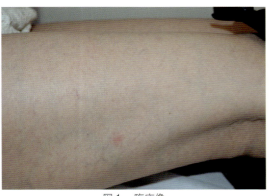
図1　臨床像

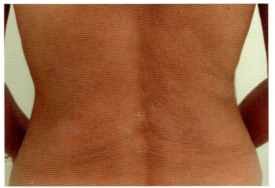
図2　臨床像

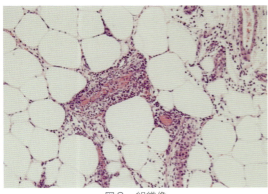
図3　組織像

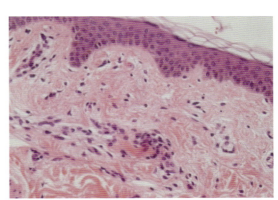
図4　組織像

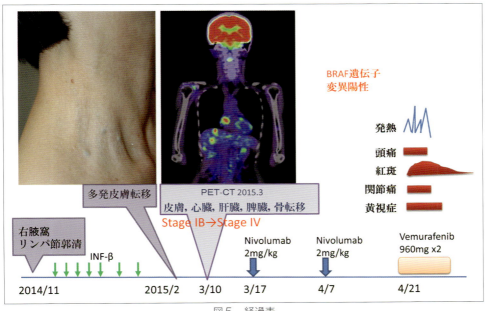
図5　経過表

生物学的製剤によるパラドキシカル反応

岡山大学病院皮膚科　**森実　真**

【症例】
23歳，女性．

【主訴】
頭部，四肢体幹の紅斑丘疹

【家族歴・既往歴】
22歳〜　クローン病

【現病歴】
上記疾患に対して2017/1/19からアダリムマブ自己注射で加療中だったが4/27に注射3日後から前胸部に紅斑出現，5/10から発熱をみとめ，5/15四肢体幹頭部にも紅斑丘疹をみとめたため当科紹介となった．

【皮膚所見】
頭部，四肢体幹に米粒大までの紅色丘疹，膿疱，貨幣大までの局面が散在していた．（図1—4）

【組織所見】
角層内に浸出液と著明な好中球浸潤がみられ，表皮と真皮浅層にリンパ球と好中球浸潤をみとめた．（図5,6）

【検査所見】
体温37.8℃．WBC9,850/μl，CRP2.62mg/dl，その他特記事項なし．

【診断】
アダリムマブによるパラドキシカル反応

【治療経過】
アダリムマブ中止．入院後クロベタゾールプロピオン酸エステル軟膏外用で皮疹は軽快．その後アダリムマブを再開したが皮疹の再燃はみとめなかった．

【考察】
リウマチ患者，クローン病などの患者で生物学的製剤治療中に，乾癬，掌蹠膿疱症が副作用として現れることがある．乾癬の治療薬でありながら，乾癬を引き起こすこの反応をパラドキシカル反応と呼ぶ．乾癬以外の，本来TNF阻害剤で改善すべき疾患が誘発されることも含まれる．（（例）ブドウ膜炎，サルコイドーシス，化膿性汗腺炎，炎症性腸疾患など）．加えて，この反応はTNF阻害剤以外の生物学的製剤でも起こりうる．

TNF阻害剤を使用することで，皮膚においては形質細胞様樹状細胞によるIFN-αの産生が亢進する．このTNF-αとIFN-αのバランスの個人差が，皮疹の出現の有無やその後の経過の個人差につながると考えられている．

投薬の中止により皮疹が消失あるいは改善するものがほとんどである．投薬を継続した場合でも多くは外用療法を併用するのみで皮疹の消失または改善が得られるようである．

参考文献
Toussirot É et al. RMD Open. 2016 Jul 15；2（2）：e000239.

薬疹・アレルギーと紅斑症

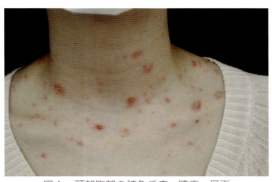

図1　頸部胸部の紅色丘疹，膿疱，局面

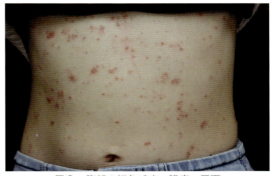

図2　腹部の紅色丘疹，膿疱，局面

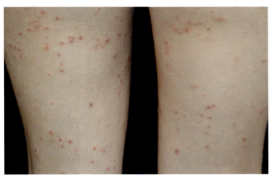

図3　下肢の紅色丘疹，膿疱

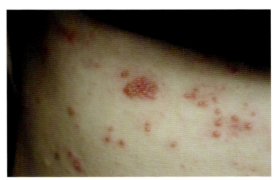

図4　腹部の膿疱

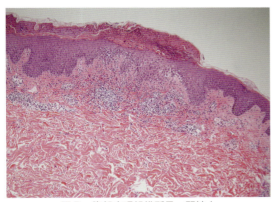

図5　腹部病理組織所見　弱拡大

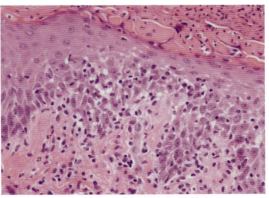

図6　腹部病理組織所見　強拡大

皮膚科診療において経験したビスフォスフォネート関連顎骨壊死（BRNOJ）の1例

岡山医療センター皮膚科　眞部　恵子

【症例】
92歳，女性

【既往歴】
骨粗鬆症，認知症，脊柱管狭窄症，廃用症候群

【内服薬】
リマプロスト（オパルモン®），メコバラミン（メチコバール®），アスピリン（バイアスピリン®），エチゾラム（デパス®），ロキソプロフェンナトリウム（ロキソニン®），チザニジン（テルネリン®），ファモチジン®，
ミノドロン酸（リカルボン®）（50）（monthly）

【現病歴】
2014年10月初旬，左頬部に発赤腫脹を生じ，近医にて刺虫症として治療されるも軽快せず増悪したため，10月中旬に当科へ紹介受診となった．

【現症】
左頬部に発赤腫脹あり，一部がゴルフボール大ほどに隆起していた．
また，歯科口腔外科にて左上顎骨の壊死が指摘された．

【一般血液検査】
WBC 12,000/μL, CRP 4.61mg/dl
肝腎機能に特記すべき異常所見なし．

【画像所見】
左上顎骨洞内から皮下にかけて膿瘍が見られ，左上顎骨の骨破壊像も認められた．

【診断】
BRONJ（ビスフォスフォネート関連顎骨壊死）
（皮膚所見は外歯瘻とも言える）

【治療経過】
腫脹した皮膚を一部切開し排膿を行い，口腔内からの洗浄も続け，3か月で皮膚の創は閉鎖した．抗菌薬はクラリスロマイシンを3か月内服し，終了．年齢や全身状態からは根治手術の適応ではないと考えられ，定期的に口腔内洗浄を行った．
一旦皮膚の創が閉鎖して4か月後，再び発赤腫脹が出現し再度切開排膿した．
現在も切開創および上顎骨壊死部より排膿が続き，やはり根治的治療の適応ではないため，口腔内と皮膚側から定期的に洗浄処置を行っている．

【考察】
ビスフォスフォネート関連顎骨壊死は2003年に初めて報告され，米国口腔顎顔面外科学会より①骨吸収抑制剤による治療を現在行っている，もしくは過去行っていた，②口腔領域に8週間以上持続する露出骨あるいは壊死骨を認めること，③顎骨に対する放射線療法の既往がないこと　の3つを満たすものとされている．
典型的所見としては抜歯部位の顎骨の，骨露出を伴う有痛性腫脹を呈するが，その他，歯の動揺，下唇〜おとがい部の知覚異常（Vincent症状），二次的な膿瘍，瘻孔形成などを呈することもある．
本例は抜歯のエピソードはなかったが，左上顎骨の壊死と二次的な膿瘍を来たし，皮膚側に瘻孔形成を来たすような発赤腫脹を呈した．口腔内の自覚症状はなく，片側性の頬部発赤を主訴に皮膚科を受診し，精査の上BRONJの診断となった．このような患者を診る際にはBRONJの可能性を念頭に置く必要性があると考える．

2016年4月24日　第268回　日本皮膚科学会岡山地方会にて発表

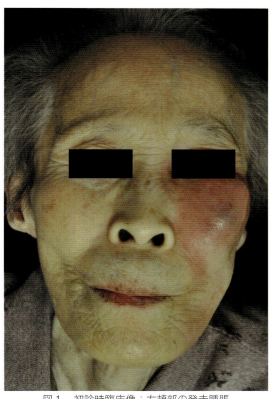

図1　初診時臨床像：左頬部の発赤腫脹

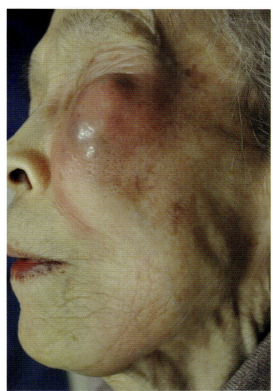

図2　初診時臨床像

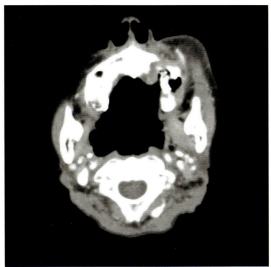

図3　CT像．左上顎骨の破壊像と，左上顎洞内〜皮下の膿瘍．

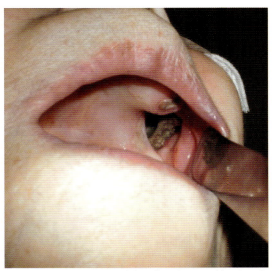

図4　初診後8か月の口腔内写真．上顎骨は壊死しており，奥に腐骨が確認できる．

川崎病に対して用いられた免疫グロブリン大量療法による汗疱様皮疹が疑われた1例

岡山医療センター皮膚科　野田　和代

【患者】
1歳　女児

【主訴】
掌蹠・顔面・四肢の小水疱・紅色丘疹

【家族歴・既往歴】
兄　川崎病

【現病歴】
2014年8月14日（第7病日），川崎病の診断で入院．免疫グロブリン（ポリグロビン® 2g/kg）投与，アスピリン内服開始．投与終了24時間後，発熱が続いていたため，8月16日（第9病日）免疫グロブリン（献血ヴェノグロブリンIH® 2g/kg）追加投与し，その後は速やかに解熱した．8月16日頃より，掌蹠・顔面・四肢に搔痒を伴う皮疹が出現し，8月21日（第14病日）当科紹介．ポリグロビン®投与後から，川崎病の不定形発疹は改善していた．

【皮膚所見】
手掌・足底，顔面，四肢や臀部などに小水疱・厚い痂皮を付す紅色丘疹が散在，搔痒感を伴う．結膜は充血，口唇には血痂を付す．手指には落屑を認め，川崎病によるものと考えた．（図1）

【組織所見】
右膝小水疱からの生検：海綿状態と真皮乳頭の浮腫が主体だが，一部液状変性も認める．（図2）

【検査所見】
・血液検査：HSV，CMV，EBVは既感染．
・Tzanck test，迅速HSV抗原：陰性．
・ウイルス遺伝子解析（痂皮サンプル）：EBV，HSV，VZV，エンテロ71，コクサッキーA1のいずれも陰性．
・DLST（アスピリン）：陰性（測定値 209cpm，S. I. 123（％），control 169cpm）
・パッチテスト（アスピリン）：陰性

【診断】
免疫グロブリン大量療法（IVIG）による汗疱様皮疹の疑い．

【治療経過】
皮疹に対しては，ステロイドを外用．経過中，冠動脈病変の出現は認めず，全身状態良好であり，第22病日に退院となった．皮疹は徐々に痂皮化し，瘢痕を残して治癒した．

【まとめ・考察】
本症例は，IVIGによる汗疱様皮疹を考えたが，ウイルス感染（手足口病，Gianotti症候群，Kaposi水痘様発疹症，水痘など）や川崎病の皮疹，その他の薬疹も鑑別が必要と考えた．病理組織所見はinterface dermatitisで，結膜充血の増強や口唇びらんもあり，Stevens-Johnson症候群も鑑別が必要と考えたが，発熱や多形紅斑様の皮疹等はみられなかった．また，アスピリンのDLSTやパッチテストも陰性であった．

IVIGは，特発性血小板減少性紫斑病，川崎病，ギランバレー症候群，慢性炎症性脱髄性多発神経炎，多巣性運動性ニューロパチーなどで用いられるが，汗疱様皮疹の出現は神経疾患で多く認められる．

IVIGによる汗疱様皮疹には，好発年齢はないが，小児における報告は少ない．手掌・足底の搔痒を伴う汗疱・異汗性湿疹で発症し，患者の約80％は掌蹠以外の部位にも丘疹・紅斑等が拡大する．皮疹はステロイド外用あるいは内服で1〜4週間で消褪し，予後はよいとされている．全身症状は認められない．発症までの期間は投与直後〜15日程度とやや幅がある．発症機序については明らかになっておらず，パッチテスト，プリックテスト施行例ではいずれも陰性である．本症例は瘢痕を残して治癒した点も典型的ではなかった．病理組織などからは薬疹も否定できず，確定診断には至らなかった．小児において，IVIG後の汗疱様皮疹の報告は少ないが，川崎病患者の皮疹を見る際には，念頭に置いておくべきである．

薬疹・アレルギーと紅斑症

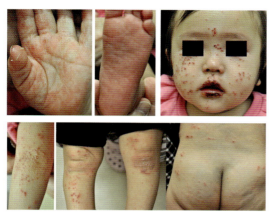

図1　初診時臨床像

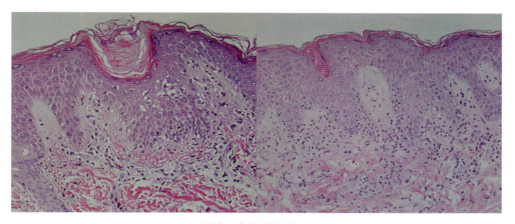

図2　病理組織所見

参考文献

1) Vecchietti G, et al：Severe eczematous skin reaction after high-dose intravenous immunoglobulin infusion. Arch Dermatol. 2006；142：213-7.
2) 野崎章仁，他：川崎病の急性期治療中に汗疱様皮疹を生じた乳児例：Progress in Medicine 2010；30：1822-6.
3) 児玉一男，他：川崎病に対する免疫グロブリン大量療法で生じた汗疱の1例：日本小児科学会京都地方会会報 2010；41：3.

2015年1月17日　第264回　日本皮膚科学会岡山地方会にて発表

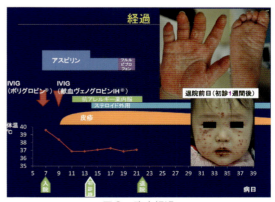

図3　臨床経過

肉芽腫性乳腺炎に伴う結節性紅斑の1例

岡山大学病院皮膚科　**杉本佐江子**

【症例】
33歳　女性

【主訴】
下肢の有痛性紅斑

【家族歴・既往歴】
なし

【出産歴】
2回（最終出産：2年前）

【現症】
2013年10月から左乳房の疼痛と腫脹があり，近医を受診．約2週間抗菌剤加療されるも改善せず，11月に当院外科に紹介された．その3日程前から下肢の有痛性紅斑を訴えており，当科に紹介された．

【皮膚所見】
左乳房に径9cmの皮下硬結があり，紅斑と圧痛を認めた．両下腿に鶏卵大までの圧痛と熱感を伴う浸潤性紅斑を認めた．

【一般血液検査】
WBC 8400/μl（Neut 81.6%，Lymp 10.8%，Eos 0.6%），ESR 45mm/h，CRP 2.67mg/dl，ASO 186IU/ml（基準値：<160IU/ml），ASK 陰性

【細菌学的検査】
クォンティフェロン;陰性

【画像・機能検査】
胸部レントゲン;異常所見なし．MRI;左乳房外上方領域に径7cm大の分葉状多房性嚢胞病変を認める．

【病理組織所見】
乳腺針生検では多核巨細胞を混じる肉芽腫性炎症を認めた．皮膚生検では軽度のSeptal paniculitisの像を認めた．

【診断】
＃1 結節性紅斑　＃2 肉芽腫性乳腺炎

【治療経過】
結節性紅斑に対してNSAIDs，肉芽腫性乳腺炎の確定診断を得てPSL20mg/日を開始した．乳房の切開排膿を行い，乳房腫脹と下腿紅斑はともに改善傾向となり，乳房の膿瘍の培養でC. kroppenstedtiiが検出され，CAM400mg/日を追加した．PSLは漸減，中止とし，計6週間の治療でほぼ軽快となった．

【考察】
近年，肉芽腫性乳腺炎の起炎菌としてC. kroppenstedtiiの関与が分かってきた[1]．肉芽腫性乳腺炎と結節性紅斑の合併頻度は6%との報告があり[2]，両者の合併は比較的稀である．肉芽腫性乳腺炎と結節性紅斑の合併報告例は，過去30年で，自験例も含め20例で，17例中16例で肉芽腫性乳腺炎が結節性紅斑に先行しており，約2週間から4週間の間隔であった．本症例では肉芽腫性乳腺炎の起炎菌としてC. kroppenstedtiiが同定され，肉芽腫性乳腺炎の発症から約2週間後に，二次的に結節性紅斑を発症したと考えられる．

参考文献
1）黒田徹他：結節性紅斑を合併した肉芽腫性乳腺炎の1例：日臨外会誌 2013：74：1770-1773
2）野平元備他：肉芽腫性乳腺炎に伴った結節性紅斑の1例：日皮会誌 2001：111：2119-2124

2014年1月18日　第261回　日本皮膚科学会岡山地方会にて発表（岡山赤十字病院の症例）

薬疹・アレルギーと紅斑症

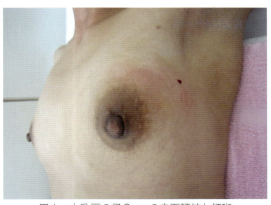

図1　左乳房の径9cmの皮下硬結と紅斑

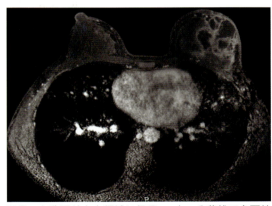

図2　左乳房外上方領域に径7cm大，分葉状で多房性の囊胞性病変を認める．

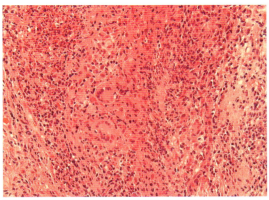

図3　乳腺針生検；多核巨細胞性の肉芽腫がみられ，リンパ球，形質細胞，一部好中球の浸潤を認める．

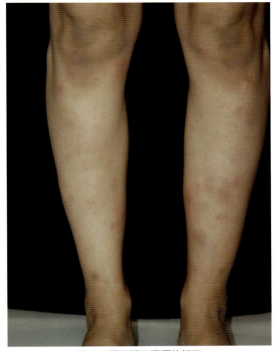

図4　両下腿の浸潤性紅斑

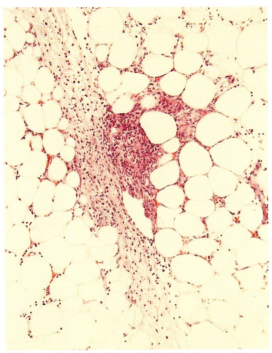

図5　皮膚生検；皮下の脂肪隔壁に軽度のリンパ球と好中球の浸潤を認めるSeptal paniculitisの像．

マダニ刺咬症に伴う非ライム病性の遊走性紅斑：
tick-associated rash illness（TARI）が疑われた2例

岡山医療センター皮膚科　　浅越　健治

【症例1】
69歳　男性

【現病歴】
植林のためしばしば山に入っていた．初診3日前，両大腿に発赤，腫脹，熱感が出現．翌日には右腹部にも同様の皮疹を認め，ダニの咬着を伴っていたため当科紹介受診．また，約1ヶ月前にダニ刺咬を受けた右大腿内側に紅斑を生じ拡大．同部はその後少し縮小してきている．発熱，関節痛など全身症状は認めていない．

【皮膚所見】
右腹部，右大腿後面に眼鏡レンズ大までの浮腫性紅斑を認め，マダニが咬着．右大腿内側には，1ヶ月前に生じて拡大してきた手掌大を超える紅斑が存在（図1,2）．発熱，表在リンパ節腫脹なし．

【検査所見】
・一般血液生化学検査：特記すべき所見なし（図2）
・ボレリア抗体IgG（-），IgM（-）
　R. japonica（YH株）抗体IgG（-），IgM（-）
　（いずれも初診時および1ヶ月後）
・R. japonica PCR（-）（初診時）

【治療経過】
ダニ刺咬部を切除し，塩酸ミノサイクリン200mg/dayを内服．約1週間で紅斑は消退した．経過を通じて熱発，リンパ節腫脹，などの全身症状を認めなかった．

【診断】
tick-associated rash illness

【症例2】
68歳　女性

【現病歴】
初診8日前，山菜を採りに山に入った．翌日より左膝窩に痒みと紅斑を生じ拡大．その2日後に左後頸部にも痒みと紅斑が出現しダニの咬着を認めたため，当科紹介受診．熱発，関節痛，筋痛などは認めていない．

【皮膚所見】
左肩，左下腿に手掌大を超える，境界比較的明瞭な浮腫性紅斑が存在（図3,4）．左肩の皮疹にはマダニの咬着を認める．発熱，リンパ節腫脹なし．

【検査所見】
一般血液生化学検査：特記すべき所見なし（図4）

【治療経過】
ダニ刺咬部を切除し，ドキシサイクリン200mg/dayを内服．約1週間で紅斑は消退した．経過を通じて熱発，リンパ節腫脹，などの全身症状は認めなかった．

【診断】
tick-associated rash illness

【考察】
遊走性紅斑はライム病の初期病変として知られ，マダニ刺咬部から遠心性に拡大して径5cm以上の紅斑となる．典型的には環状紅斑となるが，均一な紅斑のことも多い．出血性紅斑，小水疱/膿疱を伴う紅斑，小型の非遊走性紅斑など非典型疹を呈することもある[1]．

ライム病に伴うもの以外に，米国のライム病非流行地においてライム病の遊走性紅斑と区別のできない紅斑をマダニ刺症に伴って生じる症例が1980年代半ば以降相次いで報告され，Southern tick-associated rash illness（STARI），Masters' disease などと呼ばれている．米国南東部に生息するキララマダニ属の*Amblyomma americanum*（Lone Star tick）の刺咬により生じるとされ，当初はボレリアないしリケッチア感染症が疑われたが，病原体を同定することができず原因不明である[2]．

本邦でもマダニ刺症に伴って遊走性紅斑を生じ，ライム病ボレリア感染を確認できない症例が1990年代より報告されている．近年，夏秋らは

図１　症例１の臨床所見

図２　症例１の臨床所見と検査所見

図３　症例２の臨床所見．（前医にて注射筒による吸引除去を試みられたため，虫体周囲に紫斑を形成している）

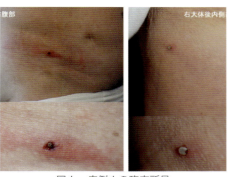

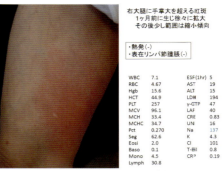

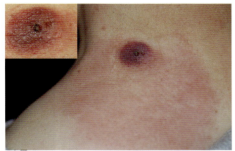

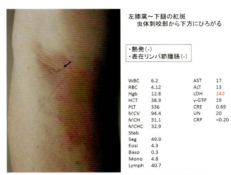

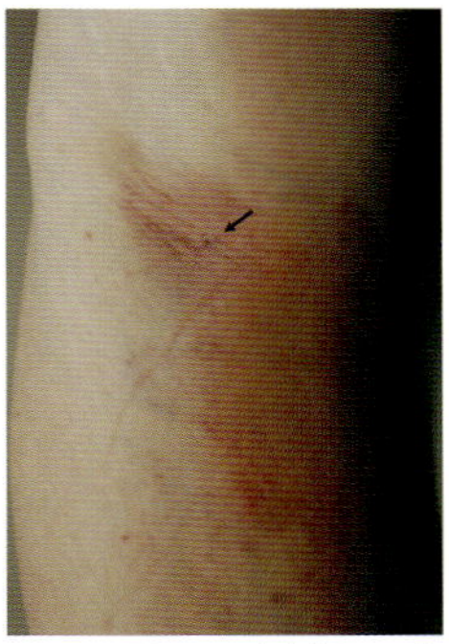

図４　症例２の臨床所見と検査所見

図５　症例２の組織所見（左肩の遠心性にひろがる紅斑から生検）．付属器，血管周囲性にリンパ球浸潤を認める．

	症例1	症例2	TARI	STARI	ライム病
紅斑: 径(平均) 性状	2倍手掌大 不均一な紅斑	手掌大 均一な紅斑	10-14cm 環状～ 均一な紅斑	2.5-10 (6)cm[1)] 環状 90%[1)] 均一 5%[1)]	2.5-70 (8.5)cm[1)] 環状 64%[2)] 均一 32%[2)]
全身 症状	なし	なし	なし	なし～ 低頻度 19%[1)]	頻度高い 76%[1)]
ボレリア 抗体価	陰性	未施行	陰性	陰性	陽性(61.5%)[2)]
治療	MINO	DOXY	不要?	ライム病に準じた治療?	DOXY, AMPC, CXM-AX : 2wks
経過	1ヶ月持続 抗菌薬投与後 1週間で消退	抗菌薬投与後 1週間で消退	ステロイド外用 のみでも消退 (～2週間)	抗菌剤投与後 3週間以内に 消退	抗菌剤投与後 3週間以内に 消退
ライム病流行地と関係	−	−	−	−	＋
bector	不明 (タカサゴキララマダニ生息地域)	不明 (タカサゴキララマダニ生息地域)	タカサゴキララマダニ?	*Amblyomma americanum* (キララマダニ属)	*Ixodes*属 (日本ではシュルツェマダニ)

1) Wormser, et al. Clin Infect Dis 2005、2)橋本喜夫、他．MB Derma 114: 46-53, 2006

図６　自験例，TARI，STARI，ライム病の比較

こういった症例を，tick-associated rash illness（TARI）と呼ぶことを提唱した[3)]．自験例，TARI，STARI，ライム病の比較を図６に示す．現時点では，リケッチアやボレリア感染症は否定的で，ダニの唾液に対する（IV型）アレルギーではないかとも推察されている[3)]．

2014年９月21日　第263回　日本皮膚科学会岡山地方会にて発表

参考文献

１）橋本喜夫，他．北海道のライム病の臨床と診断－自験113例の検討－．MB Derma 2006；114：46-53．
２）Wormser，et al．Prospective clinical evaluation of patientsfrom Missouri and New York with erythema migrans-like skin lesions．Clin Infect Dis 2005；41：958-965
３）Natsuaki M，et al．Case of tick-associated rash illness caused by Amblyomma testudinarium．J Dermatol 2014；41：834-836

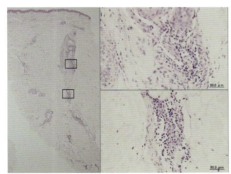

シェーグレン症候群を合併したMPO-ANCA関連血管炎の1例

香川県立中央病院皮膚科　**井上　雅子**

【症例】
73歳，女性

【家族歴・既往歴・生活歴】
2012年6月　子宮内膜癌手術

【現病歴】
2014年冬から手指，足趾のレイノー症状あり．4月に入って両側下腿の紫斑が出現し当院産婦人科より当科へ紹介された．初診時IgA血管炎を疑いシナール内服と安静にて速やかに紫斑が消退したため経過観察としたが2か月後，紫斑の再燃し咳嗽と微熱が持続したため，精査・安静目的のため入院した．

【皮膚所見】
入院時：両側手指に境界不明瞭な淡い紅斑とびまん性の腫脹あり．両側下腿は腫脹し，ごく淡い紅斑と帽針大から粟粒大の浸潤をふれる紫斑が散在．
入院後：両側下腿の腫脹が消退すると同時にLivedoが出現した．

【組織所見】
真皮浅層〜中層の血管周囲に炎症細胞浸潤があり，核塵を伴う好中球が散在．
蛍光抗体直接法では真皮浅層血管周囲にIgMとC3が沈着．

【一般血液検査・尿検査・その他】
抗核抗体40倍　抗SS-A抗体270 U/ml（0〜10）
血沈1h 29/hr
MPO-ANCA 25.2 U/ml（0〜3.5）PR3-ANCA
1.0　IgG 1944 mg/dL IgA 603 mg/dL IgM 63
mg/dL 尿蛋白（−）尿潜血（−）
Schirmer test 4mm蛍光色素試験 陽性
ガムテスト 陽性 Lip biopsy 導管周囲の炎症細胞浸潤あり

【画像所見】
胸部CT検査で肺野に小結節とすりガラス様の浸潤陰影

【診断】
MPO-ANCA関連血管炎（顕微鏡的多発血管炎）
シェーグレン症候群

【治療・経過】
診断確定後，PSL30mg/day内服開始．
速やかに解熱し 咳嗽，両側下肢のlivedoは消退したため退院．
退院後は膠原病内科外来でPSLを減量し経過良好．

【まとめ】
顕微鏡的多発血管炎の皮膚症状の中で頻度が高いのはpalpable purpura，Livedo，nodules，urticariaであるが，その中でも頻度が高いのはparpable purpuraであると報告されている．また，シェーグレン症候群の皮膚症状の多くは高γグロブリン血症性紫斑で，両側下腿に繰り返し浸潤をふれる点状紫斑が出現することが多い．自験例で初期に認めた下腿の紫斑は，シェーグレン症候群によるのものかANCA関連血管炎で生じたものかは判断できないが，早期に診断を確定し治療を開始する必要性を痛感した症例であった．

参考文献
1) LOIˇC GUILLEVIN et al Arthritis & Rheumatism, 1999 43.（3）421-430
2) N. Kluger et. al British journal of dermatology 2008 159. 615-620

2014年9月21日　第263回　日本皮膚科学会岡山地方会にて発表

皮膚血管炎と血管障害・凝固異常

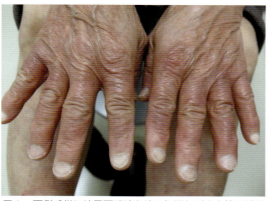

図1　両側手指に境界不明瞭な淡い紅斑とびまん性の腫脹

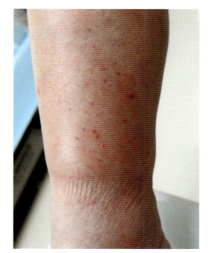

図2　両側下腿の腫脹と浸潤をふれる点状紫斑

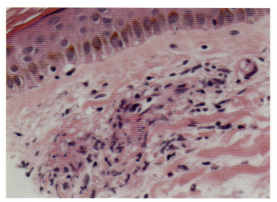

図3　血管周囲に核塵を伴う好中球浸潤
　　　蛍光抗体直説法では真皮浅層血管周囲にIgMとC3が沈着。

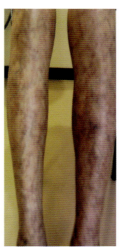

図4　両側下肢のlivedo

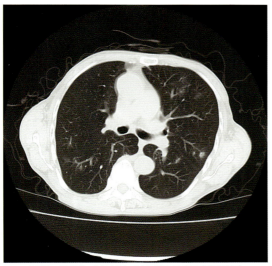

図5　肺野に小結節とすりガラス様の浸潤陰影

蜂窩織炎に続発したIgA血管炎

川崎医科大学皮膚科　**林　宏明**

【患者】
55歳　男性

【主訴】
右足背から下腿にかけての紅斑，熱感．
両下肢・臍周囲の紫斑

【家族歴・既往歴】
1982年：胆石
1995年：尿路結石

【現病歴】
2013年6月中旬に右足背に紅斑，熱感が出現し，その2日後に臍周囲に帯状の紅斑・紫斑，両下腿に紫斑が出現したため当科に紹介受診した．

【皮膚所見】
右足背から下腿にかけて熱感を伴う有痛性の紅斑を認めた．右下腿，左下腿，臍部には帯状の浸潤の触れる紫斑を認めた．

【組織所見】
経過中に出現した下肢の紫斑部より生検を行った．真皮上層の血管周囲には核破砕物が散見され，赤血球の漏出を認める．Leukocytoclastic vasculitisの像．蛍光抗体直接法で真皮上層の血管周囲にIgA，C3の沈着を認める．

【検査所見】
WBC 12，650/μL（Neut 86.0%），CRP 16.5mg/dL，
ASO 343IU/mL，ASK 5120倍　尿検査：赤血球5-9/HPF，白血球1-4/HPF，硝子円柱2-4/LPF，上皮円柱8/WF，赤血球円柱1/WF

【治療経過】
右下腿の蜂窩織炎の診断で当科に入院のうえ，ABPC/SBT 6g/日による治療を開始した．初診時の紫斑の組織では血管炎の所見は認めなかった．入院第6日目の血便を伴う腹痛と左下腿に浸潤の触れる紫斑が出現した．病理組織で血管炎の像を認め，蛍光抗体直接法では真皮上層の血管周囲にIgA，C3の沈着を認めた．蜂窩織炎に続発したIgA血管炎と診断した．安静にするも紫斑は拡大したため，ジアフェニルスルホン，プレドニゾロン内服により症状は改善した．

【診断】
蜂窩織炎に続発したIgA血管炎

【まとめ・考察】
本例はASO，ASK高値であり，溶連菌が感染病巣となったのみでなく，IgA免疫複合体が関与する全身の血管炎の原因になったと考えた．両疾患を合併する例の特徴としては，皮疹が丘疹状紫斑であること，感染から早期に血管炎を発症することが特徴とされている[1~2]．

参考文献
1．白石　由佳，他：蜂窩織炎に続発したアナフィラクトイド紫斑の1例　臨床皮膚科 2008；（62）898-901
2．牛込悠紀子，他：蜂窩織炎に続発したアナフィラクトイド紫斑　臨床皮膚科 2012；66（5増）38-43

2014年1月18日　第261回　日本皮膚科学会岡山地方会にて発表

皮膚血管炎と血管障害・凝固異常

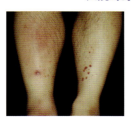

図1 右下腿には熱感を伴う紅斑，腹部・左下腿には浸潤の触れる紫斑

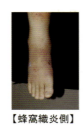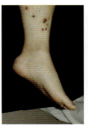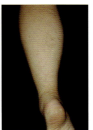

第XIII因子活性	入院日	入院6日目
	75%	57%

図2 蜂窩織炎治療後，新たに左下腿に出現した丘疹状紫斑

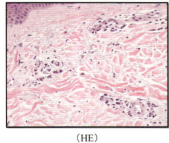

図3 真皮浅層の血管周囲に核塵を伴うリンパ球，好中球浸潤を認める．蛍光抗体直接法でIgAの沈着を認める．

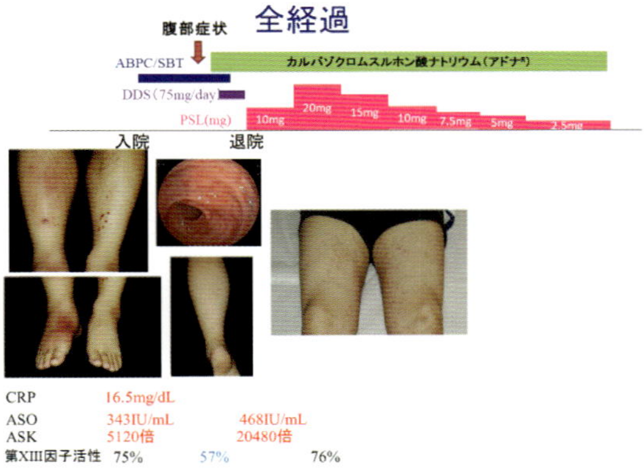

CRP	16.5mg/dL	
ASO	343IU/mL	468IU/mL
ASK	5120倍	20480倍
第XIII因子活性	75%	57%	76%

図4 蜂窩織炎治療後，腹部症状出現とともに紫斑を生じた．

蜂窩織炎とアナフィラクトイド紫斑病の合併例

症例	1	2	3	4	5	6	本例
年齢，性	41,M	78,M	50,M	51,M	50,M	41,F	55,M
皮疹の分布 蜂窩織炎 AP	左下腿 体幹・四肢	右下腿 体幹・四肢	左下腿 両下肢	両足背 体幹・四肢	右手背 両下肢	左下腿 両下肢	右下腿 両下肢
AP発症までの期間 蜂窩織炎〜	3日	6日	7日	10日		4日	11日
蜂窩織炎の治療	CEZ	FOM	CEZ	PC			ABPC/SBT
蜂窩織炎発症時の WBC(/μl)/CRP(mg/dl)	6900/6.3	10,200/13.3	16,900/37.2				12,650/16.5
紫斑部の病理組織像 HE DIF	LV IgA	LV 陰性	LV C3	LV 陰性	LV IgA	LV IgA,C3	LV IgA,C3
APの随伴症状 タンパク尿，尿潜血 腹部症状	あり あり	なし なし	なし なし	あり なし	あり なし	あり あり	なし あり
APの治療	DDS	安静	安静	PSL	安静	PSL	PSL

牛込ら：臨床皮膚科 66巻5号 2012

図5 蜂窩織炎とアナフィラクトイド紫斑病の合併例

緊満性水疱を呈し腎機能障害を伴った成人 IgA 血管炎の１例

川崎医科大学附属川崎病院皮膚科　　立川　聖子

【症例】
89歳，女性

【初診日】
2014年４月５日

【既往歴】
高血圧，高尿酸血症，心臓病，慢性腎不全，
甲状腺機能低下症

【現症】
2014年３月22日から両下腿に水疱が出現した．
自宅で様子を見ていたが徐々に水疱が増えたた
め４月４日に近医皮膚科を受診．紫斑と水疱が
混在しており，水疱症と血管炎を疑われ４月５
日に当科紹介された．

【皮膚所見】
両下腿を中心として大小様々な浮腫性の紅斑，
紫斑があり，一部で地図状に融合し局面を形成
していた．その局面上に緊満性水疱，血疱が多
発しており，強い掻痒感を伴った．顔面，上肢，
体幹には同様の皮疹は認めなかった．

【一般血液・生化学検査】
WBC：9670/μL　RBC：375 10^4/μL
AST：12 U/L　ALT：9 U/L　LDH：263 U/L
BUN：82 mg/dL　Cre：5.11 mg/dL
eGFR：6.7 mL/min/1.73m2
24CCr：5.0 mL/min　IgG：1346 mg/dL
CRP：3.90 mg/dL　ASO：<24 IU/mL
ASK：80 倍　第13因子：51 %
IgA：356 mg/dL　IgM：43 mg/dL

【尿検査】
蛋白（2+）　潜血（2+）　糖（-）ケトン体（-）
赤血球 10-19/HPF　白血球 10-19/HPF　1日
蛋白量　0.5g/day

【病理組織所見】
皮膚生検では，表皮下に水疱を形成しており，
真皮浅層～真皮深層，皮下脂肪組織直上にかけ
て血管付属器周囲に炎症細胞浸潤を認めた．拡
大すると，血管壁の肥厚とその周囲に好中球，
リンパ球とフィブリノイド変性，核塵を認め，
Leukocytoclastic vasculitis の所見であった．好
酸球も多数認めた．蛍光抗体直接法では真皮浅
層の血管壁にIgAの沈着を認めたがその他は全
て陰性であった．

【診断】
IgA 血管炎

【治療経過】
入院後PSL30mg/dayから開始した．入院２日
目に全身浮腫，呼吸困難，倦怠感などの尿毒症
症状を呈したため一時的に透析治療を行ったが
PSL投与にて緩徐に腎機能の回復を認めたため
透析治療を離脱した．皮膚症状が改善してきた
ため徐々にPSLを減量したがその後腎機能増
悪は認めなかった．

【考察】
本症例では罹患血管の深さや臨床像が皮膚アレ
ルギー性血管炎（VAC）に類似しているが，
病変が皮膚に限局しておらず全身症状も認めて
いること，蛍光抗体法でIgAの沈着を認めてい
ること，Chappel Hill 2012ではVACの概念が
なくなっていることから重症化したIgA血管炎
と診断した．高齢で元の腎機能が悪いため，血
管炎症状が増悪し水疱や血疱を生じたのではな
いかと考えた．また，本症例では強い掻痒感を
伴っておりIgA血管炎では非典型的な症例で
あった．真皮浅層～深層にかけて認めた多数の
好酸球と関連しているのではないかと考えた．

参考文献

1) Cream JJ. et al. Schonlein-Henoch pur-
pura in the adult. A study of 77 adults
with anaphylactoid or Schonlein-Henoch
purpura. QJ Med 1970；39；461-484
2) 高塚由佳，小池裕美子，藤田悦子 他　水疱，
膿疱，潰瘍を呈し消化管潰瘍と糸球体腎炎
を伴ったアナフィラクトイド紫斑の１例
皮膚科の臨床 2010；52（1）13-17

皮膚血管炎と血管障害・凝固異常

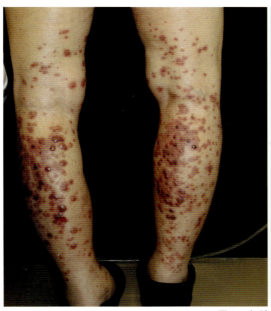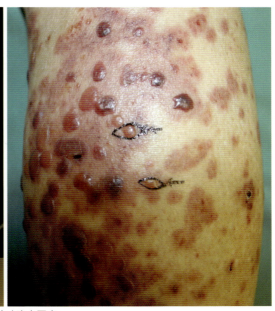

図1　初診時臨床写真

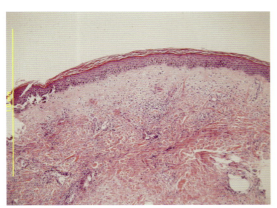

図2　真皮浅層〜深層で血管周囲性に炎症細胞浸潤を認める.

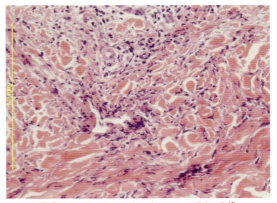

図3　Leukocytoclastic vasculitis の像

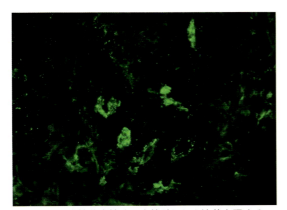

図4　蛍光抗体直接法：血管壁にIgA沈着を認める.

2014年9月21日　第263回　日本皮膚科学会岡山地方会にて発表

蕁麻疹様血管炎の2症例

岡山医療センター皮膚科　**浜重　純平**

【症例1】
67歳　男性

【主訴】
下肢の紅斑，丘疹

【既往歴】
膠原病（RA）疑いにて10年前からプレドニゾロン3mg内服中

【現病歴】
20XX/10/22，下肢にそう痒伴う紅斑，丘疹を認めた．10/24朝より発疹が増えたため，同日当科受診．

【皮膚所見】
掻痒感のある浮腫性紅斑・紅色丘疹が，腰～下肢に散在．

【組織所見】
真皮浅層血管周囲に軽度の好中球を主体とした炎症細胞の浸潤を認めた．血管の破壊像は強くはないが，軽度の血管障害あり．

【血液検査】
血沈1H：50mm，血沈2H：102mm，C3：137mg/dl，C4：29mg/dl，CRP：3.37mg/dl，リウマチ因子：27IU/ml，WBC：8400/μl，C1インアクチベーター活性：125，血清補体価：54.1，抗核抗体：640（特異抗体は全て陰性）

【診断・経過】
臨床所見・組織・血液検査から正補体性じんま疹様血管炎（NUV）を疑い，抗ヒスタミン薬内服とステロイド外用で治療開始した．皮疹の拡大があり5日後からインテバンを追加したところ，皮疹はすみやかに消退．10日目から皮疹は完全に消失したが，タリオンとインテバン内服を約7週間継続した．

【症例2】
36歳　女性

【主訴】
両下腿の紫斑，じんま疹様紅斑

【現病歴】
20××/12/21，感冒様症状を認めた．翌日より痒みを伴う皮疹が出現．エピナスチンを内服し症状改善したが，下肢の皮疹が残り紫斑となった．皮疹がひかないため当科受診．

【皮膚所見】
両下腿前面に環状に拡がる，紫斑を伴う浮腫性紅斑を認める．

【組織所見】
真皮浅層血管周囲に軽度の炎症細胞浸潤を認めた．浸潤している細胞は好中球優位でleukocytoclasisも軽度に認めた．血管内皮細胞の膨化や血管の破壊像はわずかだった．

【血液検査】
血沈1H：14mm，血沈2H：38mm，IgE：2402IU/ml，C3：107mg/dl，C4：29mg/dl，CRP：0.31mg/dl
リウマチ因子：4IU/ml，WBC：3300/μl，C1インアクチベータ活性：118，血清補体価：42.3，抗核抗体：＞=1280（Homogeneous：＞=1280，Speckled：＞=1280　特異抗体は全て陰性）

【診断・経過】
臨床所見・組織などからNUVを疑い，抗ヒスタミン薬内服とステロイド外用で治療開始した．内服後数日で，皮疹は淡い色素沈着を残して改善した．

【まとめ・考察】
自験2症例とも補体は正常でNUVであった．症例1はインドメタシンが著効．症例2は自然消退が疑われた．症例1はRF陽性，抗核抗体640倍．症例2は抗核抗体1280倍（SP，HO）と，

皮膚血管炎と血管障害・凝固異常

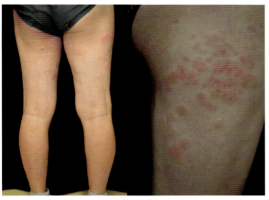

症例1　初診時

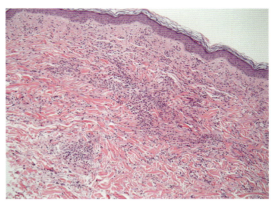

症例1　病理

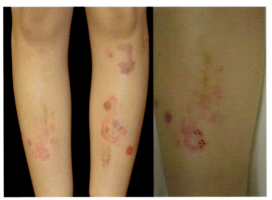

症例2　初診時

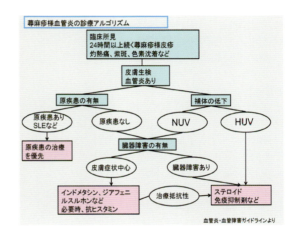

NUVとHUVの比較

	NUV（正補体性UV）	HUV（低補体性UV）
基礎疾患	大半は**特発性** ・感染（HAV・EBV） ・薬剤 ・物理的要因（紫外線・寒冷暴露） SLEへの移行あり（3%）	ある場合が多い ・自己免疫疾患 　（SLE(54%), RA, SSc, 皮膚筋炎, Sjogren） ・HCV感染
好発年齢 性別	さまざま 女性に多い（60%）	20-50代 女性（100%）
頻度	少ない	多い
全身症状	なしor軽度 臓器障害はまれ	重い 発熱、全身倦怠感、関節・筋肉痛が50% 腎・肝・消化管・肺病変 まれだが眼病変
皮膚の好中球 増加 Lupus band+	やや少ない（42%） まれ（1%）	多い（83%） 多い（96%）
治療	効きやすい 抗ヒスタミン薬、NSAIDs、DDS	抵抗性 ステロイド、免疫抑制剤、 原疾患の治療

2例とも膠原病的背景が示唆された．NUVの数％にSLEへの移行が報告されており，症例2は今後SLEなどの膠原病への移行に注意して経過観察が必要である．

参考文献

1. Davis MD, Daoud MS, Kirby B, et al：Clinicopathological correlation of Hypocomplementemic and normocomplementemic urticarial vasculitis. J Am Acad Dermatol 1998；38：899-905.
2. 血管炎・血管障害ガイドライン

2014年5月17日　第262回　日本皮膚科学会岡山地方会にて発表

急速に四肢壊死を来し，死の転帰をとったクリオグロブリン血症の1例

三豊総合病院皮膚科　**眞部　恵子**

【症例】
80歳，女性.

【既往歴】
高脂血症

【現病歴】
X年10月末，誘因なく四肢にしびれを自覚. 11月初旬になりしびれが増悪し四肢末梢の色調不良も出現した. 内科受診しレイノー症状として精査するも原因不明であり，色調不良が増悪するため当科紹介受診となった.

【現症】
手掌の一部と手指全体に紫斑が見られ，手全体に冷感を伴っていた. 右第4指尖端は既に壊死に陥っていた. 足底・足背・足趾も同様に，冷感を伴う紫斑が見られ，強い疼痛としびれのため歩行困難であった. 発熱は伴わなかった.

【一般血液検査】（当科初診時）
WBC 13720/μl，CRP 8.68mg/dl，LDH 268IU/l，CK 1154 IU/l，その他肝腎機能は異常なし.
d-dimer 3.9μg/ml，ESR 77mm/hr. 尿蛋白3＋，尿潜血2＋.
IgG，IgA，IgMは正常範囲内. 補体低下なし. HBs抗原，HCV抗体ともに陰性.
ANA ×40. RF陰性，抗CCP抗体陰性.
抗RNP抗体，抗SS-A，B抗体，抗Scl-70抗体，セントロメア抗体，抗Jo-1抗体，PR3-ANCA，MPO-ANCA，抗Cl-β2GPI抗体，抗カルジオリピンIgG抗体，抗フォスファチジルセリン／プロトロンビン抗体，抗フォスファチジルニタノールアミン／プロトロンビン抗体はすべて陰性. プロテインC，S活性ともに正常範囲内.
可溶性IL-2レセプター　1030IU/l.
寒冷凝集素反応陰性. クリオグロブリンが5日目にわずかに沈殿した. クリオフィブリノゲンは陰性.
DICスコアは2点であった.

【細菌学的検査】
血液細菌培養（初診時）：陰性.

【生理学的検査】
ABI…右1.07，左0.96，PWV…右3631cm/s，左4030cm/s.
SPP…右足首　21mmHg，左足首　26mmHg. 右足底　76mmHg，左足底　5mmHgと低下あり.

【画像所見】
頸部〜骨盤CT：明らかな感染巣なし. 肺の血栓塞栓像なし. 小腸ガスとニボー像がやや目立つ.
心エコー：明らかな弁疣贅なし.

【皮膚病理組織所見（手の紫斑）】
明らかな血管炎の像は認めず. 真皮中層の血管内に，血漿様物質と赤血球およびリンパ球様の小型細胞が充満しており，塞栓像と考えた.

【初診時診断】
考えられる診断として劇症型クリオグロブリン血症，劇症型抗リン脂質抗体症候群，symmetrical peripheral gangreneを挙げた. 血小板減少がないこと，発熱やDIC徴候がないことから，これらのうちクリオグロブリン血症の可能性を考えた.

【経過】
細菌感染症の可能性も否定できず，CEZ　2g/day投与開始. しかし2日後にはWBC 40,000/μl近くに増加，CRPが約30mg/dlに上昇. 紫斑は増悪し壊死は他指にも及んだ. その後腎機能も悪化. 5日目にクリオグロブリンの沈殿が見られた時点でクリオフィルトレーションを施行したが，同日より38℃の発熱，強い腹痛も出現. 翌日には意識レベル・血圧が低下し，同日永眠された.
クリオフィルトレーションの回路内に多量の析出物を確認. 解析を行ったところIgMとIgGの混合型のクリオグロブリンであった.

皮膚血管炎と血管障害・凝固異常

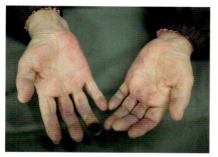

図1　初診時．手指の紫斑と右第4指の壊死．

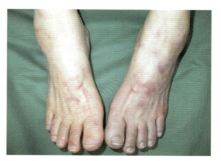

図2　初診時．強いしびれと疼痛を伴い，歩行困難であった．

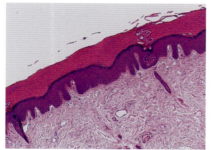

図3　真皮中層の管腔内に充満物質を認める．

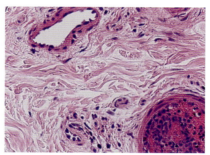

図4　管腔内には赤血球とリンパ球様の小型細胞が充満している．

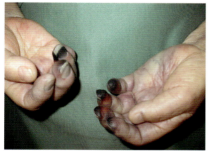

図5　初診後4日目．手指の壊死が進行している．

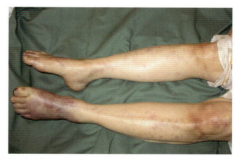

図5　初診後4日目．足の紫斑も増悪し，膝にも新生．

【考察】
あまりにも早く病状が進行し，確定診断に苦慮した症例である．特発性クリオグロブリン血症のうち致命的な経過を取るものをまとめた報告があるが，14％が致命的経過を取り，その病態は腎症，肺胞出血，腸管虚血（血管炎），中枢神経障害であった．特に肺胞出血，腸管虚血は全例死亡の転帰を取っている[1]．自験例でも経過中に強い腹痛を訴えており，腸管虚血が起こっていた可能性も考えられた．
四肢末梢の色調不良／壊死で皮膚科が関わり，病態の解明・治療に努めた症例である．確定診断が難しく不幸な転帰となってしまったが，何らかの形で報告すべき症例と考えた．

参考文献
1）Manuel RC, et al：Life-threatening cryoglobulinemia：clinical and immunological characterization of 29 cases. Semin Arthritis Rheum 2006；36（3）：189-196

2014年9月21日　第263回　日本皮膚科学会岡山地方会にて発表

多発性浅在性血栓性静脈炎：皮膚動脈炎と鑑別を要した例

岡山大学病院皮膚科　**野村　隼人**

【症例】
32歳，女性.

【既往歴・生活歴】
特記事項なし.

【現症】
当院初診5日前より四肢に紅斑・関節痛が出現した．近医皮膚科を受診し蕁麻疹としてフェキソフェナジンを処方されたが，当科初診1日前の夜間より39℃台の発熱があった．翌朝には解熱したが皮疹は残存し，皮疹部の疼痛・熱感と下腿浮腫も認めたため前医より精査加療目的で当科を紹介受診した.

【皮膚所見】
両上肢に爪甲大までの浸潤を触れる紅斑が多数散在しており，両下腿には母指頭大までの軽度浸潤を触れ癒合傾向のある紅斑を多数認めた．紅斑部に疼痛を伴っていた.

【一般血液検査】
WBC；7230/μL，Neu；62.1%，Eo；2.0%，RBC；$3.80×10^6$/μL，Hb；11.7g/dL，PLT；$162×10^3$/μL，血沈；38mm/hr，CRP；2.81mg/dL，免疫学的検査で抗核抗体；<0.08 (−)，PR3-ANCA；<0.50 (−) IU/mL，MPO-ANCA；<0.50 (−) IU/mL，LA/DRVVT；1.0 (0.0-1.3)，抗カルジオリピン抗体；7.09-GPL-U/mL，抗カルジオリピンβ2G；<=1.2U/mL，クリオグロブリン；(−).

【皮膚病理組織所見】
HE染色では，皮下組織内の血管の中膜が肥厚しており，壁内に好中球・リンパ球・組織球が多数浸潤していた．Elastica-van Gieson染色では，血管の筋層は不連続な束状配列で，筋層は互いに隙間を有しており比較的豊富な弾性線維に挟まれていた.

【診断】
多発性浅在性血栓性静脈炎

【治療経過】
生検後よりベラプロスト（ドルナー®）内服を開始した．内服後発熱はみられなくなり，約1ヵ月後に四肢の浸潤性紅斑は消失した．数ヵ月後にベラプロストを漸減中止したが，治療終了後8ヵ月現在も再発は認めていない.

【考察】
浅在性血栓性静脈炎は皮下組織の筋性小静脈の局所凝固亢進を伴い，血管壁の炎症像と血管腔のフィブリン血栓を形成する炎症性疾患である．下腿の静脈は，持続的な静脈圧の影響により内弾性板のような弾性線維の増生がみられるため動脈と誤りやすく注意が必要である．罹患血管を動脈と鑑別するにはElastica-van Gieson染色が有用である．動脈炎と静脈炎の鑑別点としては，静脈では筋層配列は不規則な束状配列であること，筋層が互いに隙間を有して弾性線維に挟まれており，その弾性線維は豊富に含まれていること，内弾性板はなく内膜側に1本から数本の不均一な弾性線維があること，筋層のフィブリノイド壊死は認めないこと，血栓は血管腔中央側と内膜側に好発することが挙げられる.
本症例もElastica-van Gieson染色にて静脈と判定し，多発性浅在性血栓性静脈炎と診断した.

参考文献

Chen Ko-Ron：Am J Dermatopathol 2010；32：688-693

2016年1月16日　第267回　日本皮膚科学会岡山地方会にて発表

皮膚血管炎と血管障害・凝固異常

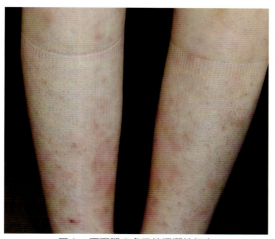

図1　両下腿の多発性浸潤性紅斑.

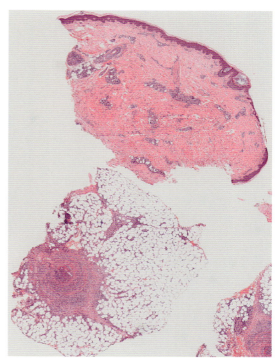

図2　皮下の血管は閉塞しており，血管壁に炎症細胞浸潤を認める.

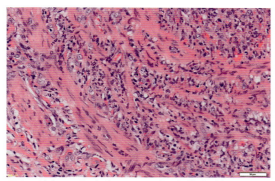

図3　壁内には好中球・リンパ球・組織球が多数浸潤している.

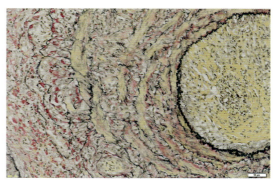

図4　Elastica-van Gieson染色．血管の筋層は不連続な束状配列で，筋層は豊富な弾性線維に挟まれていることから静脈であるとわかる.

真性多血症に生じた趾壊疽の1例

香川県立中央病院皮膚科　森下　佳子

【症例】
84歳，女性．

【既往歴】
腰部脊柱管狭窄症，右手根幹症候群術後，両側変形性膝関節症，左肩関節内血腫

【現病歴】
1月末に左肩関節内血腫を生じた際に赤血球・血小板増多を指摘され，当院血液内科で骨髄生検・遺伝子検査を施行，真性多血症と診断され2月末からヒドロキシウレア内服を開始した．一方，2月初めから右1，2趾に痛みを生じ，徐々に痛みと趾腹の皮疹が増強したため，3月半ば，当科を紹介受診した．

【初診時現症】
右1趾腹に2cm大，右2趾腹に小豆大の黒色壊死病変あり．右足〜足趾の冷感強い．
右足背・右後脛骨・右膝窩の各動脈は触知せず，右大腿動脈は触知可能であった．

【血液内科初診時検査所見】
WBC 27，500/μl，RBC 768万/μl，Hb 13.2g/dl，Hct 49.7%，Plt 79.0万/μl

【一般血液検査所見】
WBC 12，800/μl，RBC 719万/μl，Hb 12.9g/dl，Hct 46.7%，Plt 53.8万/μl，TP 6.9g/dl，Alb 4.3g/dl

【生理検査・画像所見】
ABI：右0.42　左1.05
右足背皮膚灌流圧：21mmHg
下肢動脈超音波検査：右浅大腿動脈末梢側から膝窩動脈にかけて血流シグナルを認めず血栓閉塞が疑われる．膝窩動脈の血流は高度に低下．
造影CT：右浅大腿動脈遠位は約90mmの長さで閉塞．右下腿動脈三分枝は側副路によって血流が認められるが，右前脛骨動脈が描出不良．

【診断】
右浅大腿動脈血栓閉塞に伴う皮膚壊疽

【経過】
翌々日に心臓血管外科で浅大腿動脈—膝窩動脈バイパスを施行，直後に形成外科で趾壊死部をデブリドマンしてテルダーミス固定を行い，シロスタゾールとアスピリン内服を開始した．バイパス術後の経過は良好で，2週間後に右1趾腹皮膚欠損部に全層植皮とVAC装着を行い，翌週植皮片の9割生着を確認した．その後近医に転院した．
なお，初診時21mmHgであった右足背皮膚灌流圧は，4週後には43mmHgと改善していた．

【まとめ】
血栓症は真性多血症の主要な合併症で，これを避けるため真性多血症ではヘマトクリット値を一定以下に保つことが重要と考えられている．また高血圧・喫煙などの危険因子のある場合や血栓症の既往がある場合は抗血小板薬の使用が推奨されている．一方で，血小板増多をきたしている間は出血のリスクが高いために，化学療法などで血小板数が落ち着いてから抗血小板薬を開始するのが一般的である．
今回の症例では，真性多血症が発症しそのコントロールを開始する前に，肩関節内血腫を生じたのと前後して下肢動脈血栓症を発症したと考えられた．

2016年9月4日　第269回　日本皮膚科学会岡山地方会にて発表

皮膚血管炎と血管障害・凝固異常

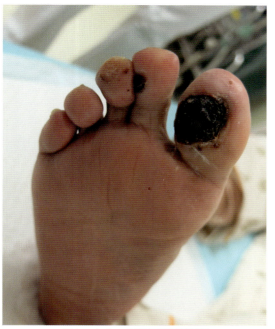

図1　右1, 2趾腹の壊死病変

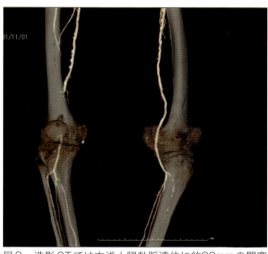

図2　造影CTでは右浅大腿動脈遠位に約90mmの閉塞がみられた

右踵部Ⅲ度熱傷の１例

岡山大学医学部医学科　**島谷　直孝，岡野　　寛**
岡山大学病院皮膚科　**森実　　真**

【症例】
72歳 男性

【主訴】
右踵部Ⅲ度熱傷

【現症】
2016年１月就寝中に電気アンカで受傷．翌日近医皮膚科を受診し，ゲーベンクリーム，カデックス軟膏で処置するも改善が見られず，同月末当科を受診した．外来でDebridementを行い処置を続けるも，改善が見られなかったため２月23日に当院入院となった．

【既往歴】
Ⅱ型糖尿病
神経因性膀胱（自己導尿中）
統合失調症

【皮膚所見】
右踵部には肉芽組織の散在とそれを取り囲む白色の壊死組織がみられる．
・Size: 4 ×4.5cm
・熱傷面積：＜１％

【理学所見】
特記事項なし

【一般血液検査】
特記事項なし

【処置】
・2016年２月23日：局所麻酔下でDebridementを施行．（図１，２）術後はイソジンゲルにて処置を継続．
・2016年３月１日：腰椎麻酔下でDebridement,全層植皮術を施行．（図３，４）

【考察：低温熱傷とその原因】
本例では，小範囲Ⅲ度熱傷に対して，Debridementおよび植皮を施した．熱傷の臨床症状による深達度分類は以下のとおりである．

分類	臨床症状
Ⅰ度熱傷	紅斑，有痛性
浅達性Ⅱ度熱傷	紅斑，水疱，有痛性水疱は圧迫で発赤が消失
深達性Ⅱ度熱傷	紅斑，紫斑〜白色，水疱，知覚鈍麻，水疱は圧迫しても発赤が消失しない
Ⅲ度熱傷	黒色，褐色または白色，水疱（−），無痛性

また，植皮術は大きく全層と分層に分けられる．全層植皮と分層植皮の比較は以下の通りであり，本例では踵部のⅢ度熱傷であり，荷重部位であるため厚さを維持できる全層植皮が選択された．

	分層植皮	全層植皮
採皮片の厚さ	薄い	厚い
整容面	目立ちやすい	目立ちにくい
関節など可動部への移植	術後拘縮をきたしやすい	術後拘縮をきたしにくい
生着のしやすさ	より生着しやすい	やや生着しにくい
採取部位の状態	そのまま上皮化を待つ	縫縮
よく採取する部位	大腿，体幹	植皮部に近く皮膚に余裕のある部位

また，本例は就寝時の電気アンカ使用による低温熱傷であったが，睡眠時は痛みに気付きにくく，熱源との接触時間も長くなるため，深達度が高くなった．
さらに，患者自身も低温熱傷を招くリスク因子を抱えていたと言える．患者は高齢者かつ糖尿病であったため痛覚に対する知覚低下していたことが推測される．加えて，統合失調症も発症の原因となった可能性がある．統合失調症の注意散漫，感情の衰退，幻覚などの症状に加え，ドパミン・セロトニン・グルタミン酸などの神経伝達物質の障害が知覚鈍麻に寄与しているとされ，急性心筋梗塞，虫垂炎，熱傷でも患者の知覚が低下していたという報告がある．
高齢化が進む今，熱傷のリスクは高まっており，適切な対応が求められる．

物理的および化学的皮膚障害

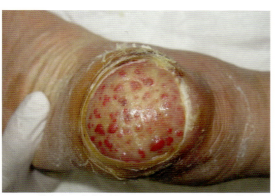

図1 散在する肉芽組織とそれを取り囲む壊死組織（Debridement術前）

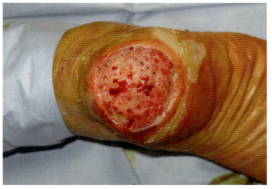

図2 Debridement施術後

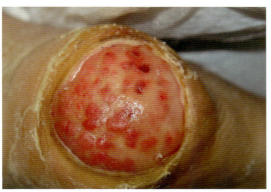

図3 全層植皮術前

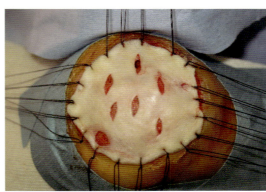

図4 全層植皮術後（右大腿背外側を採皮部とした．）

参考文献
1) 「創傷・熱傷ガイドライン」日本皮膚科学会
2) Murakami H, et al. Altered pain perception in schizophrenia. Lancet. 2010 Mar 6；375（9717）：864

ステロイド局所注射により皮膚萎縮を生じ，沈着物の除去により軽快した1例

岡山大学病院皮膚科　**深松　紘子**

【症例】
30歳，女性

【家族歴・既往歴】
特記事項なし

【現病歴】
飲食店を自営しており，手の痛みのため近医を受診した．腱鞘炎と診断され，右手関節橈側の腱鞘内にトリアムシノロンアセトニドを2回注射された．約1ヶ月後，注射部位の皮膚が白色調になっていることに気付いた．当院神経内科より紹介され，注射終了から5ヶ月後に当科を受診した．

【初診時臨床像】
右手関節部に境界明瞭な色素脱失斑があり，皮膚は萎縮し陥凹していた．また，そこから近位に向かって静脈に沿うように萎縮性の色素脱失斑が広がっていた．（図1a，b）

【血液検査】
赤血球424万/μl，ヘモグロビン13.0g/dl，白血球5390/μl，好中球72.9%，リンパ球16.7%，抗核抗体3.87Ratio，抗scl-70抗体陰性，抗セントロメア抗体陰性

【臨床経過】
初診2週間後，病変部はやや拡大傾向であった．色素脱失斑の中に3mm程度の淡黄白色斑があることに気付いた．トリアムシノロンアセトニドの沈着物と考え，4mmパンチで切除した．白色部切除1ヶ月後には陥凹が改善し，4ヶ月後には正常皮膚となり終了した（図2）．

【病理組織所見】
表皮突起は消失し表皮は菲薄化していた．真皮内には毛包・脂腺を認めず，脂肪織も薄くなっていた（図3）．脂肪織の直上に大小の空胞構造から成る細胞成分を含まない物質を認めた（図4）．過去の報告でも同様の所見を認めた例があり[1]，トリアムシノロンアセトニドの沈着物と考えた．

【考察】
2000年以降の会議録を除くトリアムシノロンアセトニドによる皮膚萎縮の国内報告例は，localized involutional lipoatrophyとして報告されている症例も含め，本症例を合わせて14例あった．症状は，皮膚萎縮，陥凹，色素脱失，毛細血管拡張，リンパ管に沿った白斑や皮膚萎縮の拡大，白色結節などである．ステロイドによる脂肪分解促進作用，コラーゲン合成抑制作用，局所の血管収縮による組織の栄養障害などのために，皮下組織が萎縮すると考えられている．また，色素脱失は，ステロイドがメラニンの活性を抑制するためと推察される．症例は20代から40代前半の女性に集中しており，男性例は3歳の男児の1例のみであった．性差の理由についてはわかっていないが，女性や子供では筋肉が薄いために脂肪織にトリアムシノロンアセトニドが漏出して症状を引き起こすのかもしれない[2]．トリアムシノロンアセトニドを投与された原疾患は，花粉症・アレルギー性鼻炎が半数で，腱鞘炎は4例だった．多くは注射後1〜2ヶ月以内に症状に気付き，本症例のように沈着物を認める症例ではその部位を切除する必要がある[1]．しかし，ほとんどの症例が無治療で1年以内に自然消退していた．一部は不可逆性変化となり，整容的治療をされていた[3][4][5]．尚，脂肪細胞周囲にマクロファージが浸潤するという報告が半数以上で認められたため，本症例でもCD68染色を行ったが，脂肪細胞周囲にCD68陽性細胞は認めなかった．トリアムシノロンアセトニドによる副作用として皮膚の萎縮が起こり得ること，また稀ではあるが不可逆性変化になることも知っておく必要があると考えて本症例を報告した．

参考文献

1）園田純子ら　ステロイド局所注射部位から近位側に線状に皮膚萎縮を生じた1例　皮膚臨床2002　44；10：1091-1094
2）神野義行ら　トリアムシノロンアセトニド筋注部位に生じた皮下脂肪織萎縮の2例　皮膚臨床1998　40；1：108-109

物理的および化学的皮膚障害

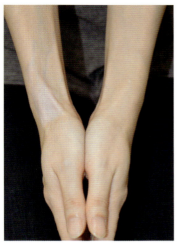

図1a　右手関節部の皮膚萎縮を伴う色素脱失斑

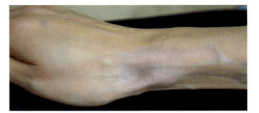

図1b　トリアムシノロンアセトニドの沈着物と思われる淡黄白色斑

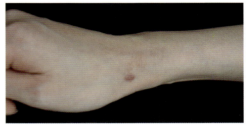

図2　色素脱失や陥凹は認めなくなった

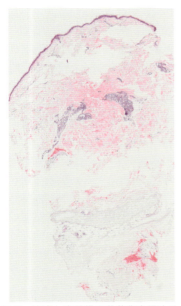

図3　表皮と脂肪織の菲薄化を認める．

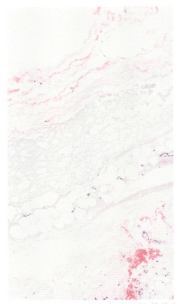

図4　トリアムシノロンアセトニドの沈着物と考えた空胞構造を認める．

3）鈴木小織ら　Localized involutional lipoatorophyの1例　形成外科2004　47：10：1117-1122
4）櫻井英一ら　ステロイド局注による脂肪萎縮症　Visual Dermatology 2009　8：2：142-144
5）Kotaro IMAGAWA et al　A Case of Fat Injection for Treating Subcutaneous Atrophy Caused by Local Administration of Corticosteroid　The Tokai Journal of Experimental and Clinical Medicine　2010　35：2：66-69

2014年5月17日　第262回　日本皮膚科学会岡山地方会にて発表

超音波検査にて経過が追えた頭部隆起性病変の２例

広島市立広島市民病院皮膚科　　**笹木　慶子**

【症例１】
83歳　男性

【既往歴】
腹部大動脈瘤，脳動脈瘤，閉塞性動脈硬化症

【現病歴】
１ヶ月前にベッドより転落し頭部を打撲した．その頃より左側頭部に腫瘤を認め増大した．

【皮膚所見】
左側頭部に疼痛のない直径３cmの淡紅色の軟らかい皮下腫瘤を認めた（図１）．拍動は触れず．

【超音波検査】
後方エコーの増強を伴う2.5cmの低エコー領域を認め，内部が渦を巻くように流動していた．カラードップラーでは腫瘤内に噴出する拍動性の血流を認めた（図２）．

【診断】
外傷性仮性動脈瘤

【経過】
超音波検査にて経過観察を行った．２ヶ月後に腫瘤はわずかに増大し，拍動を触れた．カラードプラーでは血流が多くなっていたが初診より６ヶ月後には腫瘤は硬く触れ腫瘤内の血流は消失していた．動脈壁が自然に閉鎖したか流入血管が塞栓したものと考えられた．

【症例２】
65歳　女性

【既往歴】
高血圧

【現病歴】
９日前に前額部の腫脹に気づき当科受診した．外傷の既往はなし．

【皮膚所見】
左前額部に分葉状に隆起する圧痛のない弾性軟の隆起性病変を認めた（図３）．視力の異常は認めず．

【超音波検査】
当初は皮下の膿腫性病変と考えていたが病変部左右辺縁の超音波検査で高エコーの前頭洞前壁の骨欠損と不連続になった前頭洞後壁が見られた．前頭洞内は無エコー領域で囊胞状であった（図４）．

【MRI】
前頭洞に高信号の囊腫性病変の増大を認め前頭洞前壁，後壁の破壊を伴っている（図５）．

【診断】
前頭洞壁の骨破壊を伴った前頭洞囊胞

【治療・経過】
耳鼻咽喉科にて鼻前頭管開放術が行われ腫脹は改善された．

【まとめ・考察】
ポータブルの超音波診断装置を使用して診療を行った．外来やベッドサイドで侵襲なく使用出来るため症例１では頻回な血流状態の把握ができた．

また症例２の前頭洞囊胞は超音波検査では前壁骨の欠損，正常の前頭洞では空気を含むためみられないはずの後壁が描出されるのが特徴である．超音波所見の特徴を知っていれば早期診断に有用であると思われた．

参考文献
１）大川毅，他：外傷性浅側頭動脈瘤の２例．臨床皮膚 2005；59：1195-8
２）塩野博己，他：鼻副鼻腔囊胞疾患のおける超音波診断．日本耳鼻咽喉科学会会報 1988；91：1042-8

2014年９月21日　第263回　日本皮膚科学会岡山地方会にて発表

物理的および化学的皮膚障害

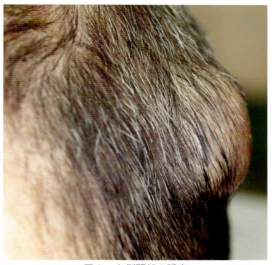

図1　左側頭部の腫瘤

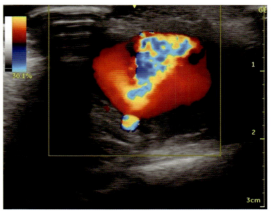

図2　カラードップラーエコー　腫瘤内に噴出する血流

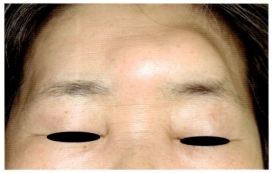

図3　前額部の隆起性病変

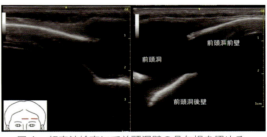

図4　超音波検査にて前頭洞壁の骨欠損を認める．

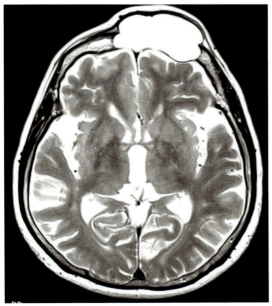

図5　T2強調 MRI像では前頭洞に高信号の囊腫性病変の増大を認める．

臨床的に改善したが抗Dsg3抗体が高値持続した尋常性天疱瘡の1例

岡山大学医学部医学科　林　　直宏，網師本健佑
岡山大学病院皮膚科　森実　　真

【症例】
56歳，男性．

【既往歴】
高血圧

【生活歴】
アレルギー：アロプリノールにて皮疹
喫煙：20～49歳　20本／日．
飲酒：機会飲酒
職業：放射線技師

【家族歴】
特記なし

【現症】
2年前より口腔内アフタの増悪寛解を1週間周期で繰り返していた．1年～半年前より背部，胸部に水疱・痂皮が出現し始めた．ここ1，2ヶ月ほどで口腔内びらんが出現してきたため2016年2月8日前医受診．尋常性天疱瘡疑いにて当科紹介となった．15日加療目的にて当科入院．

【皮膚所見】
口腔粘膜びまん性に，および口唇の一部にびらんがみられ，顔面，体幹に爪甲大の痂皮が数カ所散在．PDAI 41点．

【理学所見】
BP 128/74mmHg
その他特記事項なし

【一般血液検査】
WBC 9100/μl（NE 73.5% Ly 20.1% Mon 5.1% Eos 1.0% Bas 0.3%），LDH　159U/L，AST 14U/L，ALT　11U/L，Cr　0.71mg/dL，UA　5.5mg/dL，CRP 0.33mg/dL，抗Dsg1抗体21.5U/mL，抗Dsg3抗体 2850.0 U/mL，抗BP180抗体＜3（2016/02/10）

【画像・機能所見】
胸部レントゲン；異常なし，ECG；異常なし

【病理組織所見】
表皮内に膿胞を伴う皮膚組織であり，表皮基底層の直上を主体として棘融解細胞を伴う裂隙がみられる．

【免疫学的所見】
表皮基底層を主体として，表皮細胞間にC3およびIgGの沈着がみられる．

【診断】尋常性天疱瘡

【治療経過】
2016/02/16　PSL 60mg開始した．2016/02/22の時点ではPDAI 22点と改善したため，2016/02/24 PSL60 → 55mg/日，2016/03/01 PSL 55→50mg/日に減量した．舌縁や口唇のびらんも消失し，食事形態も改善傾向にある．躯幹のびらんもすべて痂皮化し，新生はみられない．また，ステロイドによる明らかな副作用もみられておらず，今後ステロイド減量の後に退院予定となっている．しかし，臨床症状の著明な改善に反して2016/03/02計測で抗Dsg1抗体：25.9，抗Dsg3抗体：2360.0と高値持続していた．

【考察】
本症例においては，ステロイド単剤内服にて臨床症状の改善がみられた．ステロイド10mg/日以下による寛解維持を目標としてステロイドを漸減していく方針である．再燃がみられた場合にはステロイドの増量に加え，治療初期の段階において免疫抑制剤やIVIG療法，血漿交換療法の併用を考慮する必要性がある．
今回臨床症状の回復に比して抗Dsg3抗体の持続高値を認めた．血液学的に検出される抗Dsg3抗体はDsg3分子のEC1～5のすべてのサブタイプに対する抗体であるが，実質的に細胞接着に関与しているのはEC1，2であるからと考えられる．EC1，2はCa依存性であるため，Ca非存在下での観測によってin vitroにこれらのサブタイプの抗体量を観測できる可能性がある．

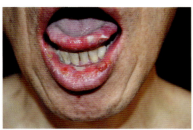
図1 口腔内アフタ、口唇びらん

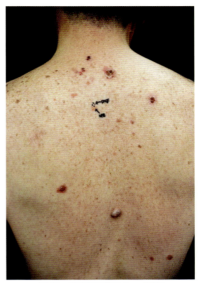
図2 背部のびらん、痂皮

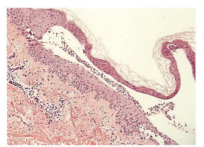
図3 表皮上層の棘融解

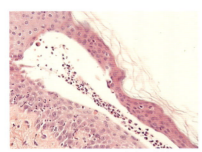
図4 好中球、好酸球の集簇

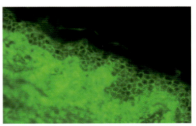
図5 基底層上部におけるC3沈着

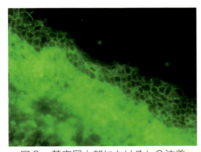
図6 基底層上部におけるIgG沈着

参考文献

1) 天谷雅行 et al：天疱瘡診療ガイドライン 2010；日皮会誌120（7）．1443-1460
2) 谷川瑛子 et al：天疱瘡診断の手引きアトラス
3) Di Zenzo G, et al :Pemphigus autoantibodies generated through somatic mutations target the dermoglein - 3 cis - interface. J Clin Investig 122：3781-3790, 2012

IVIGにより血小板減少をきたした難治性尋常性天疱瘡の1例

岡山大学病院皮膚科 　浜重　純平

【症例】
74歳，女性.

【既往歴・生活歴】
２型糖尿病，Ｂ型肝炎

【現症】
2015年10月に体幹や口腔内に水疱やびらんが出現し，前医で皮膚生検，採血から尋常性天疱瘡の診断．入院でPSL60mg/day内服，ステロイドパルス２回，IVIG療法１回施行したが難治のため12月当科転院となった．ステロイド内服加療で改善し，PSL25mg/dayにて前医へ転院した．2016年１月に前医退院後，PSL15mgで症状再燃し，３月に前医再入院．PSL60mg/dayに増量し，ステロイドパルス３回，IVIG１回，血漿交換５回施行．四肢体幹部の水疱・びらんは改善も，口唇・口腔粘膜の皮膚症状悪化があり，５月に当科再入院となった.

【皮膚所見】
両内外眼角にびらん，前胸部や陰部にも紅斑・びらんを認めた．　口唇・口腔内にびらんと著明な白苔を認め，真菌検査でCandida陽性.

【一般血液検査】
WBC：7，700／μl，Hb：10.8 g/dL，Plt：211×10³/μL，CRP：0.21 mg/dl，AST：29 IU/L，ALT：44 IU/L，IgG：567.3 mg/dl，HA１c：7.1%，CMV-C７HR：陽性（７／50000），抗Dsg１抗体：11.6 U/mL，抗Dsg３抗体：50.4 U/mL，HBs-Ag定量：<1.0，HBs抗体：43.1，HBc抗体：(−).

【皮膚病理組織所見】
HE染色では，基底層直上で，棘融解による水疱形成を認める．真皮浅層は浮腫状になっており，帯状にリンパ球が浸潤している.

【診断】
尋常性天疱瘡

【治療経過】
入院後PSL50mg内服で治療開始した．過去２回のIVIG後に血小板減少の副作用を認めたことからIVIGの投与は控え，PSL内服のみの治療で経過を見た．病勢コントロールは良好だったが，IgGの低下を認めたため，今までに使用していないIgG製剤（サングロポール®）を補充量（20g×１日）として使用したが血小板の低下は軽度であった．PSL20mgまで減量し，びらんはほぼ上皮化し，抗体化は抗体価は陰性化したため前医に転院となった.

【考察】
IVIGは天疱瘡の治療の中で唯一の免疫抑制のかからない治療法であり，非常に重要な治療選択肢である．IVIG後には多くの場合血小板増加がみられるが，まれな副作用に血小板減少の報告がある．今回の症例では２回のIVIG治療後約２週間後に，Pltが3.2万，5.2万と著明な低下をきたしたが，いずれも症状はなく，血小板輸血などの処置は施行せず自然回復した.

水疱症治療でのIVIG後の血小板減少の報告は非常にまれで，いずれの経過も血小板輸血などの特別な処置を必要とせず自然回復していた.

機序についてはIgG製剤に含まれるhuman platelet antigensに対する抗体の可能性や，PAIgGの出現による説，添加物であるポリエチレングリコールの存在による説などがあるが，現時点ではまだ不明な点が多い.

参考文献
天疱瘡診療ガイドライン2010
石浦信子　皮膚の臨床　55（10）；1267．2013
Shibasaki T, et al. Jpn Obstet Gynecol Neonatal Hematol 13, 2013

2016年９月４日　第269回　日本皮膚科学会岡山地方会にて発表

水疱症

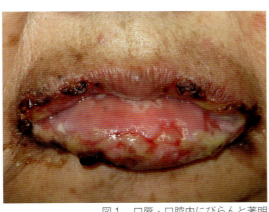
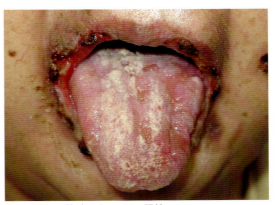

図1　口唇・口腔内にびらんと著明な白苔を認める．鏡検でCandida 陽性．

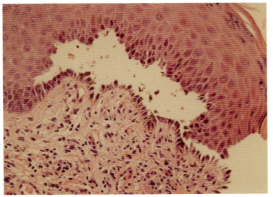

図2　基底層直上で，棘融解による水疱形成を認める．真皮浅層は浮腫状になっており，帯状にリンパ球が浸潤している．

図3　本症例のIVIGに伴う血小板数の推移

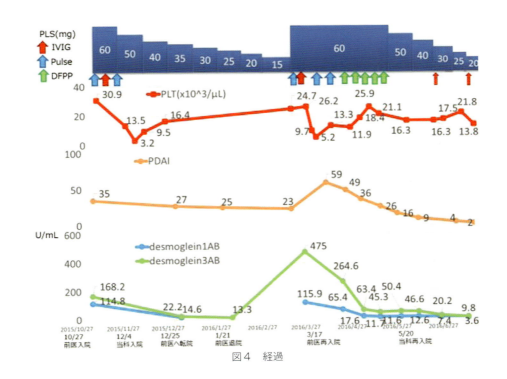

図4　経過

尋常性天疱瘡に対するIVIG 使用例の検討

福山市民病院皮膚科　**岡崎布佐子**

【症例１】
79歳，女性

【既往歴】
なし

【検査所見】
抗Dsg 3抗体:108　抗Dsg 1抗体：陰性

【経過】
2012年咽頭痛で発症．PDAI:25に対しPSL40mg/日開始し，一度軽快するも再燃．咽頭喉頭に水疱を認めリンデロン8錠に変更し，IVIG施行し軽快．リンデロン2錠にまで減量したところ再燃したため2回目のIVIG施行したが無効で，リンデロン6錠に増量した．リンデロン6錠で水疱新生おさまりPSL30mgに変更．ステロイドをPSL25mgまで減量したところ再燃し3回目のIVIG施行し軽快．PSL20mgに減量時再燃し，リンデロン6錠に増量し，4回目のIVIG施行し軽快するも，ステロイド糖尿病の治療を拒否しショックをおこし，救命のためミニパルスと5回目のIVIG施行し救命し得た．その後ステロイド漸減しPSL5mgの時点で再燃し，PSL20mgに増量し6回目のIVIG施行するも無効で，ミニパルスにてびらん新生が止まった．

【症例２】
70歳，女性

【既往歴】
なし

【検査所見】
抗Dsg 3抗体：150以上　抗Dsg 1抗体：陰性

【経過】
2012年臀部のびらんで発症．PDAI:22に対してPSL30mg/日開始するも効果なく，PSL50mgまで増量．PSL50mg使用中に下咽頭にびらんを認めたため，IVIGを追加した．IVIG後びらん消失し，ステロイド減量中．

【症例３】
68歳，女性

【既往歴】
糖尿病

【検査所見】
抗Dsg 3抗体：630　抗Dsg 1抗体：37

【経過】
2012年口内炎で発症．PDAI:12に対しPSL40mg/日開始し，びらん新生が止まったためPSL15mgまで減量したところびらん新生．PSL30mgに増量し，びらん新生は止まった．本人よりステロイド減量の強い希望があり，IVIGを追加．速やかにステロイドを減量できた．

【症例４】
66歳，男性

【既往歴】
狭心症，橋本病，糖尿病

【検査結果】
抗Dsg 3抗体：101　抗Dsg 1抗体：陰性

【経過】
2013年摂食時痛で発症．PDAI:39に対してPSL60mg/日開始したが口腔内にびらんが残り，食道にもびらんが残ったためIVIGを追加した．その後順調にステロイドを減量できた．

【まとめ】
IVIGの効果判定基準を，IVIG後1ヶ月以内でステロイドを減量できた回を効果あり，減量できなかった回を効果なしとした．症例2～4は全て効果があったが，症例1は2回目と6回目は効果なく，5回目はステロイドミニパルスを同時に行ったため効果判定はできなかった．効果ありの場合，PSL換算で25mg/日以上のステロイドを併用していた．IVIGの治験はPSL20mg/日と併用し効果があったとされており，PSL20～25mgの併用が必要と考えられる．ま

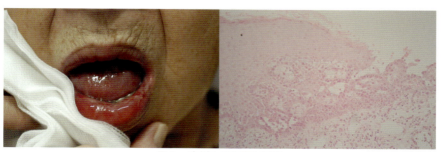

図1　症例1の臨床と組織

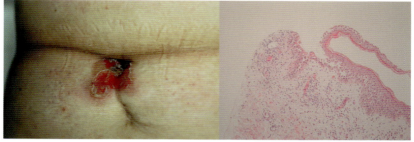

図2　症例2の臨床と組織

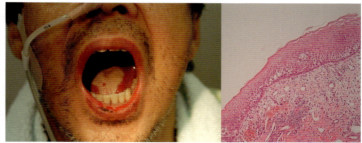

図4　症例4の臨床と組織

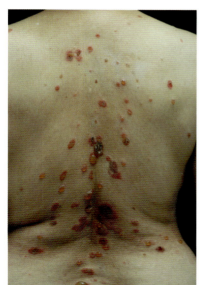

図3　症例3の臨床

表1

症例1	①	○	リンデロン4mg	26日
	②	×	リンデロン1.5mg	5日
	③	○	PSL25mg	47日
	④	○	リンデロン3mg	9日
	⑤	?	PSL25mg	16日
	⑥	×	PSL20mg	7日
症例2	①	○	PSL50mg	32日
症例3	①	○	PSL30mg	19日
症例4	①	○	PSL60mg	13日

た，IVIG使用時に併用していたステロイドをIVIG開始前何日間使用していたかも調べてみた．併用期間は8日以上だが，症例1の2回目と6回目はそれまでのステロイド量ではコントロールがつかず，ステロイドを急激の増量中であり，抗体値が十分に抑えられておらず，それが効果に表れていると思われる（**表1**）．

IVIGの効果を得るためには，ステロイドはPSLで25mg以上，1週間以上の併用が必要だった．IVIGは抗体産生が治まった状態で，ステロイド減量のためステロイドと併用すると効果があるが，抗体産生が盛んでコントロールできていない時期に行っても効果は乏しい．

2014年9月21日　第263回　日本皮膚科学会岡山地方会にて発表

乾癬様皮疹を呈した落葉状天疱瘡の1例

岡山大学医学部医学科　林　　里美, 梅田　将志
岡山大学病院皮膚科　森実　　真

【症例】
83歳，女性

【主訴】
全身の鱗屑を伴う紅斑

【現病歴】
2015年11月頃，体幹に紅斑と水疱が広がり始め近医を受診し，尋常性乾癬として外用療法を施行された．その後，紅斑が急速に拡大したため2016年1月に前医を受診．体幹・四肢に薄い鱗屑伴う紅斑がみられ，一部にびらんが認められた．血液検査にて抗Dsg1抗体10000U/ml以上と異常高値であり，2016年1月22日，精査加療目的に当院を紹介受診し，即日入院となった．

【既往歴】
糖尿病，高血圧，HBs抗体陽性，脳梗塞（平成23年）

【家族歴】
特記すべきことなし

【内服薬】
レクサプロ，アダラート，スピロノラクトン，ランソプラゾール，マグミット

【入院時皮膚所見】
体幹に環状紅斑を認め，背部の紅斑は鱗屑を著明に付していた．下腿浮腫を認め，四肢には一部びらんを認めた．粘膜疹はなし．

【初診時血液検査結果】
WBC:6160/μl, RBC:3.77 × 10⁶/μl, Hb:11.8g/dl, Ht:35.0%, MCV:93.0 fl, MCH:31.3Pg, MCHC:33.7g/dl, Plt:238000/μl, NE:78.2%, Eos:5.4%, Bas:0.3%, Mon:6.0%, Ly:10.1%, Na:122mmol/l, K:4.5mmol/l, Cl:90mmol/l, HbA1c（NGSP）:7.1%, AST:22IU/l, ALT:16 IU/l, LDH:318IU/l, UN:16.2mg/dl, CRT-N:0.59mg/dl, eGFR:72ml/分, FPG:187mg/dl, 抗Dsg1抗体:10880U/ml, 抗Dsg3抗体:17.6U/ml, 抗BP180抗体＜3.0U/ml

【診断】
落葉状天疱瘡

【治療歴】
プレドニゾロン（PSL）は45mg/日内服を開始し，2/16〜2/20にIVIG400mg/kg/日で実施．2/29〜 PSL35 mg/日に減量．皮疹にはステロイドの外用も併用し，皮膚状態は著明に改善がみられ，最終的にはPSL25mg/日まで減量し3/18退院．2/22時点で抗Dsg1抗体は738.1U/mlまで低下し，3/7では564.4 U/mlまで改善がみられた．入院時より継続していた低Na血症についてはSIADHの疑いでスピロノラクトン，レクサプロを中止し，飲水制限・塩分負荷で改善した．またCMV-C7HR 76/50000とCMV感染を合併したため，デノシン点滴（5mg/kg×2回／日）を開始し2/29に陰性化した．

【考察】
本症例は鱗屑・痂皮を伴う紅斑を比較的広範囲に認め水疱形成の傾向は乏しく皮疹からは乾癬も鑑別に挙がったが，入院時の抗Dsg1抗体10000U/ml以上と高値であり，病理組織像・蛍光抗体直接法から典型的な落葉状天疱瘡と診断した．ステロイド全身投与とIVIGが奏功した．

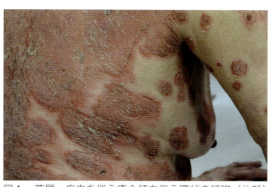
図1　落屑・痂皮を伴う癒合傾向伴う環状の紅斑（体幹）

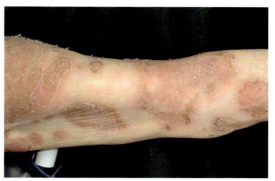
図2　落屑・痂皮を伴うびらん，紅斑（左上肢）

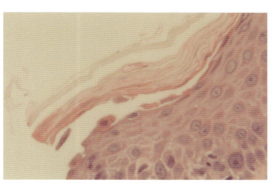
図3　角層と顆粒層の間に裂隙が生じ，棘融解細胞が認められる．

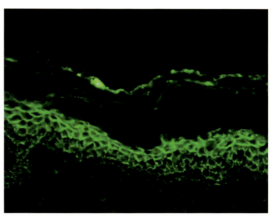
図4　表皮細胞間にIgG（抗表皮細胞間抗体）の沈着をみとめる．

多発性稗粒腫がみられた難治性の水疱性類天疱瘡

岡山大学医学部医学科　**田島　裕之**
岡山大学病院皮膚科　**森実　真**

【症例】
74歳，女性

【家族歴・生活歴】
特記事項なし

【既往歴・合併症】
薬剤性肝障害，糖尿病，心不全

【現症】
2015年6月，A病院初診．皮膚生検，抗BP180抗体1570U/mLの結果より水疱性類天疱瘡の診断．PSL 45mg/dayで治療開始した．ミノマイシン，イムランなど併用していたが，肝機能障害が出現し中止した．2015年末に紅斑，水疱は消退傾向で，抗BP180抗体173U/mLであったが，PSL 15mg/dayに減量後，紅斑が再燃し，抗BP180抗体が1840U/mLに再上昇したため，2016年2月よりPSL 20mg/dayに増量．緊満性水疱の再燃が認められた．PSLの減量が難しく，治療に難渋しているため，同年2月中旬に当科紹介受診し，入院となった．

【皮膚所見】
体幹・四肢にびまん性に浸潤を触れる紅色局面をみとめた．手背に多数の稗粒腫があった．胸部，前腕に半爪甲大までの緊満性水疱散在し，同サイズのびらんも散在した．掻爬痕が散在し，痂皮が目立った．口腔内は水疱や疼痛はなかった．

【一般血液検査】
WBC:8800/μL，Eo:22%，IgG:714mg/dL，CRP:1.97mg/dL，TP:5.5g/dL，Alb:3.4g/dL，AST:13U/L，ALT:13U/L，BNP:18.7pg/mL，HbA1c:6.5%，Cペプチド:3.74ng/mL，抗BP180抗体:9920U/m

【検査所見】
胸部Xp：:CTR 56%，心拡大．
心電図：完全右脚ブロック，洞性頻脈．
CT：明らかな肺塞栓，深部静脈血栓なし．

【病理組織所見】
表皮下に水疱形成をみとめた．真皮浅層にはリンパ球・好酸球の浸潤がみられた．

【蛍光抗体直接法】
C3，IgGの表皮真皮境界部に線状に陽性．

【診断】
水疱性類天疱瘡

【治療経過】
入院後，PSL 45mg/dayに増量し，その後コントロール良好で，3月時点で30mg/dayまで漸減．皮疹再燃なく経過．

【考察】
臨床および病理組織所見，抗BP180抗体陽性であることから水疱性類天疱瘡とした．本症例では血漿交換法，高用量免疫グロブリンを行うことに難渋しており，ステロイド内服及び外用で経過をみている．副作用として糖尿病や骨粗鬆症に注意しながらステロイド内服量を漸減していく必要がある．

参考文献
1）稀少難治性疾患に関する調査研究 診断治療ガイドライン2008［厚生労働科学研究費補助金難治性皮膚疾患克服研究事業］水疱性類天疱瘡ガイドライン
2）標準皮膚科学

水疱症

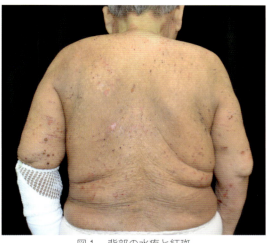
図1　背部の水疱と紅斑

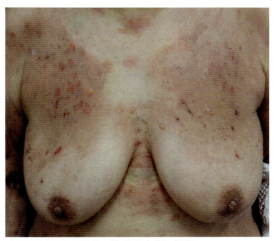
図2　胸部の水疱と紅斑

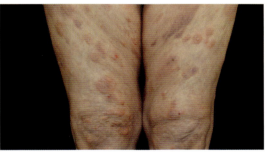
図3　下腿の水疱と紅斑

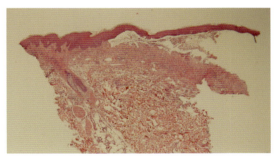
図4　表皮下に水疱形成を伴う．

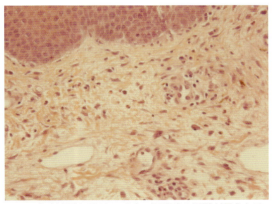
図5　真皮浅層にはリンパ球・好酸球の浸潤が見られる．

掌蹠膿疱症患者に生じ組織学的に表皮下微小膿瘍を認めた水疱性類天疱瘡：丘疹紅皮症様皮疹を呈した1例

岡山医療センター皮膚科　**森本　愛**

【症例】
62歳，男性

【現病歴①】
2009年12月，右手掌に膿疱が出現し，近医にて外用治療され改善．2010年1月，掌蹠・下腿に搔痒を伴う紅斑が出現し，掌蹠にも水疱・膿疱が再燃．痂疲を付す紅斑を繰り返すため当科へ紹介受診．初診時，掌蹠の水疱・膿疱形成に加え，両下肢にも弛緩した膿疱を伴う浸潤性紅斑が散在．下腿紅斑から皮膚生検し，表皮釘脚の規則的な延長と海綿状膿疱を認めた．蛍光抗体直接法は陰性であり，掌蹠外にも病変を伴う掌蹠膿疱症と診断した．症状はステロイド外用剤，チガソン内服にて改善．

【現病歴②】
掌蹠膿疱症は近医にて外用剤で加療され改善していたが，2014年3月から全身に搔痒感を伴う紅斑が出現した．治療抵抗性で皮疹は拡大し，四肢に水疱が出現．2014年3月17日に当科を再紹介された．

【皮膚所見】
丘疹紅皮症を思わせるような分布の浮腫性紅斑と丘疹を認め deck chair sign 陽性．側腹部から側胸部にかけて erythema gyratum repens 様の環状に拡大する紅斑がみられ，四肢末端には小型の緊満性水疱を認めた（**図1，2**）．

【検査所見】
図3，4，5参照．

【診断】
水疱性類天疱瘡

【臨床経過・治療】
プレドニン40mg/日，ニコチン酸アミド1500mg/日で治療を開始．反応が乏しかったため治療開始6日目からDDS75mg/日を追加．内臓悪性腫瘍の合併もなく皮疹はやや軽快傾向となったが，治療開始16日目に発熱し，浮腫性紅斑が再燃して難治性となった．胸部CTにて両肺野に多発性の空洞結節を認め，細菌感染を念頭に置いてレボフロキサシンの点滴静注を開始．肺膿瘍・真菌感染症・抗酸菌感染症などを鑑別に考えて精査したが，いずれも否定的であった．肺病変と同時に頭皮に排膿を伴う結節病変が出現し，組織学的に類上皮肉芽腫様変化を伴う膿瘍を認めた．頭部からの培養ではMSSA検出．肺病変の鑑別として，頭部病変の組織からWegener肉芽腫症も鑑別に考えたがANCA陰性であった（**図5**）．
レボフロキサシン投与開始後，肺炎と頭部結節病変は速やかに改善し，同時に難治性であった浮腫性紅斑も速やかに消退した．プレドニンはその後漸減し，現在5mg/日にて再燃の兆候はない．

【考察】
掌蹠膿疱症患者に生じた水疱性類天疱瘡の1例であった．丘疹紅皮症様の環状紅斑を呈したが，悪性腫瘍の合併はなく，組織学的に表皮下微小膿瘍の形成が特徴的であった（**図4**）．
細菌感染と考えられた肺炎・頭部皮膚結節を合併し，その改善とともに遷延していた浮腫性紅斑が速やかに消退した．皮疹や合併症の消長に伴い，好中球・好酸球も特徴的な推移を呈した（**図6**）．
特殊な臨床，組織，検査所見の推移を呈した背景に，好中球や好酸球が遊走しやすい病態が存在した可能性が推察された．

参考文献

1）橋本　隆，他 Polymorphic Pemphigoid の1例　臨床皮膚科 1982;36巻・2号:121-123
2）氏家英之　水疱性類天疱瘡の病態解明　医学のあゆみ 2011;Vol.236 No.11:1027-1032

2015年5月16日　第265回　日本皮膚科学会岡山地方会にて発表

水疱症

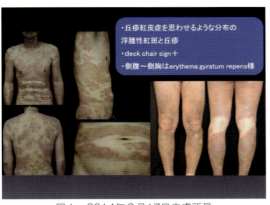

図1　2014年3月17日皮膚所見

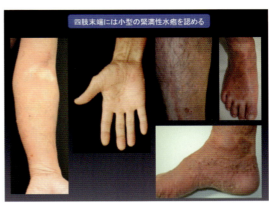

図2　2014年3月17日四肢末端所見

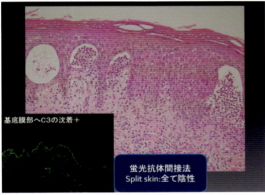

図3　下腿小水疱辺縁の組織，蛍光抗体所見

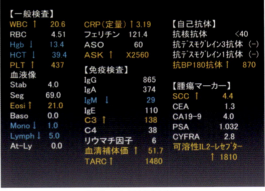

図4　血液検査所見

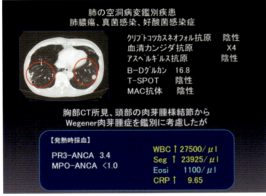

図5　肺，頭部病変からの鑑別

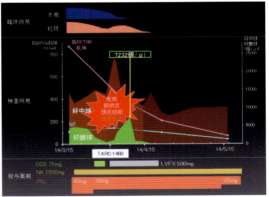

図6　臨床経過と好中球，好酸球数の推移

肺癌を合併した線状IgA水疱性皮膚症の1例

川崎医科大学附属病院皮膚科 **田中　伸吾，林　　宏明**

【患者】
63歳，男性．

【主訴】
腹部のかゆみ

【家族歴・既往歴】
特記事項なし．

【現病歴】
2010年ごろから，左側腹部に痒みが出現し，その後，他の部位へ水疱が出現し始めた．2012年10月頃より前額，頬部に紅斑が多発していたため，近医にてベタメタゾンd-クロルフェニラミンマレイン酸塩内服，ステロイド外用を処方されていた．症状の改善に乏しいため，2013年11月に当科受診となった．

【皮膚所見】
顔面では，前額頬部に紅斑，紅色丘疹，膿疱，毛細血管拡張が集簇して紅色局面を形成していた．背部・腹部・両上下肢に大小の褐色斑，紅褐色斑および，直径5～6mmまでの緊満性水疱が認められた．体幹の一部ではstring of pearls signがみとめられた．

【組織所見】
体幹の水疱部からの皮膚生検では，表皮下水疱と，水疱内に好中球と好酸球が多数浸潤していた．蛍光抗体法においては，直接法では基底膜部にIgAとC3において線状の沈着が認められた．また，間接法では，表皮側にIgAの沈着を認めた．

【検査所見】
WBC：11860/μl（neut：70.4%，lymph：19.0%，mono：7.8%），LDH：550 U/Lと高値，抗BP180Ab：<5.0　であった．

【診断】
線状IgA水疱性皮膚症

【治療経過】
ジアフェニルスルホン（DDS）50mg＋プレドニゾロン 5mg内服で治療を開始した．効果不十分であったため，DDS 75mgに増量したが，貧血出現のため，一時PSLのみ使用した．その後DDS 50mg＋プレドニゾロン 10mgで寛解再燃を繰り返していた状態であった．
治療開始後約5ヶ月で，食欲不振，悪心・嘔吐，咳嗽があり，採血上もLDHの値は高値のままであった．そのため，胸部レントゲン撮影を行ったところ，肺野に異常陰影を認めた．精査の結果，非小細胞肺癌（cT4 N2 M1b，stageⅣ）であった．脳転移もきたしており，化学療法と放射線治療を行い，皮膚症状は一進一退の状態である．

【まとめ・考察】
線状IgA水疱性皮膚症はまれな疾患で，皮膚所見として，string of pearls signを認めることがあり，口腔内など粘膜を侵すこともある．病理所見では，表皮下水疱と，基底膜領域への好中球を中心とした細胞浸潤をみとめ，蛍光抗体法直接法では基底膜領域へのIgA沈着，split skinを用いた間接法でIgA沈着は，本症例のようにIgAが表皮側に沈着するlamina-lucida型が大多数を示す．
悪性疾患との関連については多数報告があり，その中でも血液関連悪性疾患との合併例の報告が多数あったが，本症例のように肺癌との合併の報告はなかったため報告した．

参考文献
1.　Yuji H, et al: J Dermatol 2008; 35: 737–743

2015年9月6日　第266回　日本皮膚科学会岡山地方会にて発表

水疱症

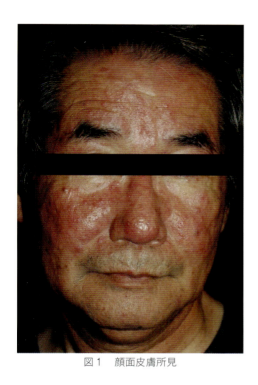

図1　顔面皮膚所見

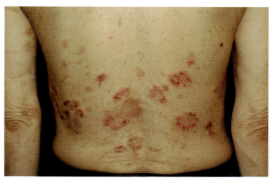

図2　背部皮膚所見　string of pearls signを認める.

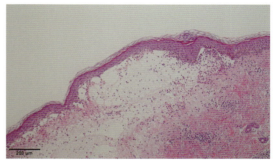

図3　HE　表皮下水疱と，水疱内に好中球と好酸球が多数浸潤している.

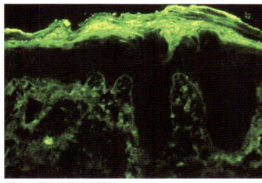

図4　蛍光抗体法直接法
　　　IgA基底膜部に線状の沈着を認める.

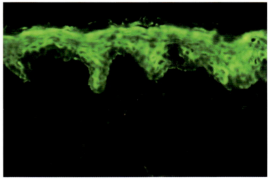

図5　蛍光抗体法間接法
　　　IgA表皮側に沈着を認める.

組織所見から診断に至ったepidermolysis bullosa simplex with mottled pigmentationの母子例

岡山大学病院皮膚科　**杉本佐江子**

【症例】
生後37日，男児

【出生歴】
緊急帝王切開で出生

【現病歴】
出生時は皮膚に異常はなかったが，生後30日より手足に水疱が出現したため近医小児科より当院紹介された．

【家族歴】
母親：乳児期に手足に水疱あり．

【皮膚所見】
10カ月時：両下腿に紅斑局面，緊満性水疱，びらんあり．水疱が上皮化した部位は色素沈着を残している．瘢痕形成なし．Milliumなし．爪の脱落なし．毛髪の異常なし．乳歯未．

【組織所見】
11カ月時：表皮下水疱，基底細胞の細胞変性あり．水疱には，好中球，好酸球が散見される．真皮にはリンパ球，好酸球を主体とした細胞浸潤と，メラノファージが散見される．

【母親の皮膚所見】
四肢や，腋窩周囲に数ミリ大の雀卵斑様の色素沈着が多数あり．
色素沈着は水疱部位とは無関係に生じている．脱色素斑はなし．

【電子顕微鏡所見】
水疱部ではヘミデスモソームの正常構造が消失し，崩壊した基底細胞の細胞膜が消化され透明帯が消失している．基底板は残存していることから細胞内で水疱形成している．

【遺伝子検査】
KRT5のエクソン1に母子ともに74番ヌクレオチドでCからTへの変異あり．プロリン残基からロイシン残基へのアミノ酸変換あり．ヘテロ接合性のP25Lミスセンス変異を認めた．

【診断】
epidermolysis bullosa simplex
with mottled pigmentation（EBS-MP）

【考察】
EBS-MPはFischerが1979年に初めて報告した病型．出生直後から主に下肢に水疱を生じ，成長とともに小斑状色素斑が下腹部，腋窩，四肢に生じるのを特徴とする．色素沈着部ではbasal melanosisを認め，多くがKRT5 P25Lのミスセンス変異で，最近EBS-MPではTyrosinase活性が高いとの報告がある．[1]
検索した限りでは1996年から2014年の18年間に，EBS-MPの遺伝子変異が報告された症例数は34例．KRT5 P25L変異は27例，KRT5 1649delG変異が3例，他のKRT5の変異が2例，KRT14の変異が3例であった．変異はhead領域に集中している．遺伝子変異による発症時期に差異は認めずおおむね水疱形成は生下時～，色素沈着は2歳前後で生じている．発症部位は，水疱は四肢のみの例が多く，色素沈着は四肢・体幹まで広がっている例が大半である．チロシナーゼ活性については免疫染色を行った．本症例では，MPでないEBS症例に比べチロシナーゼ陽性メラノサイト，HMB陽性メラノサイトの数が多く，色素産生が亢進している．KRT5 P25L変異をもつ本臨床型で，なぜ特異的な色素沈着が亢進するのか明らかにされていないが，メラノサイトの数の増加があるということが示唆される．

参考文献
1）Mbarka Bchetnia et al．Gene analysis of epidermolysis bullosa simplex with mottled pigmentation.Journal of Dermatological Science 2013;69:80- 82

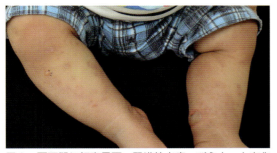

図1 両下腿に紅斑局面，緊満性水疱，びらん，上皮化した部位には色素沈着を認める．

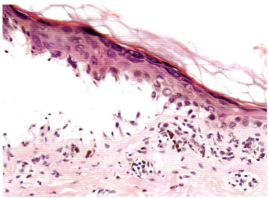

図2 表皮下水疱，基底細胞の細胞変性あり．水疱内に好中球，好酸球が浸潤，真皮にはリンパ球，好酸球，メラノファージが多数散見される．

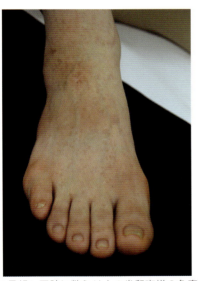

図3 ＜母親＞四肢に数ミリ大の雀卵斑様の色素沈着が多数あり．

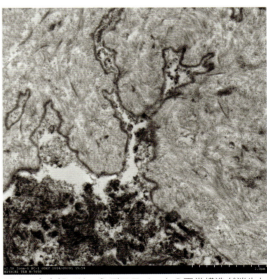

図4 水疱部ではヘミデスモソームの正常構造が消失し，透明帯が消失，基底板は残存している．

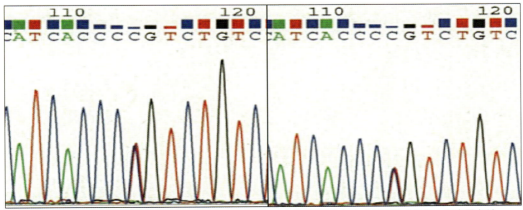

図5 ＜左：患児，右：母＞ともにKRT5のエクソン1に74番ヌクレオチドでCからTへの変異あり．

家族性良性慢性天疱瘡（ヘイリー・ヘイリー病）の1例

岡山大学医学部医学科　萱野　真史
岡山大学病院皮膚科　森実　真

【症例】
59歳　男性

【現病歴】
2005年頃より両腋窩，鼠径に皮疹を繰り返していた．
2011年6月頃から両腋窩を中心に紅斑が出現し，近医皮膚科で加療するも改善みられないため，7月に当科紹介受診となった．皮膚生検にてヘイリー・ヘイリー病と診断され，デルモベート外用にて加療するも，定期的な通院が難しく，2011年8月を最後に受診が途切れていた．
2015年2月にステロイド外用でも皮疹が改善しないため当科受診され，精査加療目的に入院となった．チガソン内服，プレドニン内服で軽快し，一度2015年3月14日に退院した．外来にてチガソン，プレドニンを減量しつつ継続していたが，両鼠径に手掌大の紅斑，両腋窩にも広範囲にびらんをみとめ，皮疹増悪と考え2016年4月5日に再入院となった．

【既往歴】
うつ病，脳動脈瘤（当院脳外科でフォロー中），高血圧，高脂血症

【家族歴】
なし

【内服薬】
レクサプロ，エビリファイ，グッドミン，ゾルピデム，セルベックス，メインテート，ミコンビ配合錠ＢＰ，ニフェランタンＣＲ，フェブリク，パリエット，リピトール

【皮膚所見】
両腋窩に小手掌大褐色斑，その中央にわずかに線状のびらんを認めた．両鼠径部に手掌大の紅斑，辺縁に線状びらんを認め，臀部にもびらんが散在．腹部に褐色斑散在，背部にもわずかに紅斑を認めた．

【血液検査所見】
2015年3月2日
WBC 11580/μl Ly 29.1% Mon 4.1% Eos 1.1% Bas 0.4% NE 65.3% RBC 384万/μl Hb 13.0 Ht 37.1% PLT26.8万/μl TP6.5g/dl Alb 3.9g/dl T-bil 0.54mg/dl AST 25IU/l ALT 51IU/l ALP 255IU/l CHE 320IU/l Na 138mEq/l K 4.4mEq/l Cl 101mEq/l Ca 9.6mg/dl UN 15.8mg/dl CRTN 1.15mg/dl CK 40IU/ml CRP 0.03mg/dl BP180AB<3.0

【診断】
家族性良性慢性天疱瘡（ヘイリー・ヘイリー病）

【病理所見】
表皮内に裂隙を認め，裂隙の内部には棘融解細胞を認める．真皮浅層の血管周囲には軽度リンパ球が浸潤している．

【治療経過】
チガソン30mg/日，プレドニン30mg/日内服で改善傾向がみられた．2016年4月8日より外用は右腋窩右鼠径部にはリードスルー効果を狙ったゲンタマイシンと亜鉛華単軟膏，左腋窩左鼠径部には亜鉛華単軟膏のみ外用とした．ゲンタマイシン外用部がコントロールに比し，ややびらん部の改善効果を認めた．2016年4月9日にカンジダ陽性となったため，両腋窩，鼠径部にニゾラールクリームを外用開始し，2016年4月15日に口腔内にもカンジダ陽性で鵞口瘡と診断しイトリゾール内用液を投与開始した．

【考察】
ヘイリー・ヘイリー病について
〔概念〕常染色体優性遺伝を示し，発症は青年から壮年期．細胞膜カルシウムポンプに関連したＡＴＰ２Ｃ１遺伝子の異常により発症することが判明した．先天的に表皮細胞間接着の低下があり，これに外的刺激が加わって表皮細胞間に裂隙が生じると考えられる．
〔症状〕腋窩，鼠径部などの間擦部に弛緩性水疱を生じ，すぐに破れてびらんや痂皮を生じる．皮疹は色素沈着を残して治癒するものの，その

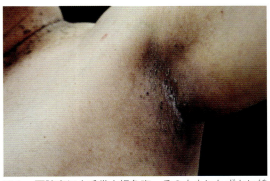
図1 両腋窩に小手掌大褐色斑，その中央にわずかに線状のびらんを認めた

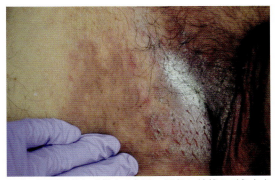
図2 両鼠径部に手掌大の紅斑，辺縁に線状のびらんを認めた

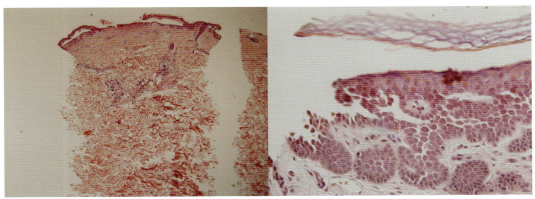
図3 表皮内に棘融解と裂隙を認める

後も寛解と増悪を繰り返す．夏になると増悪し冬に寛解するが慢性に経過する．細菌カンジダ感染を合併するようになる．加齢とともに軽快していくことが多い．

本症例においても，カンジダ感染を合併したため，両腋窩，鼠径部にニゾラールクリーム外用を，口腔内にはイトリゾール内用液投与を開始した．カンジダ感染は症状増悪因子であるため，定期的に真菌検査が必要と考えた．

〔組織所見〕表皮基底膜直上に棘融解による表皮内水疱を認める．乳頭層が延長・増殖・絨毛状に突出．異常角化細胞（顆粒体）を認め，Darier病に類似している．

〔治療〕根治的治療はなく，対症的に，摩擦などの刺激を避け，局所感染に対応してゆく．ステロイド外用，上皮組織の分化増殖を調節するエトレチナートの内服が有効とされる．

本症例は，治療抵抗性であるがチガソン，プレドニン内服とゲンタシン外用である程度びらん縮小傾向を認めた．VTRAC照射は本症例には無効であった．奏功例が散見されるシクロスポリン導入も検討中である．

参考文献

1) 標準皮膚科学　第10版　医学書院
2) 厚生労働省ホームページ　指定難病
http://www.mhlw.go.jp/stf/seisakunit-suite/bunya/0000085261.html

肺腺癌の合併を認めたHailey-Hailey病の急性増悪例

川崎医科大学皮膚科　　**山本　剛伸**

【症例】
59歳，女性．

【家族歴】
父親，長男に同様の皮膚症状を認めている．

【既往歴】
特記事項なし

【嗜好歴】
飲酒：ビール 350mL／日，喫煙：15本／日 39年間

【現病歴】
48歳時にHailey-Hailey病（HHD）と診断され，適宜ステロイド薬外用などで増悪することなく経過していた．（x-1）年11月より頸部，鼠径部にびらんの増悪・拡大，浸出液，疼痛を認めるようになったため，x年2月当科受診した（図1）．局所処置とともにエトレチナート10mg／日内服による治療を開始したが，増悪し疼痛のため歩行も困難となったため，x年5月入院した（図2）．

【皮膚所見（x年5月）】
両側鼠径部，乳房下部，両側腋窩，頸部に広範囲に及ぶびらんの集簇，融合を認める．大量の浸出液とともに，膿疱も散見される（図2）．

【一般血液検査（x年5月）】
白血球：6090／μL，好中球：78.9%，リンパ球；13.0%，赤血球：476万／μL，ヘモグロビン；13.9 g/dL，血小板：15万／μL，総蛋白；6.9 g/dL，アルブミン；3.6 g/dL，LD 196 U/L，CRP；18.86 mg/dL，血清亜鉛；59 μg/dL，CEA；3.5 ng/mL

【皮膚局所検査（鼠径部）（x年5月）】
一般細菌培養；*E. coli*, *Enterococcus faecalis*, MSSA, *Pseudomonas aeruginosa*, *Prevotella disiens*, *Peptostreptococcus asacchrolyticus* を分離．
KOH直接鏡検査；白癬菌を検出．

【画像所見（x年5月）】
胸部CT：右肺上葉に結節影を認めた．

【病理組織所見（鼠径部）（x年2月）】
表皮内に裂隙，表皮細胞の円形化，棘融解細胞を認め，異常角化細胞を散見する．真皮の血管周囲に軽度の単核球浸潤を認める．（図3）

【診断】
HHDの急性増悪

【治療経過】
入院後，細菌・真菌による二次感染を併発していると判断し，SBT／ABPC点滴静注＋テルビナフィン塩酸塩内服を局所処置と並行して治療を行ったが，改善傾向に乏しい状態が続いた．胸部CT画像より肺癌を疑う所見があり，生検で肺腺癌の組織像であったため，x年6月右肺上葉切除＋肺門縦郭リンパ節郭清を施行した（pT2a，N2，M0 stage IIIA）．術後より皮膚病変の速やかな改善が得られ，現在まで再燃徴候を認めていない．（図4）

【考察】
HHDは常染色体優性遺伝性の疾患であり，*ATP2C1*遺伝子異常によるhaploinsufficiency（正常遺伝子産物の絶対量の不足）のため，ゴルジ装置のCa^{2+}ポンプ機能異常を生じて発症する．ケラチノサイトに抗IL-6抗体を添加すると*ATP2C1* mRNA発現量が増加するという報告がある[1]．本症例の血清IL-6値を測定すると，初診時（x年2月）6.5 pg/mL（正常4.0 pg/mL以下），急性増悪時（x年5月）65 pg/mL，肺癌手術後（x年10月）2.4 pg/mLであり，皮膚の病勢と血清IL-6値の推移が一致した．このため，本症例におけるHHDの皮疹が増悪したメカニズムとして，①肺癌により免疫低下をきたし，易感染性の状態となり，②皮膚病変部の二次感染をきたし，局所でIL-6などの炎症性サイトカイン産生亢進を誘発し，③ケラチノサイトの*ATP2C1* mRNA発現が低下し，haploinsufficiencyによりHHDの増悪をきたしたと考えた．また，肺癌の腫瘍細胞が直接IL-

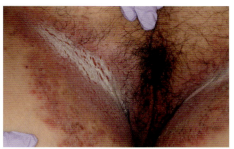
図1 初診時（x年2月）の鼠径部の臨床像．痂皮を付す紅斑局面と中央にびらん，亀裂を伴う浸軟病変を認める．

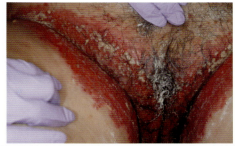
図2 入院時（x年5月）の鼠径部の臨床像．広範囲にわたるびらん，浸出液，膿疱を認める．

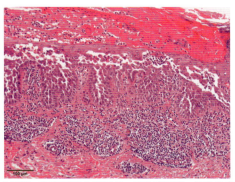
図3 表皮内裂隙，表皮細胞の円形化，棘融解細胞，異常角化細胞を認め，「崩れかかった煉瓦壁様」変化を呈する．

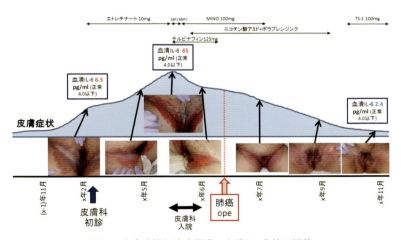
図4 皮膚症状と治療経過，血清IL-6値の推移

6を産生した例の報告[2]もあるが，本症例は不明である．

参考文献

1) Mayuzumi N, et al. Effects of drugs and anticytokine antibodies on expression of ATP 2 A 2 and ATP 2 C 1 in cultured normal human keratinocytes. Br J Dermatol. 2005；152：920-924.

2) Oka S, et al. Complete resection for pleomorphic lung cancer with a high serum IL- 6 level：a case report. Surg Case Rep. 2016；2：101-104.

2017年1月14日 第270回 日本皮膚科学会岡山地方会にて発表

アダリムマブ投与が有効であった膿疱性乾癬の１例

鳥取市立病院皮膚科　**本田　聡子**

【患者】
51歳，女性.

【主訴】
発熱，関節痛.

【家族歴・既往歴】
特記事項なし.

【現病歴】
約15年前から尋常性乾癬と診断され，近年は近医整形外科で膿疱性乾癬として漢方薬で加療されていた．発熱と関節痛が出現し，歩行困難となったため救急搬送された.

【皮膚所見】
全身に膿疱や落屑を伴う浮腫性紅斑が認められた.

【組織所見】
表皮直下にKogoj海綿状膿疱，角層内にMunro微小膿瘍が認められた.

【一般血液検査】
WBC；11700/μL，　分節球；93.2%，CRP；43.28mg/dL，Alb；2.7g/dL，　赤沈；135mm，IgG；1314mg/dL，IgA；268mg/dL，Ca；8.5mg/dL，GOT；44U/L，GPT；54U/L，QTF；陰性，RF；11mg/dL，抗CCP抗体；陽性，MMP-3；37.8ng/mL.

【胸部CT検査】
下肺野に索状影，線状影あり.

【診断】
膿疱性乾癬，乾癬性関節炎
膿疱性乾癬診療ガイドライン重症度分類では12重症（PASIscore41.4，BSA52%）

【治療経過】
シクロスポリンとメソトレキセートで治療開始したがコントロール不十分だった．インフリキシマブを投与し，関節症状は改善したが，肝障害や皮疹増悪のため中止し，その後はシクロスポリンとメソトレキセートの併用で治療していた．皮疹,関節痛ともコントロール不十分であったため，治療開始約２年後からアダリムマブを投与開始し，シクロスポリンは漸減終了した．約７か月は奏功していたが，再度皮疹増悪した．抗核抗体の急上昇も見られた.

【まとめ・考察】
膿疱性乾癬へのアダリムマブ投与が一時有効であった症例で，皮疹増悪の原因として，中和抗体産生のためアダリムマブの血中濃度が低下したことによる二次無効の可能性が考えられ，対策としてアダリムマブの投与量を再度80mgへ増量したが，他にメソトレキセートやチガソン併用の方法も考えられた．
インフリキシマブ二次無効例への切り替え投与や，アダリムマブとシクロスポリンやメソトレキセートとの併用投与を行っていた例も報告されており，膿疱性乾癬の治療に当たっては，アダリムマブに限らず，単発や単剤だけでなく，組み合わせて治療デザインすることが重要であると改めて考えられた.

参考文献
1．JEADV 2009, 23, 570-620
2．Journal of Dermatological Treatment. 2008；19：185-187
3．Journal of Dermatological Treatment. 2005；16：350-352
4．The Journal of Dermatology（0385-2407）39巻12号 Page1071-1072（1012.12）
5．乾癬における生物学的製剤の使用指針および安全対策マニュアル（2011年版）
6．膿疱性乾癬（汎発型）診療ガイドライン2010
7．Visual Dermatology，2014；13：248-256
8．臨床皮膚科2013，67巻5号，94-102
9．日皮会誌：123（13），2846-2848，2013

2014年5月17日　第262回　日本皮膚科学会岡山地方会にて発表

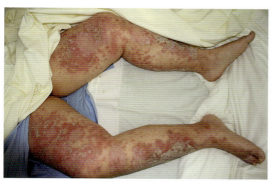
図1　初診時

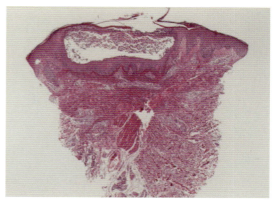
図2　病理弱拡大

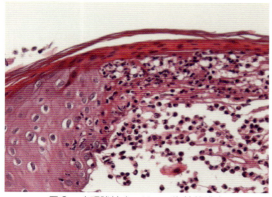
図3　病理強拡大　Kogoi海綿状膿疱

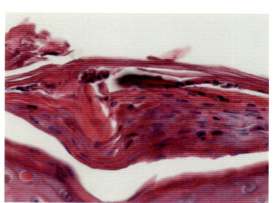
図4　病理強拡大　Munro微小膿瘍

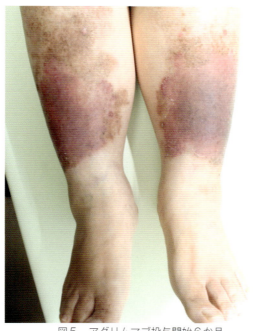
図5　アダリムマブ投与開始6か月

インドメタシン外用が奏効した乳児の好酸球性膿疱性毛包炎

岡山労災病院皮膚科　　芦田日美野

【症例】
3か月，男児.

【主訴】
全身の膿疱を伴う丘疹

【家族歴・既往歴・生活歴】
特記事項なし.
分娩・発達に異常なし.

【現病歴】
初診の3週間前より前額から全身に膿痂疹が出現．前医にて，抗菌薬外用，ホスホマイシン内服を開始したが，頭部の丘疹が残存した．さらに，セフジニル内服，ステロイド（medium）外用により加療されたが軽快せず，当科紹介受診した.

【皮膚所見】
頭部に数mm大の硬く触れる孤立性紅褐色丘疹が散在していた（図1）．前腕，股部にも同様の皮疹を認めた.

【一般細菌培養検査】
Enterobacter aerogenes：1＋
MRSA：少量
MRSE：1＋
Entercoccus faecalis：1＋

【治療経過①】
セフジニル内服を継続し，ステロイド（very strong）外用を開始したところ，一旦は丘疹の縮小をみたが，約1週間で，頭部や陰嚢，下腿，手指に孤立性丘疹が再燃した．クラリスロマイシン，ナジフロキサシンも併用したが，クラリスロマイシンは定期的な内服が困難だったこともあり，十分な改善はみられなかった.

【病理組織所見】
左下腿丘疹（図2）より3mm punch生検施行．真皮浅層には，多数の好酸球ほか，多彩な細胞浸潤を認めた．真皮中下層には，結節状の稠密な細胞浸潤があり，一部に付属器の構造が残存

していた（図3，4）．周囲の膠原線維間，脂肪織内にも多数の好酸球を主体とする細胞浸潤を認めた（図5）.

【診断】
好酸球性膿疱性毛包炎.

【治療経過②】
丘疹の出没が持続するため，インドメタシン外用を開始したところ，速やかに丘疹は縮小，消褪した．皮疹の出現頻度も徐々に減少し経過良好である.

【まとめ・考察】
臨床像より，虫刺症や一般細菌による毛包炎との鑑別を要したが，病理組織所見，皮疹の分布，ステロイド抵抗性などと併せてインドメタシン外用が奏効したことから好酸球性膿疱性毛包炎（eosinophilic pustular folliculitis：EPF）と診断した．EPFは，毛孔一致性に搔痒を伴う好酸球性膿疱が増悪寛解を繰り返す疾患であり，古典型，免疫抑制型，小児型の3型に分類される．古典型は，30～40歳代男性，日本を中心とした東洋人に好発し，部位は顔面が圧倒的に多い．一方，小児型は，1歳未満の男児に多く，好発部位は頭部である．欧米人に好発する疾患であり[1]，本症例は稀な日本人での発症であった．皮疹は，いずれも強い搔痒を伴う毛孔一致性の膿疱性丘疹を呈するが，小児は成人例のように環状になることは少なく，自験例においても孤立性丘疹を認めた．病理組織像としては，必ずしも毛包炎は検出されず，毛包周囲，毛包間，付属器周囲への好酸球浸潤を伴うことがある[2]．治療に関しては，ステロイド外用，エリスロマイシン内服，インドメタシン外用などが挙げられる[3]．乳児は内服困難なことが多く，ステロイド外用などで改善を認めない場合には，インドメタシン外用も考慮すべきと考えた.

膿疱症と好中球性皮膚症

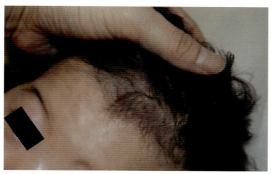

図1　初診時の頭部皮膚所見．
　　　数mm大の硬く触れる孤立性紅褐色丘疹が散在．

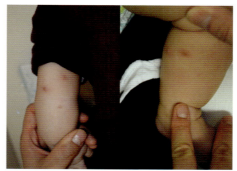

図2　Day27の皮膚所見．
　　　四肢などに孤立性丘疹が再燃．

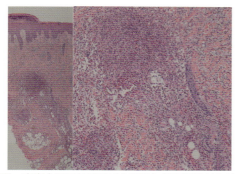

図3　真皮中下層に結節状の稠密な細胞浸潤があり，一部に付属器の構造が残存している．

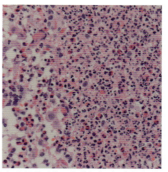

図4　浸潤する細胞が好酸球と好中球を主体とし，組織球も伴う．

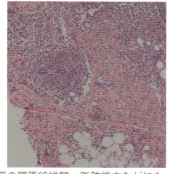

図5　周囲の膠原線維間，脂肪織内などにも，多数の好酸球を主体とする細胞浸潤を認める．

参考文献

1) Katoh M, et al. Eosinophilic pustular folliculitis：A review of the Japanese published works. *J Dermatology* 2013；40：15-20.
2) Fujiwara T, et al. Clinical and histopathological differential diagnosis of eosinophilic pustular folliculitis. *J Dermatology* 2013；40：419-423.
3) Hashizume S, et al. Infantile case of eosinophilic pustular folliculitis successfully treated with topical indomethacin. *J Dermatology* 2014；41（2）：196-197

2016年1月16日　第267回　日本皮膚科学会岡山地方会にて発表

急性汎発性発疹性膿疱症が疑われ，細菌疹との鑑別を要した例

岡山医療センター皮膚科　**多田あずさ**

【症例】
84歳，男性.

【家族歴・既往歴・生活歴】
胃癌.（X−5年3月17日：内視鏡的粘膜下層剥離術，同年4月22日：追加腹腔鏡補助下幽門側胃切除術）

【現症】
X年4月2日に胃十二指腸潰瘍出血に対して胃切除術を施行され，術後にメロペネムが投与された．4月6日体幹に発赤が出現し，4月8日当院皮膚科へ紹介された．診察時すでに皮疹は改善していたが，薬疹の可能性も考慮してタゾバクタム／ピペラシリン（TAZ/PIPC）に変更した．約1週間後，38度から39度の発熱に伴い紅斑を生じ，その1−2日後に小膿疱も出現し，漸増した.

【皮膚所見】
体幹，四肢近位に小膿疱を伴う紅斑が広がり，間擦部には浸軟した鱗屑を認めた.

【理学所見】
体温39.2度，血圧112/45 mmHg，脈拍80回／分，SpO2 100%

【一般血液検査】
WBC 15.1 × 10^3／μL（Nt 80.2%，Eo 5.9 %，Baso 0.5%，Mono 3.2%，Lym 10.2%），CRP 7.96 mg/dL，ASO 314 IU/L.

【細菌学的検査】
膿疱部細菌培養：陰性
間擦部の浸軟した鱗屑：真菌鏡検陰性.

【病理組織所見】
表皮では角層下膿疱とその周囲に海綿状態が見られた．真皮浅層血管周囲に好中球浸潤を認めたが，白血球破砕性血管炎は認めなかった.

【原因薬剤の検査】
DLST（4月21日）：TAZ/PIPC陰性（測定値319%，コントロール336，SI 94%）.

【診断】
TAZ/PIPC による急性汎発性発疹性膿疱症（acute generalized exanthematous pustulosis，以下 AGEP）の疑い.

【治療経過】
抗菌薬変更後，数日で皮疹は改善傾向となったが，その後肺炎を併発し呼吸状態の悪化により5月22日に永眠した.

【考察】
AGEPの多くは薬剤使用後に出現し，原因薬剤の約半数は抗菌薬で，投与後数時間から5日前後に出現し，薬剤中止のみで2週間以内に改善するものが多いといわれている[1]．自験例は診断基準の主要項目である紅斑，無菌性非毛孔性小膿疱，白血球増多，38度以上の発熱を満たしておりAGEPと診断できる．一方で感染症に伴い膿疱が出現したため，鑑別として細菌疹を挙げた．細菌疹は細菌感染症により惹起される無菌性の皮膚病変でアレルギー反応の要素を持つものの総称である．またAGEPの発症機序に関して，末梢血や発疹部の皮膚組織に浸潤するT細胞の検索では，CD4+T細胞がCD8+T細胞に比較して多く，またinterluekin−8を産生するT細胞が多数存在していたという結果が報告されている[2]．つまり感染症のように好中球が活性化されやすい状況下で薬剤が投与されてAGEPが誘発される可能性がある．過去のAGEPの報告でも薬剤再投与試験の7例中2例は陰性で薬剤のみでは誘発できない例もあったとあり[1]，AGEPの発症にはアレルギー性の薬疹的要素以外に細菌疹的な要素があるのではと考えられた.

参考文献
1）川村愛 急性汎発性発疹性膿疱症 皮膚病診療 2004; 26（1）: 43-46
2）狩野葉子 AGEP（acute generalized exanthematous pustukosis）臨床皮膚科2007; 61（5）: 8-11

膿疱症と好中球性皮膚症

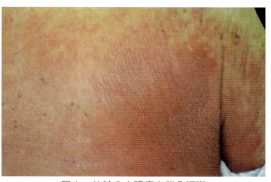

図1　体幹の小膿疱を伴う紅斑

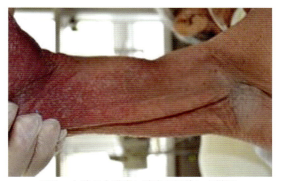

図2　上肢の小膿疱と腋窩の浸軟した鱗屑.

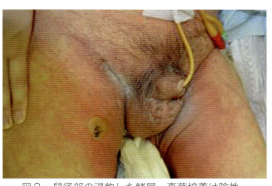

図3　鼠径部の浸軟した鱗屑．真菌培養は陰性．

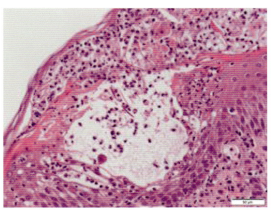

図4　角層下に好中球の集簇からなる膿疱とその周囲に海綿状態を認める（×100）．

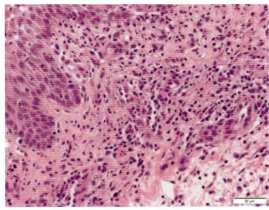

図5　真皮浅層血管周囲に好中球浸潤を認めた．
　　　白血球破砕性血管炎は見られなかった（×100）．

2017年1月14日　第270回　日本皮膚科学会岡山地方会にて発表

リウマチ因子陽性関節症性乾癬にセクキヌマブからインフリキシマブにスイッチした1例

三豊総合病院皮膚科　斉藤　まり

【症例】
74歳，女性

【既往歴】
高血圧テルミサルタン・アムロジピンベシル酸塩配合剤（ミカムロ®）72歳時　関節リウマチ（RA）メトトレキサート4mg／週　プレドニン10mg／日

【現病歴】
6ヶ月前より前胸部に発疹出現．4ヶ月前くらいから全身に拡大してきた．

【皮膚所見】
躯幹・四肢に落屑性紅斑局面散在，癒合．爪病変なし（図1）右3指　左2指DIP関節痛＋

【検査所見】
CBC異常なし　AST 55 IU/l　ALT 45 IU/l　γGTP 54 IU/l　LDH 370 IU/l　ALP 280 IU/l　CRP 0.33 mg/dl血糖　179 mg/dl　HbA1C　6.9 ％RA因子　22.0 IU/l　MMP-3 106.0 ng/d l抗CCP抗体8.1U/ml　DLSTミカムロ陰性　疼痛部位の関節エコー：滑膜炎（－）付着部炎（－）

【組織所見】
軽度錯角化，表皮突起の等長延長，真皮乳頭・真皮浅層の血管拡張，血管周囲にリンパ球主体の細胞浸潤を認めた．（図2）

【診断】
関節症性乾癬（PsA）

【鑑別疾患】
RAと尋常性乾癬合併，ミカムロ®の薬疹

【治療・経過】
RAのため2年間プレドニン10mg／日内服されており一旦中止したところ，顔面・躯幹・四肢の浮腫性紅斑が増強した．（図3）腹部の紅斑を生検，尋常性乾癬の組織と一致した．疼痛部位の関節エコーではRAとしてすでに治療されているためか，付着部炎・滑膜炎の所見は認めなかった．CASPAR分類3点であったことより関節症乾癬としてセクキヌマブ150mg（コセンティクス®）投与．投与後より脱毛・掌蹠の角化亀裂著明となったが，躯幹・四肢の落屑性紅斑は消退した．（図4，5）セクキヌマブ3回投与後インフリキシマブ（レミケード®）に切り替えた．脱毛・掌蹠の角化は改善．インフリキシマブ5回投与後，PASIクリア，関節痛も軽減した．（表1）

【まとめ】
PsAとRAの鑑別点を表2に示す[1]．RF陽性乾癬患者の関節症状に関して両者の鑑別は困難なことがある．逆説的副作用としてTNFα製剤によるものが数多く報告されている．BrownらはTNFα製剤による乾癬様・掌蹠膿疱症様皮疹皮疹を来した261例中掌蹠膿疱症様皮疹36.3％，脱毛を伴う頭皮病変7.5％あったと報告している[2]．TNFα阻害薬で生じた乾癬様皮疹の病変部では形質細胞様樹状細胞由来のINF-αの産生が亢進しており，INF-αとTNFαのバランスの変化が乾癬様皮疹を誘発している可能性を示唆している．自験例の脱毛と掌蹠角化はセクキヌマブによる逆説的副作用と考えた．セクキヌマブの乾癬治療中の乾癬様皮疹を生じた逆説的副作用は1例報告されている．TNFα阻害薬で生じた乾癬様皮疹の機序と同様にサイトカインネットワークバランスの崩れと推察される[3]．

参考文献
1）Zhang W et al：Ann Rheum Dis 2009：68：8
2）Brown G et al：J Am Acad Dermatol 2017：76：334
3）Noell C et al：Delmatol Ther 2017：1-2

2017年5月27日　第271回　日本皮膚科学会岡山地方会にて発表

角化症

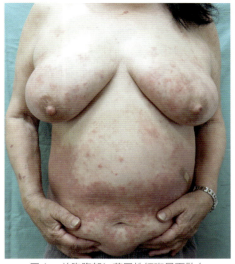

図1　前胸腹部に落屑性紅斑局面散在

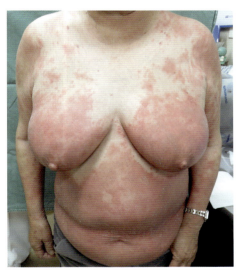

図3　プレドニン中止1週間後浮腫性紅斑が増強

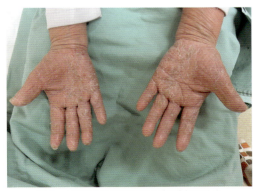

図5　手掌に角化性紅斑と亀裂を認めた

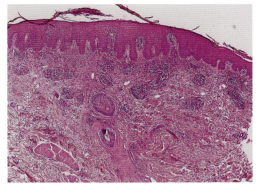

図2　病理組織　HE染色×40

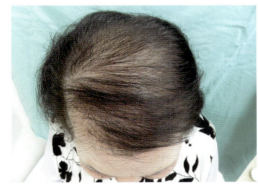

図4　頭部にびまん性脱毛がみられる

表1　治療経過

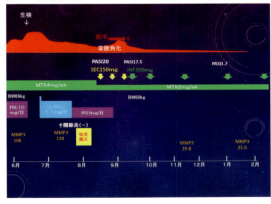

表2　PSAとRAの主な鑑別点

鑑別点	乾癬性関節炎(PsA)	関節リウマチ(RA)	自験例
性別	男＝女	女＞男	女
好発部位	DIP関節など少数の小関節	手、足、肘、膝など大関節	DIP関節
関節炎の対称性	非対称	対称性	非対称
爪病変	高率に合併	合併は少ない	なし
皮下結節	なし	15～20%にみられる	なし
関節変形	変形はすくない 進行すればRAに類似	関節強直　亜脱臼もあり 変形も多い	変形は乏しい
X所見	DIP関節のびらん 骨増殖変化	関節裂隙狭小化　骨びらん 破壊	明らかな変化なし
RF	通常陰性 陽性率5～27%	70～80%で陽性	陽性
抗CCP抗体	通常陰性 陽性率5～19%	陽性率:58～87.2% 特異度:89～98%	陽性

リウマトイド血管炎による難治性潰瘍の1例

岡山大学医学部医学科　末森　彩乃，尾下　遼
岡山大学病院皮膚科　森実　真

【症例】
71歳，男性

【現症】
2015年10月頃より右下腿に潰瘍出現，その後左下腿にも同様の潰瘍が出現したため近医受診．その後数日ごとに通院しデブリードマン，フィブラストスプレー噴霧，自宅にてイントラサイトゲルで処置を続けるものの改善なく3月1日に当科紹介入院となった．

【既往歴】
56歳：関節リウマチ（当院整形外科通院中 MTX 14mg/week，PSL 7.5mg/day，抗CCP抗体陽性），65歳：肺気腫（当院呼吸器内科通院中），67歳：上行結腸癌 手術，68歳：転移性肝腫瘍 手術，前立腺肥大（フリバス治療中）

【家族歴】
祖母：食道Ca

【生活歴】
飲酒：なし
喫煙：20-65歳　40本／日

【皮膚所見】
右下腿後面に潰瘍1カ所，左下腿後面にひょうたん型の潰瘍と類円形の潰瘍が近接しており，その上方に中央に黒色壊死組織の付着している褐色浸潤性紅斑を認めた．また，左膝窩にも潰瘍を認めた．（図1）

【検査所見】
血沈17mm／1hour，CRP 2.72mg/dl，RF 55.9IU／ml，MMP-3 293.1mg/dl，IgG 608.7mg/dl，IgA 522.0mg/dl，IgM 67.0mg/dl 抗CCP抗体陽性，ANCA陰性，抗カルジオリピン抗体陰性，抗核抗体陰性，抗SS-A抗体陰性，抗SS-B抗体陰性

【病理組織所見】
①潰瘍部真皮内にリンパ球・好中球の浸潤像を認める．（図2）

②脂肪織内の血管周囲にリンパ球が浸潤しており，脂肪間隔壁には壊死が見られる．弾性線維染色では，動脈の内弾性板と，壁内の炎症細胞浸潤がみられ，動脈炎と考えられた．（図3）

【診断】
リウマトイド血管炎（RV）

【治療経過】
PSL20mg/day＋バイアスピリン100mg/dayにて治療開始．3/25にプラビックス75mg/dayに変更．炎症に関してはCRP，血沈の値は経過とともに改善した．局所治療に関しては内服薬を服用し，壊死組織のデブリードマンを行うも潰瘍の改善は乏しい状況．PSL増量後1ヶ月以上経過しているが潰瘍は著変なく経過しているので，MTXは一旦中止し，エンドキサンパルス療法（IVCY）500mg/bodyを月1回程度で，3～6回施行（4/14に1回目（500mg/body））し，病勢が落ち着いたらIVCY終了しMTX内服で維持する方針．

【考察】
本症例は肺病変や腎病変はなく，ANCAなどの自己抗体も陰性であるため，GPA，EGPA，MPAは除外した．結節性多発動脈炎（PAN）との明確な区別は難しく，基礎疾患を重視してRVと診断した．

関節リウマチの中で血管炎などの難治性あるいは重篤な関節外症状を呈する症例を悪性関節リウマチ（MRA）という．現在，MRAという疾患概念は日本独自のものとなっており，国際的には血管炎を合併するRAは主にRVと呼ばれる．RVは男性に発症する頻度が高く，関節リウマチに罹患してからの期間が長い患者に起きることが多い．血清学的にはリウマチ因子高値例に多い．RVでは，結節性多発動脈炎としての組織反応や重篤な臓器病変を示し予後不良な全身動脈炎型と，四肢末端の皮膚に内膜の線維性増殖をきたす予後良好な末梢動脈炎型に分類することができる．本症例は，他臓器病変は見当たらず末梢動脈炎型に分類されると考えられ

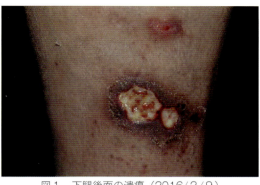

図1　下腿後面の潰瘍（2016/2/9）

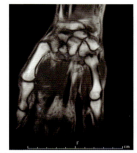

図4　T1強調像　　　T2強調像
手根骨レベルで関節周囲組織の腫脹，辺縁部びらんなどの変化が多数みられる．指節関節にも同様の変化がみられる．

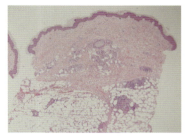

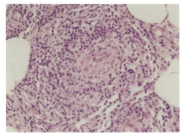

図2　脂肪織内の血管周囲にリンパ球が浸潤（HE染色）

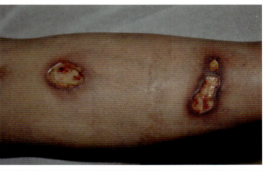

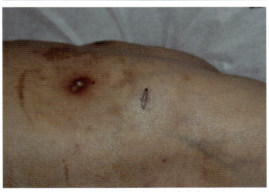

図5　入院1ヶ月後の下腿潰瘍
上：潰瘍は縮小傾向にない
下：皮下硬結も残存

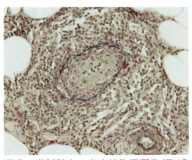

図3　動脈壁内の炎症細胞浸潤像（EVG染色）

る．薬物治療により，炎症反応自体はおさまっており，潰瘍の大きさに著変はないが，深さは改善されつつあるので，現行治療を継続していく．

参考文献
1）標準皮膚科学　第10版
2）日本臨床72巻　増刊号3（2014）

Rheumatoid neutrophilic dermatitisの1例

岡山済生会総合病院皮膚科　**保利　純子**

【患者】
75歳　男性

【主訴】
上肢・体幹の紅斑

【家族歴・既往歴】
関節リウマチ　間質性肺炎

【現病歴】
インフルエンザで2017年1月末にタミフル®，アスベリン®，ムコダイン®，カロナール®を5日間内服．2日後に上肢・体幹に爪甲大までの浮腫性紅斑・丘疹が出現．上記内服薬全て中止し，PSL15mg内服，ステロイド外用としたが翌日に血圧200mmHgまでの上昇，間質性肺炎増悪あり当院内科入院となり，その3日後に水疱伴う皮疹出現した．

【皮膚所見】
体幹・四肢に浸潤を触れる紅斑と緊満性小水疱が散在．（図1，2）

【組織所見】
表皮下に水疱形成し水疱内～真皮浅層まで著明な炎症細胞浸潤．浸潤している細胞は好中球が主体で，真皮浅層には核塵も見られたが，血管炎の所見はなかった．（図3，4，5）

【検査所見】
IgG；855mg/dl，IgA；1127mg/dl，IgM；78mg/dl．WBC；10500/μl，Neutro 80.0%．RA 定性（＋），RA 定量；223.2，MMP-3；285.7．VZV-PCR；陰性，VZV IgG；4.5（＋），VZV IgM；0.35（－），HSV IgG；37.8．HSV IgM；0.32（－）．CMV IgG；4.9（＋），CMV IgM；0.32（－）．
EB-EBNA；10未満
蛍光抗体直接法；全て陰性
関接法；全て陰性
ＤＬＳＴ；アムロジピン陰性，バクタ陽性．
パッチテスト；バクタ陰性．
バクタ内服時，皮疹の再燃なし．

【画像所見】
胸部CT；両側下肺野にhoney-comb lung

【診断】
Rheumatoid neutrophilic dermatitis

【治療経過】
鑑別に水痘，線状IgA水疱性皮膚症，膿疱型薬疹を挙げたが上記検査所見から否定．PSL20mgに増量し，1-2週間で皮疹は改善．3週間ほど皮疹は落ち着いていたが粟粒大程度の緊満性水疱が腹部を中心に再燃．細菌性肺炎を合併し，PSL15mgに減量，DDS内服，セフトリアキソン点滴行い，1週間程度で皮疹は改善した．その後はDDS中止後も皮疹の再燃はなかった．

【まとめ・考察】
本邦で1980年以降，Rheumatoid neutrophilic dermatitisで水疱形成した例は14例/39例報告されている[1]．組織学的に真皮上層に滲出変化と好中球浸潤が強い場合に水疱・膿疱といった臨床を呈すると考えられる[2]．RA患者では血清中IL-8濃度が上昇しており，また，本症例では間質性肺炎増悪時に皮疹も増悪していることからも，好中球の活性化に対する感受性が高いことが本疾患の発症に関与していると考えられた[3][4]．

参考文献
1．石川朋子，他：臨皮 64：137-140 2010
2．小林ら　皮病診療23：33，2001
3．Klimiuk PA et al：J Rheumatol.32：1666-1672，2005
4．Simler NR et al：Thorax 59：581-585，2004

2017年9月3日　第272回　日本皮膚科学会岡山地方会にて発表

膠原病

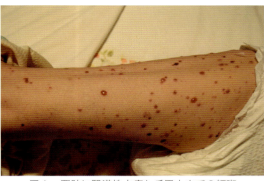

図1　四肢に緊満性水疱と爪甲大までの紅斑

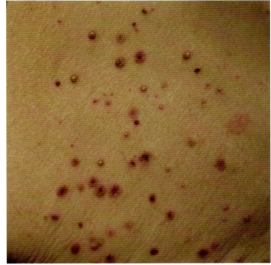

図2　腹部の緊満性水疱と紅斑・痂皮

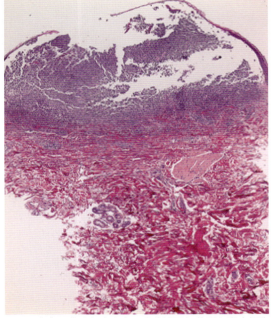

図3　表皮下水疱と水疱内・真皮浅層に著明な炎症細胞浸潤

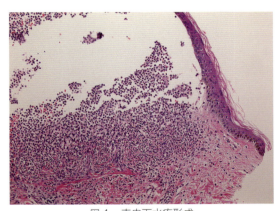

図4　表皮下水疱形成

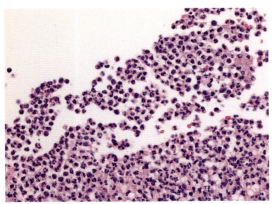

図5　浸潤している細胞は好中球が主体

蕁麻疹様紅斑を伴った回帰性リウマチの１例

岡山済生会総合病院皮膚科　村松　奈美，内藤　聖子，保利　純子，
吉富　惠美，荒川　謙三

【症例】
29歳，女性．

【家族歴・既往歴・生活歴】
特記事項なし．

【現症】
15歳頃に特に誘因なく手指関節の疼痛，発赤腫脹が出現し，１週間以内に消失した．以降，不規則な頻度で手，膝，足関節などの関節痛と，その関節周囲の有痛性の紅斑の出没を繰り返していた．症状はいずれも１週間前後で自然消退し，発熱は認めなかった．
2017年に，右示指の関節痛，発赤腫脹，左下腿の有痛性紅斑が出現し，当科紹介受診となった．当科受診後，関節痛は半日程度でおさまり，紅斑は１週間で色素沈着を残して消退．さらに，前回の発作終了後から８日後に新たに左膝関節痛と関節表面・その近傍に有痛性紅斑が出現した．

【皮膚所見】
左下腿後面に淡紅色，有痛性の浮腫性紅斑が地図状に広がり，紅斑部では熱感を伴っていた．（図１）
関節の腫脹は明らかでなかった．

【理学所見】
発熱やリンパ節腫脹などの全身症状なし．
口腔内・眼乾燥症状なし．

【血液検査】
白血球；9,680/uL，CRP；0.31mg/dL．抗核抗体，RF，抗CCP抗体，抗SM抗体，抗SS-A抗体，抗SS-B抗体は陰性．C 3；113mg/dL，C 4；32mg/dL，CH50；42.3U/mL．IgG；1,639mg/dL，IgA；473mg/dL，IgM；176mg/dL．

【画像・機能所見】
右示指，左膝関節の単純Ｘ線画像で明らかな骨破壊像なし．（図２）

【病理組織所見】
皮膚生検では，真皮浅層の血管周囲に炎症細胞の浸潤あり，炎症細胞の主体はリンパ球で，わずかに好中球も散見された．核塵やフィブリノイド変性はなく，血管壁は保たれていた．（図３，４）
蛍光抗体法では，免疫グロブリン，C3，フィブリノーゲン，C1qはすべて陰性．

【診断】
回帰性リウマチ

【治療経過】
NSAIDs頓服による治療を開始したが，２，３週間間隔で，左膝関節，左手関節，右膝と様々な関節で発作を繰り返しており，症状の再燃を抑制するまでの効果は得られていない．

【考察】
本症例は，反復する多関節痛と有痛性紅斑を認め，発作を繰り返しても関節の変形を認めない点，発作が数日から１週間以内に消失する点などから，回帰性リウマチと診断した．
回帰性リウマチは約30～50％が関節リウマチに移行するため注意が必要だが，自然軽快する例も多いため治療方法が確立していない．本症例の場合は，関節リウマチに移行する危険性の高い発症後10年を既に経過しており，症状も比較的軽いため，NSAIDs頓服のみの治療となった．医中誌を元に治療選択をまとめると，発症後10年以内で，重症・予後不良因子であるリウマチ因子陽性例，抗CCP抗体陽性例，HLA-DR 4を認める症例に対して注射金製剤，D-ペニシラミン，ヒドロキシクロロキン，スルファサラジンなどの内服を行い，発症後10年以内で軽症の症例，10年以降で重症の症例に対してNSAIDs，H2blocker，漢方の定期内服を行っていた．

参考文献
1）PaseroG，etal：Palidromic-Rheumatism：Rheumatol 1986；4：197-199
2）志智 大介：鑑別疾患が必要な疾患 回帰性

膠原病

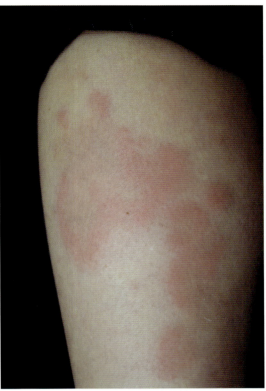

図1　左下腿後面の浮腫性紅斑

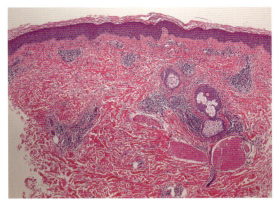

図3　真皮浅層から中層にかけて血管周囲に炎症反応細胞浸潤あり．

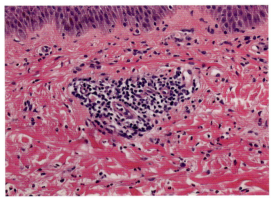

図4　炎症細胞の主体はリンパ球で，血管壁は保たれている．

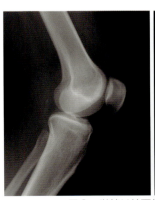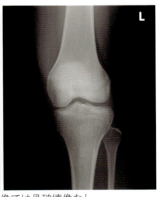

図2　単純X線画像では骨破壊像なし

　リウマチ：日本臨床2014；72（3）：380-384
3）髙木 賢治ら：回帰性リウマチ：診断と治療2006；94（7）：1161-1164
4）岡澤 ひろみら：回帰性リウマチの1例：臨床皮膚科2002；56（9）：712-715
5）西海 正彦ら：回帰性リウマチ-自験20症例の検討-：日本医事新報2002；4091：17-21

2017年9月3日　第272回　日本皮膚科学会岡山地方会にて発表

Lupus erythematosus tumidus：全身性エリテマトーデスの1症状として出現した皮膚病変

岡山大学病院皮膚科　光井　聖子

【患者】
84歳　男性

【主訴】
発熱，顔面・四肢の皮疹

【既往歴，嗜好歴】
肺結核，胃癌にて胃全摘後，胆石，認知症
喫煙40本/日×50年間

【現病歴】
2ヶ月前より，1〜2週おきに繰り返す40℃までの突発的な発熱が出現した．また同時期より，顔面，四肢に自覚症状を伴わない発疹が，出没を繰り返していた．自己免疫性疾患を疑われ，内科から紹介されて受診した．

【皮膚所見】
顔面，四肢に，表面平滑な環状の浮腫性紅斑が散在していた（図1，2）．

【組織所見】
表皮は著変なし．真皮全層の血管周囲，および毛包周囲にリンパ球を主体とした炎症細胞の浸潤を認めた（図3，4）．真皮全層にアルシアンブルー染色で青く染まるムチンの沈着を認めた（図5）．蛍光抗体直接法は陰性．

【検査所見】
WBC 3,010/μl，RBC 351×10^4/μl，Hb 10.4g/dl，Plt 10.1×10^4 /μl，CRP 6.70mg/dl，抗核抗体　640倍（Speckled），補体の低下はなく，抗SS-A抗体，抗SS-B抗体，抗ss-DNA抗体，抗ds-DNA抗体はすべて陰性．

【診断】
皮膚病変：Lupus erythematosus tumidus（LET；腫脹性紅斑性狼瘡）
SLICCの全身性エリテマトーデス（SLE）の分類基準の中で，①LETの皮膚所見，②白血球減少，③血小板減少，④抗核抗体陽性の4項目を満たしており，SLEと診断した．

【治療経過】
PSL20mg/日内服を開始してから1週間後に，発熱は軽快し，発疹も瘢痕を残さずに消退した．

【まとめ・考察】
LETは慢性皮膚エリテマトーデスの一型である．臨床的には，露光部に浮腫性紅斑を呈し，組織学的には，表皮は著変なく，真皮の血管，および毛包周囲に炎症細胞浸潤があり，真皮全層にムチンの沈着を認めるのが特徴的である．2012年に提唱されたSLICCのSLE分類基準1には，LETを始めとする様々な皮膚病変が含まれている．その多くは専門性が高く，SLEの診断において皮膚科医の果たす役割は大きい．

参考文献
1．Petri M et al：Arthritis Rheum，2012；64：2677．

2017年1月14日　第270回　日本皮膚科学会岡山地方会にて発表

膠原病

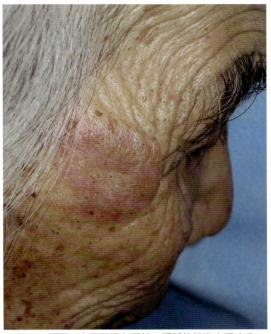

図1 顔面に表面平滑な環状の浮腫性紅斑を認める．

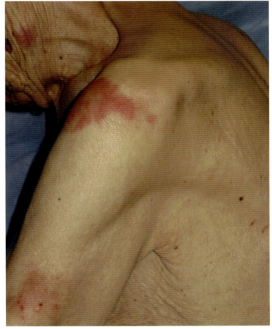

図2 左上腕外側に環状の浮腫性紅斑を認める．

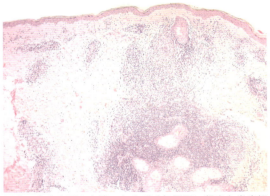

図3 真皮全層の血管，および毛包周囲に稠密な炎症細胞の浸潤を認める（H-E染色×50）

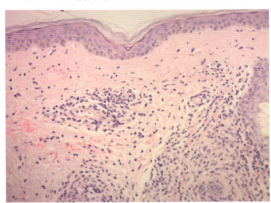

図4 表皮は著変なし．真皮の血管，および毛包周囲の炎症細胞の主体はリンパ球である．（H-E染色×200）

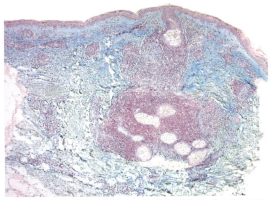

図5 真皮全層性にムチンの沈着を認める（アルシアンブルー染色×50）．

高齢発症の皮膚筋炎の1例

岡山大学医学部医学科　　清水　　和
岡山大学病院皮膚科　　森実　　真

【症例】
85歳，女性.

【既往歴】
白内障，高血圧，糖尿病，脂質異常症.

【内服薬】
アマリール，ジャヌビア，リバロ，ルプラック.

【現症】
平成27年1月末頃より，前額を中心に紅斑，発赤が認められA医院を受診．整髪スプレーによるアレルギーを考えられ，抗アレルギー薬を処方されるも改善せず，3月にB病院を紹介受診した.

接触皮膚炎疑いで皮膚生検施行，病理所見ではinterface dermatitisで，新たに手指，後爪郭部を中心に紫紅色斑の出現がみられた．膠原病疑いで抗核抗体などを検査されるも，この時点で明らかな異常所見はなかった.

3月24日の再診時には上眼瞼の腫脹，耳後部の特徴的な紅斑もみられ，血液検査でCK 1302U/Lと筋原酵素の上昇を認めたため，皮膚筋炎が強く疑われた．本人の希望および精査加療目的で，当科紹介受診した.

【皮膚所見】
・Raynaud現象（−）　・Heliotrope疹（＋）
・皮膚潰瘍（＋）前額部に小さな潰瘍あり
・ショールサイン（±）　・mechanic's hand（＋）
・爪周囲紅斑（＋）手指にあり　・Vネック徴候（−）　・Gottron徴候（＋）
・頭皮〜前額部にかけて浸潤のないびまん性紅斑あり

【理学所見】
身長：147.0cm　体重：62.0kg　BMI：28.69
徒手筋力検査（MMT）で，軽度握力低下のみ認める．自発痛，圧痛，知覚障害を認めない.

【一般血液検査】
血沈 35mm/hr ↑，　CRP 0.18mg/dL，
AST 67U/L ↑，　ALT 25U/L，LDH 291U/L ↑，
CK 1,181U/L ↑，　ミオグロビン 1,115ng/mL ↑，アルドラーゼ 9.7U/L ↑，FPG 149mg/dL ↑，HbA1c 9.0% ↑，KL-6 435U/mL
抗核抗体 13.1（−），抗RNP抗体（−），抗Sm抗体（−），抗SS-A/Ro抗体 73.10U/mL（＋），抗SS-B/La抗体（−），抗Scl-70抗体（−），抗dsDNA抗体（−），抗Jo-1抗体（−），抗CLβ2GP1抗体（−）

【画像・機能所見】
胸部レントゲン，胸部CT；肺野に間質性肺炎を疑わせる所見なし，腫瘤等なし
上部・下部消化管内視鏡；明らかな悪性所見なし
心エコー検査：mild LA dilatationあり.
両側大腿MRI検査：筋内にT2強調画像で高信号を呈する領域が散見され，皮膚筋炎に伴う変化だと思われる．特に左内閉鎖筋や両側大腿筋膜張筋で目立つ．（図1）

【病理組織所見】
筋生検では，炎症細胞浸潤はわずかで，血管炎・壊死もみられない．（図2）

【診断】
皮膚筋炎（dermatomyositis）

【治療経過】
他臓器障害，悪性腫瘍，感染症の合併を除外した後，4月8日にPSL 60mg/dayを開始した．既往に白内障，糖尿病があるため眼科・糖尿病内科にコンサルトして，徐々にPSLを漸減した．皮膚所見，筋症状とも改善が続き，6月2日には5mg/dayまで減量した．病状が落ち着いたため，リハビリを続けられる病院へ転院となった.

【考察】
皮膚筋炎の診断には，現在はBohan and Peterの診断基準（1975）と，厚生省研究班の診断基準（1992）が一般に用いられている．しかし，前者では封入体筋炎，感染性筋炎，薬剤性筋炎などを除外しにくく，後者ではamyopathic

膠原病

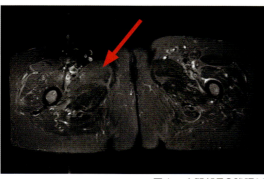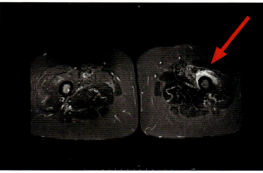

図1　大腿部T2強調MRI画像　矢印が炎症部位

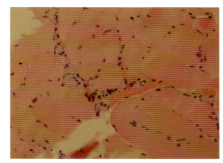

図2　筋生検

図3　厚生労働省の新しい診断基準（2015）
　　　赤字が1992年版から変更された部分

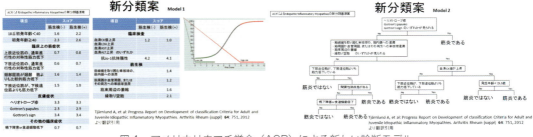

図4　アメリカリウマチ学会（ACR）による新しい診断モデル

DMが診断できない，といった問題点が指摘されていた．そこで，以下のような新しい診断基準が提唱されている．（図3），（図4）現在，これらの新分類基準案の評価が行われている．本症例でこれらのモデルを当てはめると，図3では1，2，4，7，8を満たしDMの診断となり，図4のmodel 1ではscore 17.8，model 2では「筋炎である」となる．

参考文献

1) 多発性筋炎/皮膚筋炎の診断基準（厚生労働省2015年改訂）
2) Tjärnlund A, et al：Progress Report on Development of classification Criteria for Adult and Juvenile Idiopathic Inflammatory Myopathies. Arthritis Rheum（suppl）64：751，2012.

特発性血小板減少性紫斑病（ITP）と同時に発症した皮膚筋炎

赤穂中央病院皮膚科　**鳥越利加子**

【症例】
44歳，女性．

【既往歴，家族歴】
特記すべきことなし

【現病歴】
1か月前から上肢に紅斑が多発性に出現し，途中から紫色になってきた．食思不振と全身倦怠感が出現し，月経出血が多く婦人科受診．貧血と血小板減少を指摘され当院内科に緊急入院された．

【皮膚所見】
両手背と指背部に紫紅色斑と丘疹が多発．指の側縁には角化性皮疹．後爪郭部に紅斑．項部から上背部は線状に紅斑紫斑．両肘頭部周囲も同様の皮疹．顔には額に淡い小紅斑が数個のみ．

【血液検査所見】
（初診時　2014.1）WBC　5520/μl　Hb　7.4g/dl，Plt. 1000/μl　CK　46U/ml　ANA　40倍未満，抗Jo-1抗体　陰性　抗ARS抗体　陰性
（2015.4）Plt 9.5万/μ　KL-6 1380 U/ml l
（2016.12）抗MDA5抗体　陽性

【病理組織】
皮疹再燃時の浮腫性紅斑部は，基底層の液状変性と，真皮浅層の細胞浸潤がみられた．核塵を混じた．

【診断】
ITPおよび皮膚筋炎
治療経過
γグロブリン大量療法，ピロリ菌除菌，プレドニゾロン（PSL）1日50mg内服開始．血小板数は回復．皮疹も消失したが，減量で皮疹再燃．初診7か月後にCTで軽度の間質性肺炎指摘あり．PSL1日10mgでは体上肢頭部の皮疹が目立って悪化し，脱毛も進行した．発症後1年3か月後に血小板が9.5万に減少しPSLを15mgに増量後支疹は軽減．その後に，手指に小潰瘍が出没したが，発症後2年半で皮疹わずかとなった．間質性肺炎の悪化もみられていない．筋酵素の上昇や筋症状は出現していない．

【考察】
3年間の経過中，筋症状はなく，自覚症状のない軽度の間質性肺炎を合併した．初診時はmechanic's handsを呈したが，抗ARS抗体は陰性で，その後間質性肺炎，手の潰瘍，逆ゴットロン徴候を生じるようになり，抗MDS5抗体陽性のタイプの臨床症状となった．

皮膚筋炎の経過中にITPを合併した報告が少数例あるが，両者の経過が特別関連しているという報告はなく，偶発に近いと思われる．本症は血小板減少と皮膚筋炎の発疹の同時発症であり関連性が示唆された．血小板減少は初めの治療で十分回復し，ステロイド減量後も1年以上減少しなかったが，1年3か月後に，一時期減少がみられた．ステロイド増量によりすぐに回復し，その後皮疹も改善傾向となった．皮膚筋炎の皮膚症状と間質性肺炎の病勢が強くなっていたのに伴って血小板が再度減少した可能性も考えた．

参考文献
1）Okamoto hiroshi et al：Modern Rheumatology 2004:14（2）：187-190
2）欠田成人　他：日本皮膚科学会雑誌 2018：126（5）：941
3）Kamei Nozomu et al:Internal Medicine 2002：41（12）：1199-1203

2017年1月14日　第270回　日本皮膚科学会岡山地方会にて発表

膠原病

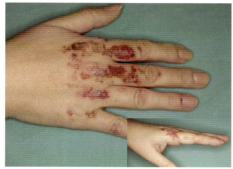

図1　初診時の手の皮疹
　　出血により紫色を呈したGottron徴候とmechanic's hands

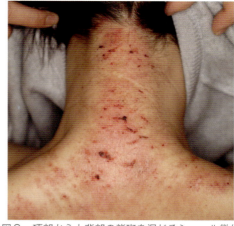

図2　項部から上背部の紫斑を混じるショール徴候

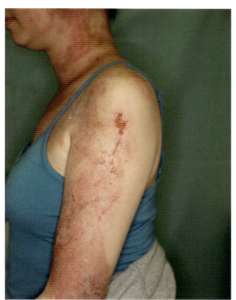

図3　初診から9か月後の皮疹　プレドニゾロン10mg内服中　萎縮性の落屑のある暗紅色斑で一部にびらん形成あり

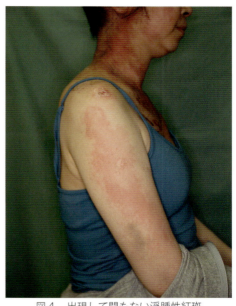

図4　出現して間もない浮腫性紅斑

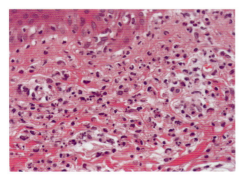

図5　皮疹悪化時，浮腫性紅斑部の病理組織所見
　　基底層の液状変性と，真皮浅層に単核球と好中球の細胞浸潤がひろくみられる
　　核塵がめだつ

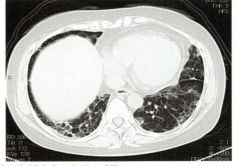

図6　初診から1年後のCT
　　初診7か月後のCTで間質性肺炎を指摘された

高サイトカイン血症を呈し，血球貪食症候群とDICを合併した成人Still病の1例

岡山大学病院皮膚科　芝田　晴子，山﨑　修

【患者】
78歳，女性.

【主訴】
胸部，上背部の紅斑，発熱，脱力感

【現病歴】
2013年1月に頚部から前胸部，上背部に掻痒を伴う紅斑，丘疹が出現し，近医皮膚科でステロイド少量内服，外用で加療されるも改善なく，2月に38℃台の発熱と四肢の脱力感が出現したため前医へ入院した. 尿路感染症として抗菌薬を投与されるも改善がないため，当科に転院した.

【皮膚，理学的所見】
頚部から前胸部，上背部にかけて軽度掻痒のある浮腫性紅斑と米粒大までの丘疹を認めた.（図1，2）. リンパ節腫脹（−）. 項部硬直（−），BT:37.8℃. 見当識障害を認める. 関節痛，脱力感が強く，臥床の状態.

【組織所見】
角層は過角化，一部錯角化. 基底層一部に液状変性，少数の個細胞角化を認めた. 真皮浅層〜中層に浮腫性で血管周囲にリンパ球様単核球，好中球，好酸球の浸潤を認めた（図3）.

【検査所見】
（初診時）WBC 22730 / μl, Hb 10.5 g/dl, Plt 33.2×104 /ul, AST 95 IU/l, ALT 41 IU/l, LDH 445 IU/l, CK 84 U/l, フェリチン 16699 ng/ml, sIL-2R 12188 U/ml, RF 14.9 IU/ml, ANA 0.12 index, CRP 10.98 mg/dl, CH50 37 U/ml, C3 135 mg/dl, C4 18.3 mg/dl, ビタミンB12 49610 pg/ml, PCT 0.913 ng/ml, β-Dグルカン <6, CMV-C7HRP陰性, クオンティフェロン陰性, 全身CT：肺気腫, 両側胸水, 軽度の無気肺を認めるも, 感染病巣やリンパ節腫大なし.
（DIC診断時）Hb 9.6 g/dl, Plt 2.4×10^4/ μl, AST 60 IU/l, ALT 33 IU/l, LDH 728 IU/l, AT 3 96%, PT-INR 1.15, Fib 70 mg/dl, FDP 77.5 μg/ml, D-dimer 64.1 μg/ml. 骨髄検査：細胞成分の減少，マクロファージの血球貪食像.

【治療経過】
成人Still病と診断しプレドニゾロンで治療を開始したが，発熱，全身倦怠感，紅斑は改善せず，急速にDICを合併し，ステロイドパルス療法施行. 輸血を含めたDICの治療でDICは脱したが，その後も発熱や皮疹の改善が乏しいためシクロスポリンを併用し徐々に発熱，紅斑，炎症反応が改善した. しかし，見当識障害とADLの改善はなかった（図4）.

【まとめ・考察】
発熱，汎血球減少，肝障害，DIC，HPSを呈する症例をマクロファージ活性化症候群（macrophage activating syndrome：MAS）と呼ばれ，成人Still病では約12%に生じるとされる. 本症例（表1）でも認められたようにTNF-α，IL-1，IL-6，IFN-γなどの高サイトカイン血症により全身のマクロファージが異常に活性化され，惹起される病態である.

2013年11月2-3日　第64回　日本皮膚科学会中部支部学術大会にて発表

膠原病

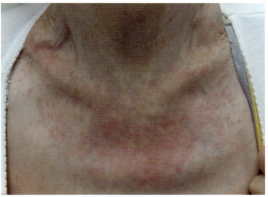

図1　初診時臨床像　非定型疹

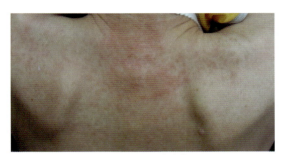

図2　初診時臨床像

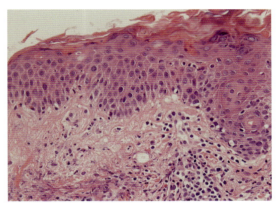

図3　組織像

表1　血清サイトカイン値

IL-1α	49.2 pg/ml	MCP-1	543.7 pg/ml
IL-1β	11.6 pg/ml	TNF-α	41.4 pg/ml
IL-3	<3.2 pg/ml	TNF-β	<3.2 pg/ml
IL-4	<3.2 pg/ml	IFN-α2	86.7 pg/ml
IL-5	<3.2 pg/ml	IFN-γ	25.7 pg/ml
IL-6	356 pg/ml	G-CSF	89.4 pg/ml
IL-7	64.1 pg/ml	GM-CSF	32.8 pg/ml
IL-8	184.6 pg/ml		
IL-10	28.9 pg/ml		
IL-15	13.4 pg/ml		
IL-17	0.44 pg/ml		
IL-18	262000 pg/ml		

IL-6, IL18はELISA法，その他はマルチプレックスイムノアッセイ

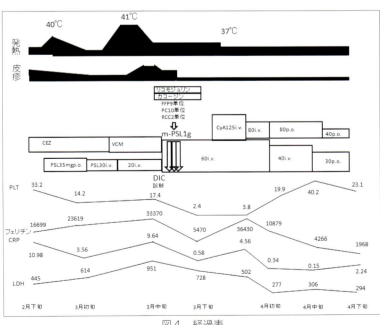

図4　経過表

好酸球性筋膜炎の1例

倉敷中央病院皮膚科　**藤原　暖**

【患者】
42歳　男性.

【主訴】
四肢の皮膚硬化，関節痛.

【既往歴】
レイノー症状なし.

【生活歴】
化学物質の曝露なし．半年前から毎日10kmのジョギング.

【現病歴】
ジョギングを開始した頃から両下腿の皮膚硬化と関節痛が出現し，両腕にも拡大したため当科を紹介受診した.

【現症】
両下腿は茶褐色〜赤褐色調で硬化を認め，膝・足関節の可動域制限や関節痛があった．前腕にも硬化がみられたが，手指の硬化はなく，爪囲点状出血もみられなかった.

【血液検査】
WBC 7.8 x 10^3 /mm^3, neutro 57.9 %, eosino 1.5 %, baso 0.9 %, lymph 34.1 %, mono 5.6%, RBC 5.80 x 10^6/mm^3 (4.20-5.50), Hb 15.0 g/dl, Plt 29.4 x 10^3 /mm^3, TP 7.5 g/dl, Alb 3.6 g/dl (4.0-5.0), ChE 299 IU/l, AST 22 IU/l, ALT 15 IU/l, LDH 186 IU/l, ALP 93 IU/l (110-360), UA 5.6 mg/dl, BUN 10 mg/dl, Cr 0.64 mg/dl, CK 33 IU/l (55-290), Ald 7.4 U/l (2.1-6.1), Na 138 mEq/l, K 4.2 mEq/l, Cl 105 mEq/l, Ca 9.6 mg/dl, CRP 1.05 mg/dl (0.00-0.20), IgG 1933 mg/dl (870-1700), IgA 292 mg/dl, IgM 164.4 mg/dl, IgE 14 IU/l, sIL-2R 1398 U/ml (127-582), KL-6 215 U/ml, 抗核抗体＜40倍，ANCA＜20倍，CCP抗体＜0.5 U/ml，リウマトイド因子 0.0 IU/ml，抗RNP抗体 9.7 index，抗SS-A抗体＜5.0 index，抗Scl-70抗体＜5.0 index，抗RNAポリメラーゼⅢ抗体＜5.0 index

【MRI（左下腿）】
Ｔ2強調像で筋膜に沿って高信号域がみられた.

【病理組織学的所見（左下腿）】
筋膜が肥厚，線維化し，血管周囲にリンパ球や形質細胞を主体とする細胞浸潤を伴っていた．筋肉内の血管周囲にも軽度の炎症細胞浸潤がみられたが，いずれも好酸球浸潤はなかった.

【治療と経過】
好酸球性筋膜炎と診断し，プレドニゾロン（以下PSL）20mg/日の内服を開始した．PSLの内服開始から1週間後には四肢の皮膚硬化，関節痛ともに軽減し，内服開始から2週間後の血液検査で，IgG・Ald・sIL-2Rはいずれも正常化していた．PSLを10mgまで漸減しているが，症状の再燃はなく，MRIでも下肢筋膜の所見は著明に改善している.

【考察】
好酸球性筋膜炎は，自験例のように末梢血の好酸球増多や筋膜への好酸球浸潤を伴わないことがあり，好酸球数以外の血液検査やMRIの所見も参考にすることが多い[1]．特にAldは疾患活動性の指標となる可能性が報告されているが[2]，最近の海外の報告では，好酸球性筋膜炎の患者12例中11例が陽性を示している[3]．また本邦ではsIL-2Rが病勢を反映したとの報告もある[4]．そこで，2000年以降の本邦報告例について，好酸球数，IgG，Ald，sIL-2Rが異常値を示したか否かを調べてみた．IgGやAldの値は上昇していた例が約半数だったが，sIL-2Rは記載例が少ないものの8例中7例で上昇を認めた.

2016年4月24日　第268回　日本皮膚科学会岡山地方会にて発表

参考文献
1) Pinal-Fernandez l, et al：Autoimmun Rev. 2014；13：379-382.
2) Fujimoto M, et al：J Rheumatol. 1995；22：563-565.

膠原病

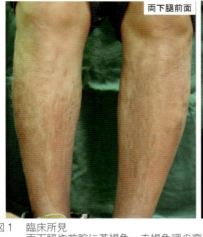
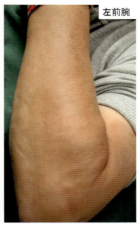

図1　臨床所見
　　両下腿や前腕に茶褐色～赤褐色調の変化を伴って硬化がみられる．

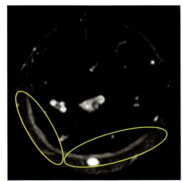

図2　左下腿MRI
　　T2強調像で筋膜にそって高信号域がみられる．

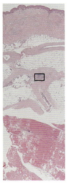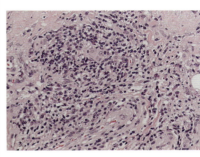

図3　病理組織学的所見
　　筋膜が肥厚し，血管周囲にリンパ球や形質細胞を主体とする細胞浸潤を伴う．

表1　好酸球性筋膜炎の診断基準案（Autoimmun Rev. 2014：13：379-382）

好酸球性筋膜炎の診断基準案

大基準を2項目もしくは大基準1項目と小基準2項目を満たす場合，好酸球性筋膜炎と診断する．
除外診断：強皮症

大基準
1. 皮膚・皮下組織の腫脹，硬化，肥厚
2. 病理組織でリンパ球やマクロファージの浸潤（好酸球浸潤の有無は問わない）を伴う筋膜の肥厚

小基準
1. 末梢血好酸球増加　>500/μL
2. 高γグロブリン血症　>1.5g/dL
3. 筋力低下あるいは血清アルドラーゼ高値
4. Groove signあるいはorange pearl sign
5. MRI T2強調画像で筋膜の高信号

表2　2000年以降に本邦で報告された好酸球性筋膜炎32例における血液検査異常の頻度

	異常値を示した頻度	正常
好酸球	62.5%（20/32）	37.5%（12/32）
IgG	45.8%（11/24）	54.2%（13/24）
アルドラーゼ	52.2%（12/23）	47.8%（11/23）
sIL-2R	78.5%（7/ 8）	12.5%（1/ 8）

3) Nashel M, et al: J Clin Rheumatol. 2015：34：1481-1484
4) 常深祐一郎ら：皮膚臨床．2000；42：1293-1297．

新生児の皮膚骨腫から診断に至ったAlbright骨異栄養症の母子例

岡山医療センター皮膚科　**森本　愛**

【症例１】
生後27日，男児．

【現病歴】
出生時から背部に皮下腫瘤を認め当院小児科および当科を受診．新生児マススクリーニングで高TSH血症を指摘されていた．

【皮膚所見】
背部の発赤部位に一致して下床と可動性良好な骨様硬皮下腫瘤を認める（図１）．

【病理組織所見】
真皮中層に骨細胞および骨基質を認め骨腫と診断（図２）

【検査所見】
骨Ｘ線所見：図３
Ellsworth-Howard試験，生化学検査：図４
GNAS遺伝子解析：図５

【診断】
偽性副甲状腺機能低下症（PHPⅠa型）

【症例２】
22歳，女性，症例１の母．

【現病歴】
出生時から背部に皮下腫瘤あり．成長とともに手指／足趾の短縮，低身長が著明となり，四肢にも皮下腫瘤を多数認めた．複数の皮下腫瘤の摘出，足趾の骨延長術を施行されていた．

【家族歴】
父（症例１の祖父）：低身長，手指の短縮．

【検査所見】
図４，５参照

【診断】
偽性偽性副甲状腺機能低下症（PPHP）

【まとめ，考察】
Albright骨異栄養症（AHO）は，低身長，肥満，円形顔貌，鼻根部の陥凹，中手骨／中足骨の短縮，皮下骨腫などの症状を伴う遺伝性疾患の総称である．皮下腫瘤を主訴に受診され，組織検査で骨腫と診断した場合には，当疾患を鑑別に考慮する．

AHOを来す疾患には偽性副甲状腺機能低下症（PHP）Ⅰa型，Ⅰc型，偽性偽性副甲状腺機能低下症（PPHP）がある．これらの病型分類には，Ellsworth-Howard試験，血液検査（Intact-PTH，血清Ca，P濃度測定），遺伝子解析などを行う．

いずれの疾患も，ホルモン受容機構を構成するGsα蛋白をコードしているGNAS遺伝子の異常により発症する．

副甲状腺から分泌されるPTHが結合するPTH受容体の共益蛋白でもあるGs蛋白は，α，β，γのサブユニットから成り，そのうちGsαをコードしているのがGNAS遺伝子である．このGNAS遺伝子の発現には，組織特異的なゲノム刷り込み（インプリンティング）がみられる．

PTH受容体が存在する近位尿細管では母系遺伝子が優位に発現するため，GNAS遺伝子異常が母系遺伝すると低Ca血症に伴う症状を発症し，父系遺伝では発症しない．

しかし，骨形成においてはインプリンティングがなく常染色体優性遺伝するため，父系母系いずれの遺伝子異常でもAHO症状を発症する．

症例１は，骨腫の存在，Ellsworth-Howard試験，血液検査，GNAS遺伝子Exon1のナンセンス変異，遺伝子異常の母系遺伝，以上の結果からPHPⅠa型と診断．マススクリーニングで指摘された高TSH血症は，Gs蛋白と共役するTSH受容体が存在する甲状腺において，インプリンティングにより遺伝子異常を持つ母系遺伝子が優位に発現し，受容体機能異常が起こるためである．Ⅰa型は，Gsα蛋白を介する他ホルモン（TSH，ゴナドトロピン，GHRHなど）の抵抗性も伴う．

症例２は検査結果に加え，問診上でしか確認できない状況であったが，GNAS遺伝子異常が父

代謝異常症

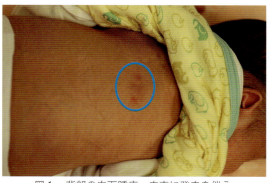

図1　背部の皮下腫瘤．皮表に発赤を伴う

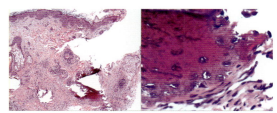

図2　真皮中層に骨細胞および骨基質を認める

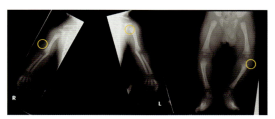

図3　皮下に骨腫が多発

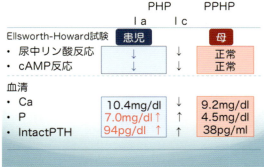

図4　Ellsworth-Howard試験結果，血液所見

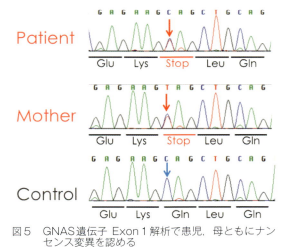

図5　GNAS遺伝子 Exon 1 解析で患児，母ともにナンセンス変異を認める

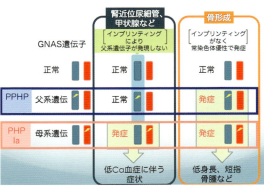

図6　GNAS遺伝子における組織特異的なインプリンティングによる症状発症の仕組み

系遺伝したと考えPPHPと診断した．

参考文献

皆川真規：日本内科学会誌，2007；96：61-66

2014年9月21日　第263回　日本皮膚科学会岡山地方会にて発表

下眼瞼の丘疹から診断に至った全身性アミロイドーシス

岡山赤十字病院皮膚科　**野田　和代**

【患者】
70歳　女性

【既往歴】
高血圧症，虫垂炎術後

【現病歴】
2009年　両手の脱力としびれ．2012年　両側肘部管症候群の診断で，整形外科で手術．嗄声と舌や口唇のしびれ感あり．2013年　左側声帯麻痺を指摘．両上肢の筋萎縮が術後も広がってきたため，神経内科で精査．診断確定には至っていなかった．その後さらに両上肢遠位筋の筋力低下が徐々に進行．2016年8月，1年半程前から両下眼瞼の皮疹が増悪し，当科紹介．

【皮膚所見】
下眼瞼および上眼瞼の一部に，紫斑を伴う表面平滑な褐色丘疹が集簇し局面を形成（図1）．

【組織所見】
真皮浅層と真皮深層の血管壁に，淡い好酸性に染まる均一な物質の沈着を認めた（図2）．DFS染色（図3），Congo red染色で橙赤色に染色された．また，偏光顕微鏡下で緑色の複屈折を呈した．免疫組織化学検査では，免疫グロブリン軽鎖κ型に対するポリクローナル抗体に陽性であった．

【検査所見】
血液検査（図4）：M蛋白陽性（IgM κ型）．
心電図：低電位．心エコー：異常なし

【診断】
ALアミロイドーシス（免疫グロブリン軽鎖（κ）型）

【治療経過】
MD療法（メルファラン，デキサメタゾン）施行．丘疹は徐々に平坦化してきている．

【まとめ・考察】
アミロイドーシスは，全身諸臓器にアミロイドが沈着する全身性アミロイドーシスと，特定の臓器に限局して沈着を認める限局性アミロイドーシスとに分類される．本症例は，多数の症状および所見を認め，皮膚生検にてアミロイド沈着を認めており，ALアミロイドーシス診断確実例とした（図5）．
ALアミロイドーシスは，症状・皮疹とも多彩である．しかし，本症例のように，皮膚生検により診断に結び付くことも多く，皮膚科医としてアミロイドーシスに伴う異常所見および皮膚症状を熟知しておくことが大切である．

＜ALアミロイドーシスの皮膚病変＞
・紫斑：アミロイド沈着による血管の脆弱化による．眼瞼では，こすった後あるいは腹圧がかかった後に生じやすい．
・色素沈着：ヘモジデリンの沈着により瀰漫性に全身に生じる．
・丘疹，結節，瀰漫性浸潤：粟粒大〜腫瘤形成まで様々．半球状に隆起し，表面平滑で，充実性．常色〜黄色で，透明感があり，蠟様光沢を有する．時に頂上に紫斑を伴う．
・水疱：軽い機械的刺激を受けた部位に出血性あるいは非出血性の透明な水疱を形成．
・皮膚附属器へのアミロイド沈着：脱毛や爪が薄くなることもある．
・粘膜症状：皮膚と同様の皮疹を生じる．大量に沈着すると巨大舌を呈し，開口困難や音声不明瞭を呈することもある．

参考文献
1）山田正仁，他：アミロイドーシス診療ガイドライン2010
2）柳原　誠，他：皮膚：日本臨牀 1991；49：892-895.
3）柳原　誠：アミロイドーシスの皮膚病変：診断と治療　1995；83：263-266.

2017年1月14日　第270回　日本皮膚科学会岡山地方会にて発表

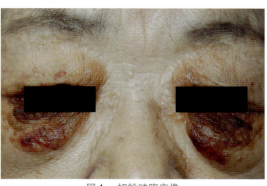
図1　初診時臨床像

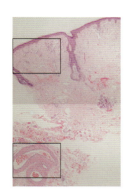
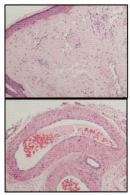
図2　病理組織所見（HE染色）

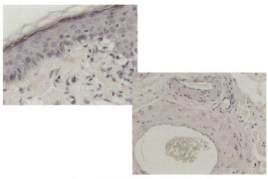
図3　病理組織所見（DFS染色）

検査所見

末梢血					
WBC	6260 /μL	TP	6.3 g/dl	抗核抗体	40> 倍
Seg	47.9 %	Alb	3.4 g/dl	抗dsDNA抗体	(-)
Eo	2.9 %	UN	12.1 mg/dL	抗ssDNA抗体	(-)
Ly	42.0 %	UA	5.7 mg/dL	抗SS-A抗体	(-) 倍
Mon	6.9 %	CRE	0.47 mg/dL	抗SS-B抗体	(-) 倍
Ba	0.3 %	Ca	10.1 mg/dl	蛋白分画	
RBC	327 ×10⁴/μL	IgG	982 mg/dL	Alb	59.3 %
Hgb	9.5 g/dL	IgA	45 mg/dL	α1-G	3.3 %
PLT	24.6 ×10⁴/μL	IgM	864 mg/dL	α2-G	9.6 %
生化学		C3	93 mg/dL	β-G	15.4 %
T-Bil	0.6 mg/dl	C4	22 mg/dl		
AST	17 IU/L	RF	<1.0 IU/l	免疫電気泳動	
ALT	12 IU/L	CRP	0.06 mg/dl	M蛋白	IgMκ型
LDH	192 IU/L	血沈1h	65 mm/h	尿検査	
γ-GTP	12 IU/L	血沈2h	100 mm/h	蛋白定性	(-)
		血清アミロイドA蛋白	2.7 mg/ml	Bence-Jones蛋白	(-)

図4　血液検査

免疫グロブリン性アミロイドーシス（AL型）診断基準
（厚生省特定疾患調査研究班）

主要症状および所見
(1) 全身衰弱・体重減少・貧血・浮腫・呼吸困難・胸痛・胃腸障害とくに頑固な下痢・紫斑
(2) 心電図異常（低電位・不整脈・ブロック・QS型）・低血圧・起立性低血圧・心肥大
(3) 蛋白尿・腎機能障害
(4) 肝腫大・脾腫・ときにリンパ節腫大
(5) 巨舌
(6) shoulder-pad sign, その他関節腫大
(7) 多発性ニューロパチー
(8) 手根管症候群
(9) 皮膚の強皮症様肥厚，結節
(10) 免疫グロブリン異常：血清M蛋白または尿Bence Jones蛋白をみることがある．

診断の基準
1. 可能性を考慮：主要症状および所見のうち，(1)，(2)の一つ以上が存続する場合は一応本症の可能性を考慮してみる．
2. 疑い：主要症状および所見のうち(1)〜(9)の一つ以上を認め，かつ(10)が陽性の場合は免疫グロブリン性（原発性）アミロイドーシスが疑われる．
3. 確実：上記に加え生検でアミロイドを認める．

図5　ALアミロイドーシスの診断基準

弾性線維性仮性黄色腫の1例

岡山大学病院皮膚科　**野村　隼人**

【症例】
51歳，女性.

【既往歴】
子宮腺筋症

【現症】
10代より頸部に黄色丘疹が出現するようになった．徐々に拡大し，腋窩，鼠径，臍部にも出現するようになった．川崎大学病院皮膚科にて弾性線維性仮性黄色腫（pseudoxanthoma elasticum: PXE）と診断されたがその後は通院することはなかった．最近になり頸部の湿疹について近医皮膚科を受診した際に改めてPXEを指摘され，合併症の精査目的に当科紹介受診した．

【皮膚所見】
頸部，腋窩，鼠径部，臍部に癒合傾向のある黄色丘疹が集簇していた．

【皮膚病理組織所見】
真皮中深層に好塩基性に染色される糸くず状物質を多量に認めた．これらの物質はelastica-van Gieson染色で黄褐色に染まり，Kossa染色ではカルシウム沈着が確認できる．

【診断】
弾性線維性仮性黄色腫

【遺伝学的検査（長崎大学に依頼）】
ABCC6遺伝子のエクソン19でcoding DNAの2542番目の塩基Gが欠損するホモの変異を有していた．

【経過】
合併症の検索を行ったところ，眼底検査で両眼視神経乳頭周囲に軽度の色素線条を認めた．心血管や消化管病変を疑わせる所見はなかった．

【考察】
PXEは，弾性線維に変性・石灰化が生じて組織障害を引き起こす．そのため皮膚，眼，心血管，消化管に多彩な症候を呈する常染色体劣性

の遺伝性疾患である．平成27年7月に指定難病に登録され，皮膚，眼，心血管，消化管の症状で重症度が決定される．本症例では間擦部に黄色丘疹の癒合した局面を認め，中等症に分類される．
PXEは眼（視野欠損，視力障害），心血管（間歇跛行，狭心症，心筋梗塞，脳梗塞），消化管（消化管出血）に重篤な合併症を来しやすいため，定期的なスクリーニングが必要である．

参考文献
N Chassaing et al. J. Med. Genet. 2005; 42; 881-892

2016年4月24日　第268回　日本皮膚科学会岡山地方会にて発表

皮膚形成異常症

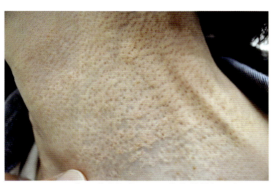

図1　頸部の癒合傾向のある集簇性黄色丘疹.

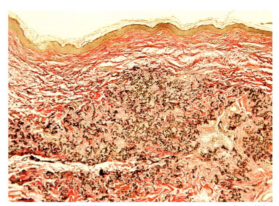

図3　糸くず状物質はelastica-van Gieson染色で黄褐色に染まる.

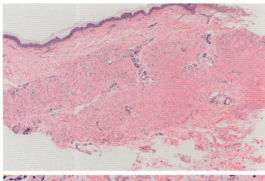

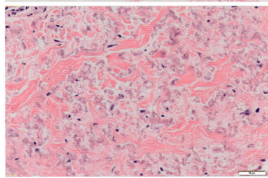

図2　真皮中深層に好塩基性に染色される糸くず状物質を多量に認める.

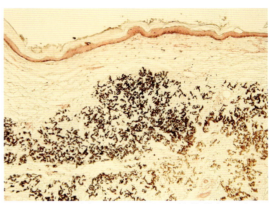

図4　Kossa染色ではカルシウムの沈着が確認できる.

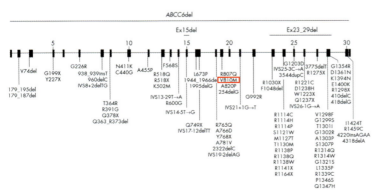

図5　PXEに対するABCC6遺伝子変異の既報告例と自験例.

Pseudoxanthoma elasticum-like papillary dermal elastolysisの1例

岡山大学病院皮膚科　小橋　美那

【患者】
65歳，女性.

【主訴】
両側頚部から後頚部の皮疹.

【家族歴・既往歴】
特記事項なし.

【現病歴】
2015年4月，自覚症状を欠く両側頚部から後頚部にかけて多発する半米粒大程度の黄白色丘疹に気づき，当院を紹介受診した.
腋窩・肘窩など他の部位に皮疹はない.

【皮膚所見】
両側頚部から後頚部にかけて，半米粒大程度の黄白色丘疹が多発している.

【組織所見】
HE染色で真皮上層の毛細血管の拡張を伴い，真皮中層から深層にかけて膠原線維の膨化がみられる．Elastica van Gieson染色で真皮乳頭層の弾性線維が軽度減少し，Kossa染色で石灰沈着を認めない.

【診断】
臨床像および組織学的所見から，本症例をpseudoxanthoma elasticum-like papillary dermal elastolysis（PXE-like PDE）と診断し，経過観察中である.

【まとめ・考察】
PXE-like PDEは，1992年にRongioletti[1]らにより提唱された疾患概念である.
黄白色の丘疹の鑑別疾患として，幼少期から皮疹がみられ心血管系異常や臓器出血，眼底出血などの合併症を呈する弾性線維性仮性黄色腫（PXE）との鑑別が重要である.
鑑別には弾性線維の増減や石灰化の有無をみるための結合組織染色法が有用である.
自験例については，皮膚生検でHE染色と同時にElastica van Gieson（EVG）染色，Kossa染色をし石灰沈着を伴わない真皮網状層の弾性線維の減少を認め，PXE-like PDEの診断に至った．文献では，Elastica Masson染色で弾性線維の減少を確認する例もあった[2].
PXE-like PDEの皮疹に有効とされる治療の報告は現状ではない．自覚症状を欠き見過ごされやすい疾患であるが，今後も症例の蓄積と検討が必要である.

参考文献
1) F. Rongioletti and A. Rebora, Journal of the American Academy of Dermatology, 26:648–650, 1992.
2) T. Ito et al, Journal of the American Academy of Dermatology, 69（No.4）:202–203, 2013

2016年4月23日　第32回　臨床皮膚科医会総会にて発表

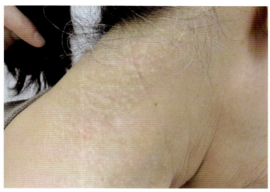

図1　頚部に多発する黄白色丘疹
　　　（自験例）

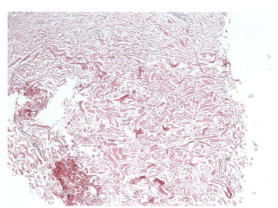

図2　真皮中層から深層にかけて膠原線維の膨化がみられる．

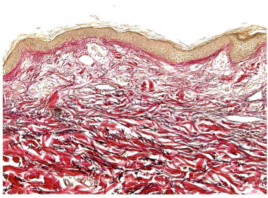

図3　Elastica van Gieson染色で真皮乳頭層の弾性線維が軽度減少している．

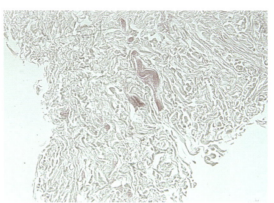

図4　Kossa染色で石灰沈着を認めない．

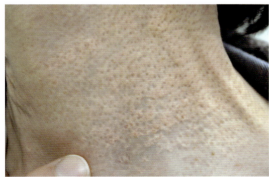

図5　丘疹が集簇した敷石状の局面
　　　（当院にてPXEと診断した症例）

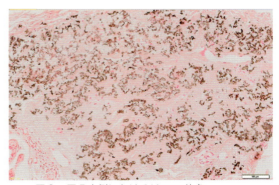

図6　図5症例におけるKossa染色
　　　弾性線維に一致して石灰沈着を認める．

四肢，体幹に多発し，水疱形成を伴った硬化性萎縮性苔癬

成羽病院皮膚科　片山　治子

【症例】
86歳，女性．

【合併症】
高血圧でアムロジピン，ビソプロロール，心房細動でリバーロキサバン内服，気管支喘息でブデソニドホルモテロール吸入，カルボシステイン内服中．

【現病歴】
初診の4，5年前から体幹四肢に掻痒を伴う皮疹があり，ステロイド外用である程度軽快するが，外用にあまり反応しない局面が残る．また，時に四肢に水疱を形成する．

【皮膚所見】
体幹・四肢に様々な大きさのpoikilodermatousな不正形の斑～局面が多発散在している．皮疹は，衣類の摩擦などの外力がかかるところに多い印象がある．点状色素斑が集簇する浸潤を触れない皮疹もあれば，荒く漉いた和紙のような手触りと粗大な皺を伴う浸潤性の局面もある．大腿伸側にはコイン大の弛緩性の水疱，左手首屈側には小豆大の小水疱が見られる．
陰部は本人は全く自覚していないが，白色調で小陰唇と陰核が消失した陰門萎縮症の状態となっている．

【一般血液検査】
膠原病や甲状腺疾患を考えさせる異常はない．

【ダーモスコピー所見】
下腿屈側の皮疹では，瘢痕様で血管が透けて見えるwhitish plaqueと，均一な大きさの白色丘疹が密集するところがみられる．comedo like openingsははっきりしない．

【病理組織所見】
下腿の浸潤性紅斑局面の組織：表皮は萎縮し，compactな過角化，角栓，基底層の液状変性が見られる．真皮浅層は均質化し，その下にリンパ球の帯状あるいはpatchyな浸潤がみられる．角栓は汗孔一致性のものが目立つ．手首の小水疱の部では，表皮は萎縮し，著明な角化と角栓を伴う．水疱は表皮下にあり，真皮の細胞浸潤はわずかである．

【診断】
硬化性萎縮性苔癬（lichen sclerosus et atrophicus:LSA）

【治療経過】
very strong classのステロイドを外用して痒みが取れてからはタクロリムス軟膏外用を継続．萎縮性で表面が粗造な皮疹が一部残るが，水疱形成はみられなくなり，完全に消退した皮疹もある．

【考察】
ＬＳＡは臨床的には萎縮を伴う境界明瞭な白色硬化性局面で，組織学的には過角化，表皮の萎縮，液状変性，真皮の浮腫，膠原線維の硝子様均質化，リンパ球浸潤など特徴的な所見を示す．dermoscopyではcomedo like openingsとwhitish plaqueが特徴とされ，組織学的にはそれぞれ（毛孔性あるいは汗孔性）角栓と表皮の萎縮に対応する．
ＬＳＡは女性の陰部に好発するが，陰部外に生じることもある．陰部外のＬＳＡは顔面，体幹の特に衣類の摩擦などの外力を受けやすいところに好発するようで，自験例のように多発する例もある．水疱形成はＬＳＡで時にみられる症状で，基底層の液状変性や真皮の浮腫で脆弱になった皮膚に衣類の摩擦や掻破などの外力が加わって形成されたものと思われる．
陰部外病変は陰部病変のように強い痒みを訴えることは少なく，また悪性化の報告もないが，海外では陰部外ＬＳＡの44％に陰部ＬＳＡを合併していたという報告がある．しかも無治療の陰部ＬＳＡの発癌リスクは5～6％だが，適切な治療により発癌リスクを抑えることができるとされている．したがって，陰部外ＬＳＡをみたときは陰部の病変の有無を確認し，陰部病変があれば早期に治療を開始することが必要である．

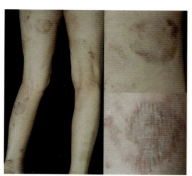

図1 下肢後面．不正形の浸潤性淡褐色局面や，浸潤をともなわない点状色素斑が集簇する斑が多発．下腿後面の皮疹は表面粗造で粗大な皺がある．

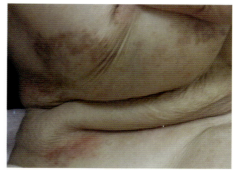

図2 胸腹部に不正形のpokilodermatousな局面が多発している．紅斑を伴うものもある．

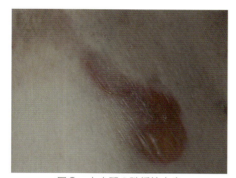

図3 右大腿の弛緩性水疱．

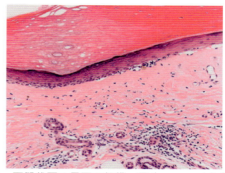

図4 下腿後面の局面の組織．厚くcompactな角化，汗孔性角栓．表皮は萎縮し液状変性が見られる．真皮浅層の膠原線維は均質化し，その下に帯状にリンパ球が浸潤している．

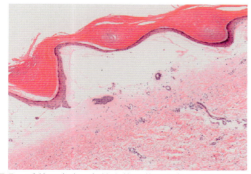

図5 手首の水疱．角栓を伴う著明な角化，表皮の萎縮，表皮下水疱がみられる．真皮の細胞浸潤はほとんどない．

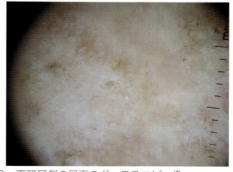

図6 下腿屈側の局面のダーモスコピー像．瘢痕様のwhitish plaqueと密集する白色丘疹がみられる．comedo like openingsははっきりしない．

参考文献

1. 大日方夏美ほか．臨皮2016；70：293
2. 増田亜希子ほか．西日皮膚2015；77：479
3. Neill S.M, et al. Br J Dermatol 2010；163：672
4. Lee A, et al. JAMA Dermatol 2015；151：1061
5. Lacarrubba F, et al. J Am Acad Dermatol 2015；72：S50

硬化性萎縮性苔癬：女性の外陰部に生じ青黒色斑を伴った例

岡山大学病院皮膚科　横山　恵美

【症例】
68歳，女性.

【家族歴・既往歴・生活歴】
脂漏性皮膚炎，慢性蕁麻疹.

【現病歴】
脂漏性皮膚炎や慢性蕁麻疹で不定期に加療中であったが，約5か月前から外陰部の強い痒みが生じ，前医を受診後，2014年8月当院紹介受診.

【皮膚所見】
大陰唇から小陰唇・会陰にかけて脱色素斑と表面粗造な局面を呈し，小陰唇右側に2mmの青黒色斑を認めた（図1）.

【ダーモスコピー像】
凹凸のあるwhitish patch，コンマ状の毛細血管拡張，楕円形のhomogeneous blue pigmentationとそれに近接する不整な線状のpigmentation（図2）.

【病理組織像】
白色局面では，角層はcompactな過角化を示し，表皮はごく一部に肥厚がみられ，基底層に裂隙を認めた．真皮浅層は浮腫状で，間質が均質化し，毛細血管の増生とびまん性の炎症細胞浸潤がみられた（図3）．色素斑部では，表皮基底層および表皮直下から真皮中層にかけて色素沈着を伴い，比較的境界明瞭な結節性病変を成し，その周囲では血管の増生と拡張が目立つ（図4）．表皮内および真皮に色素を有する母斑細胞が胞巣を形成しながら増生し，表皮真皮境界部はリンパ球浸潤が著明である（図5）．下方にも色素含有細胞がみられたが，徐々に母斑細胞は小型化しており，maturationは保たれている（図6）.

【診断】
硬化性萎縮性苔癬（Lichen sclerosus : LS）と併発したcompound nevus

【治療および経過】
ハイドロコルチゾン（エキザルベ®）軟膏を外用し，約1週間で瘙痒が改善，約1か月で硬化局面および脱色素斑は縮小傾向を示した．以後2年を経過した現在，脱色素斑は残存するものの硬化局面はほぼ消褪．色素斑は全摘生検後再発していない.

【考察】
外陰部LS上に生じた母斑は病理組織学的に再発性母斑の所見をとり，melanomaとの鑑別を要する場合がある．自験例では小型であったが，表皮真皮境界部の炎症細胞浸潤が著明で，色素の分布が不規則かつ深部まで及んだ点，周囲の血管拡張や増勢が目立った点が特徴的であった．LSは有棘細胞癌の発生母地となり得るが，malignant melanoma associated with lichen sclerosus in the vulvaの稀な報告もあり，対応については慎重を要する．LSの治療はステロイド，テストステロン，レチノイド，ビタミンD外用などが知られているが，2006年以降タクロリムスが有効との報告が相次いでいる．自験例ではコルチコステロイドの外用で副作用もなく改善傾向を認めた.

参考文献
1) Carlson JA, et al：Melanocytic proliferations associated with lichen sclerosus. Arch Dermatol 2002；138：77
2) Hassanein AM, et al.：Malignant melanoma associated with lichen sclerosus in the vulva of a 10-year- old. Pediatr Dermatol 2004；21：473.

2016年4月24日　第268回　日本皮膚科学会岡山地方会にて発表

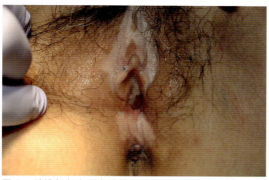

図1 外陰部および会陰部の白色斑，小陰唇右側の直径2mmの青黒色斑

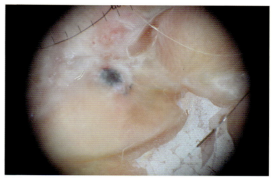

図2 凹凸のある whitish patch，楕円形の homogeneous blue pigmentation

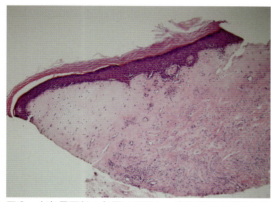

図3 白色局面部：角層は肥厚し，真皮浅層の浮腫と間質の均質化，びまん性の炎症細胞浸潤を認める．

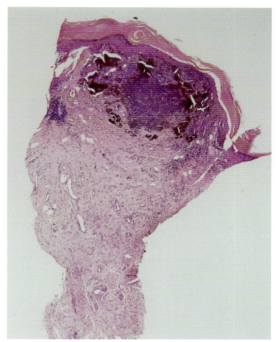

図4 色素斑部：表皮基底層および表皮直下から真皮中層に色素沈着を認め，血管の増生と拡張が目立つ．

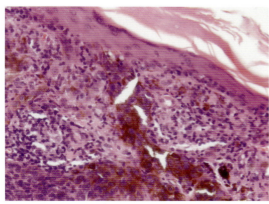

図5 表皮内および真皮に色素を有する母斑細胞が胞巣を形成し，表皮直下に著密なリンパ球浸潤を伴う．

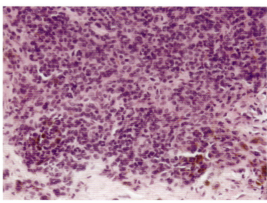

図6 下方では母斑細胞は小型化し maturation は保たれている．

自己免疫性膵炎の関与が疑われた皮下結節性脂肪壊死症

岡山大学病院皮膚科　**梅村　啓史**

【患者】
80歳，男性

【主訴】
発熱，食思不振，両下腿に散在する紅斑

【家族歴・既往歴】
既往歴；脳梗塞（右不全麻痺），前立腺肥大症，
2型糖尿病
家族歴；特記事項なし

【現病歴】
発熱，食思不振，下腿の紅斑を主訴に近医を受診した．他院を紹介となり，感染症にともなう結節性紅斑として抗菌薬投与にて加療を受けた．血糖値が上昇していたため，腹部 CT施行にて膵体部の主膵管の狭窄と膵尾部の主膵管拡張を認めた．血液検査ではアミラーゼ，リパーゼが 5，000 U/L以上への上昇，CEA 9.5ng/ml，CA19-9 97U/mlと腫瘍マーカーの軽度上昇もあり．自己免疫性膵炎疑いにて加療も軽快が得られないため，同月当院消化器内科紹介，転院となった．転院後，下腿の紅斑について皮膚科紹介となった．

【皮膚所見】
両下腿に爪甲大から母指頭大程度の紅色の硬結が散在している．（図1）

【組織所見】
組織球とリンパ球主体の浸潤で lobular panniculitis，脂肪壊死を来している．（図2）

【検査所見】
WBC 8，430 /ml，RBC 4，27万/ml，Hb 13.3 g/dL，Plt 22.3万/ml，PT-INR 1.04
APTT 26.7 sec，D-dimer 35.2 mg/ml，FDP 42.2 mg/ml，血沈 109 mm/hr，TP 8.2 g/dL，Alb 3.2 g/dL，AST 30 U/L，ALT 18 U/L，γ-GTP 28 U/L，LDH 214 U/L，Na 140 mmol/L，K 4.1 mmol/L，Cl 102 mmol/L，UN 30.2 mg/dL，Cre 1.52 mg/dL，CRP 5.72 mg/dL，AMY 3，952 U/L，P-AMY 3，789 U/L，S-AMY 163 U/L，LIPA 6，587 IU/L，エラスターゼ1 20，000 ng/dL，IgG 2，783.2 mg/dL，
IgG 4 697 mg/dL，IgA 348.8 mg/dL，IgM 114.1 mg/dL，ANA 陰性，RF 陰性

【診断】
自己免疫性膵炎に伴う皮下結節性脂肪壊死症

【治療経過】
入院翌日に ERCP施行された．EUS/ERP；膵体部〜尾部の主膵管拡張と膵体部の壁不整．周囲の分枝膵管の拡張．膵管のなだらかな壁肥厚．腫瘍は認めず．膵鉤部・頭部でも主膵管拡張や腫瘤性病変なし．細胞診は class 2で明らかな悪性を認めず．ENPDを留置したところ，翌日にはアミラーゼがpeak outし，入院4日後には正常化した．ENPD抜去時に十二指腸乳頭生検も特異的炎症所見なし．入院6日後のEUSFNAの組織疹にても炎症細胞浸潤なし．入院 21日後に紹介元の病院に転院となった．IgG 4 高値あり，自己免疫性膵炎を含む IgG 4 関連疾患が疑われた．
-腎機能障害；2型糖尿病もありタンパク尿には乏しい．IgG 4 関連間質性腎炎の可能性はあるが腎生検はリスク高く施行できず．
-後腹膜線維症あり．
-IgG 4 関連ニューロパチーの可能性；一時的な筋力低下を認めたが，徐々に改善し，歩行可能となった．腰椎・胸椎 MRIではニューロパチーを来すような脊柱管狭窄や腫瘤は認められず．神経生検はリスク高く施行できず．
-Gaシンチでは唾液腺に集積なし．
-CT上，大動脈周囲炎を認めたが，内腔の狭窄はなく治療適応なし．

【まとめ・考察】
診断基準上，自己免疫性膵炎の診断基準は満たすものの，IgG 4 関連疾患の診断基準では疑診（possible）とされた．IgG 4 関連疾患を背景として自己免疫膵炎を発症し，膵酵素の逸脱によって脂肪壊死を来したと推定されるが，ステロイド使用もなくENPDの留置のみで自然軽快

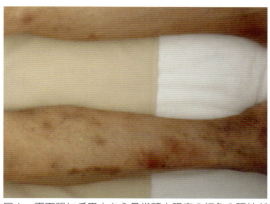

図1 両下腿に爪甲大から母指頭大程度の紅色の硬結が散在している.

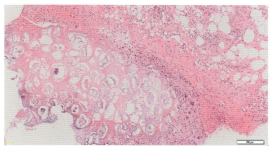

図2 生検では組織球とリンパ球主体の浸潤で lobular panniculitis, 脂肪壊死を来している.

した点も確診には至らなかった. しかし確認できる限りは, これまでに自己免疫性膵炎, あるいは IgG 4 関連疾患を背景に有する症例の報告はなく, 新規の症例であると推定された.

参考文献

1. Zundler S, Erber R, Agaimy A, et al. Pancreatic panniculitis in a patient with pancreatic-type acinar cell carcinoma of the liver--case report and review of literature. BMC Cancer 2016 16: 130.
2. Guo ZZ, Huang ZY, Huang LB, Tang CW. Pancreatic panniculitis in acute pancreatitis. J Dig Dis. 2014 15(6):327-30.

2016年4月24日　第268回　日本皮膚科学会岡山地方会にて発表

潰瘍性大腸炎寛解期に再燃した腸外病変（結節性紅斑の画像診断）

川崎医科大学総合医療センター皮膚科　　澤田　文久

【患者】
64歳，女性，HLA-B51陽性

【主訴】
両下肢の有痛性紅斑と発熱，皮下・関節痛

【家族歴・既往歴】
30歳時　潰瘍性大腸炎
43歳時　甲状腺腫
55歳時　結節性紅斑（EN），ざ瘡様皮疹

【現病歴】
潰瘍性大腸炎に数年前からペンタサを，3年前からENを合併しコルヒチンとPSLを併用した．消化器症状は軽快したがENはPSLの減量で再燃しPSLの減量困難であった．そのため顆粒球単球吸着療法（GMA）を導入し有効であった．今回PSL 2 mg/日，コルヒチン 2 mg/日の時点で下肢に結節性紅斑が再燃．皮疹とは一致しない皮下の疼痛と発熱，関節痛を伴っていた．

【皮膚所見】
胸鎖関節部に腫脹，両下肢に圧痛を伴う浸潤性紅斑が多発していた（図1）．

【組織所見】
真皮深層から脂肪織におけるリンパ球の浸潤．脂肪隔壁には線維化と好中球，巨細胞を混じた炎症細胞の浸潤があった（図2）．

【血液検査所見】
WBC；12090/μl（Neutro89%），CRP；4.2 mg/dl，抗核抗体；陰性，MMP-3；74.5 ng/ml，抗CCP抗体；1.1 U/L，RF；<151 U/L，CK；27 U/L

【画像検査所見】
^{99m}Tcによる骨シンチ：胸鎖関節部に集積（+）（図3）．PET/CT：皮疹部と皮疹のない疼痛部において，皮下から筋間に，また関節部では関節内ではなく関節周囲の結合織内にFDGの集積を認めた（図4a，b）．

【治療経過】
PSLを15mg/日に増量しMTX（7.5mg/週）の併用で皮疹および発熱，疼痛は改善した．今後も予想される症状再燃に対しTNF-α阻害薬の使用も視野に入れ経過観察している．

【まとめ・考察】
潰瘍性大腸炎の消化器症状寛解期に腸外病変としてENが再燃した．PET/CTは保険適応外ではあるが炎症部位を描出できるものとして知られている[1][2]．自験例では無疹部において皮表から浸潤を触れることのできない深部組織にも病変があることをPET/CTで可視化できた．

参考文献
1）Vaidyanathan S et al：Clin Radiol．2015；70（7）：787-800
2）Tanaka T et al: J Dermatol Sci．2011；64：142-151

2015年5月16日　第265回　日本皮膚科学会岡山地方会にて発表

全身性疾患に関連した皮膚疾患

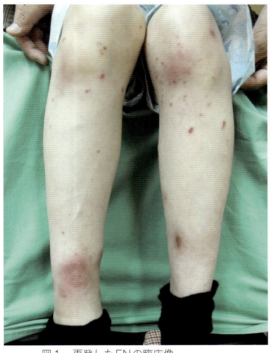

図1　再発したENの臨床像
　　　両下腿に浸潤性紅斑を多数認める

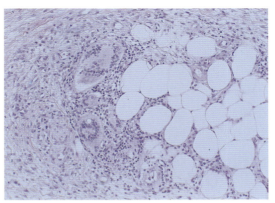

図2　病理組織像（HE染色）
　　　脂肪織隔壁にリンパ球，好中球，巨細胞を認める

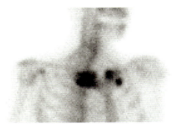

図3　骨シンチ像
　　　胸鎖関節に99m-TCが集積している

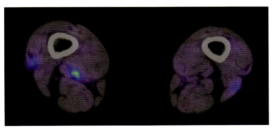

図4a　大腿部PET/CT
　　　皮下および筋間にFDGの集積がみられる（SUV max：2.07）

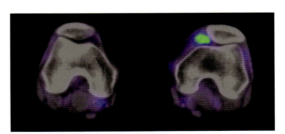

図4b　膝部PET/CT
　　　膝関節周囲の結合織にFDGの集積を認める（SUV max：2.71）

Annular elastolytic giant cell granulomaの１例

岡山済生会総合病院皮膚科　**内藤　聖子**

【患者】
67歳，男性

【主訴】
多発する環状紅斑

【既往歴】
高血圧，心筋梗塞

【現病歴】
２年前から躯幹，四肢に自覚症状を伴わない環状紅斑が出現．前医で抗真菌剤，ステロイド外用剤で加療されるも改善がなく当科へ紹介された．

【皮膚所見】
躯幹，四肢に大小様々な，辺縁に浸潤の強い環状紅斑が広がっていた．前胸部には巨大な環状の紅斑があり，四肢にはそれより小型の紅斑，局面が見られ，一部は不完全な紅斑を呈していた．大腿にも小紅斑があった．（図１）

【一般血液尿検査】
WBC：6810／μL　RBC：505 10^4／μL
AST：14 U/L　ALT：15 U/L
CRP：0.08 mg/dL　BUN：14.9 mg/dL　Cre：0.88 mg/dL　Glu：140 mg/dL　HbA１c：6.0 %（JDS）
抗核抗体，抗Sm抗体，抗DNA抗体，
抗SS-A抗体，抗SS-B抗体 全て陰性

【病理組織所見】
角層，表皮には変化は特になく，真皮浅層にsolar elastosisと肉芽腫の形成を認めた．palisading granulomaはなく，多核巨細胞，類上皮細胞，組織球で構成される肉芽腫を形成していた．EVG染色では真皮浅層～中層の肉芽腫病変を中心として弾力線維の変性と減少が目立ち，巨細胞内に弾力線維の貪食像も認めた．アルシアンブルー染色ではムチンの沈着はなかった．（図２，３，４）

【診断】
annular elastolytic giant cell granuloma

【治療経過】
タクロリムス軟膏外用とトラニラスト内服で治療を行い，２ヶ月間経過を見ていたが皮疹に変化なく，その後受診が途絶えた．

【まとめ】
annular elastolytic giant cell granulomaは1979年にHankeらが臨床と病理組織像の特徴から命名した疾患であり，辺縁堤防状に隆起する環状紅斑で，組織学的に多数の巨細胞を含む肉芽腫と弾力線維の消失を伴うという特徴をもつ．汎発型環状肉芽腫と臨床・組織学的にも共有する部分もあり，同一スペクトラム上のものとされる文献もある．病態や発症機序は未だ明らかになっていないが，糖尿病や悪性腫瘍の合併が報告されている．

1991～2015年までの25年間で報告される症例を医中誌で検討したところ，患者数は65名，２：１で男性に多く，平均年齢は66.1歳で，60歳以上が75％を占めていた．発疹の場所として露光部のみが45％，非露光部のみが15％，両方が40％であった．糖尿病または耐糖能異常をきたすものは31％あり，その他の合併症としては多いものから悪性腫瘍，高血圧，慢性肝炎，関節リウマチ，心疾患・脳血管疾患，帯状疱疹だった．報告症例で行われた治療としては very strong 以上のステロイド外用が最も多く（約80％），そのうち32％で皮疹が改善した．続いてトラニラスト内服が多く50％に有効性を示した．ステロイドの内服は高用量（20-30mg/day）で開始する症例が多く，使用例では78％に有効性を示した．その他としては，タクロリムス外用やステロイドテープ，DDSの内服があった．本症例では既往歴に糖尿病はなかったが血液検査で血糖とHbA１c高値を認めた．

肉芽腫症・脂肪織疾患

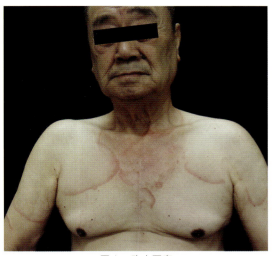

図1　臨床写真

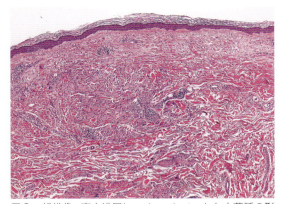

図2　組織像：真皮浅層に solar elastosis と肉芽腫の形成を認めた．

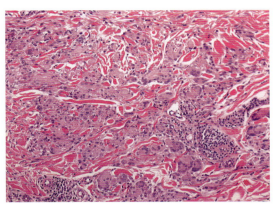

図3　組織像（強拡大）：肉芽腫は多核巨細胞，類上皮細胞，組織球で構成される．

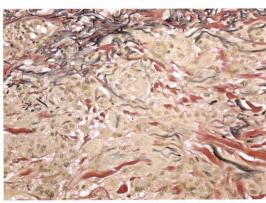

図4　EVG染色：弾力線維の変性と巨細胞内に弾力線維の貪食像を認めた．

参考文献

1) 服部　瑛　Annular elastolytic giant cell granuloma　臨床皮膚科1996；50（1）6-7
2) C.William Hanke M.D. Annular elastolytic giant cell granuloma：Journal of the American Academy of Dermatology 1979：413-421

2017年5月27日　第271回　日本皮膚科学会岡山地方会にて発表

サルコイドーシスの1例

岡山済生会総合病院皮膚科　新川衣里子

【症例】
33歳，男性

【現病歴】
いつの頃からか，四肢に無痛性の結節が出現．増大するため当科受診．

【皮膚所見】
両前腕に小豆大〜大豆大の皮下に囊腫状に触れる弾性硬の皮下結節，皮表との癒着はなく下床との可動性はやや不良であった．左前腕の1つは暗紅色調で波動を触れた（図1）．下肢には鶏卵大までの上肢と同様の皮下結節が多数（図2）．

【手術所見】
検査を兼ねて右前腕の1ヶ所を摘出．
病変は皮下にあり，触診では囊腫状に触れたが，明らかな壁はなく，組織は一部壊死をきたしていた．壊死した部分と辺縁の組織を病理組織検査に提出した．

【病理組織所見】
検体の中心広範囲に壊死（図3）．壊死部には変性した膠原線維，多数の好中球，核塵，リンパ球（図4），壊死部周囲には類上皮細胞性の肉芽腫，巨細胞がみられた（図5）．
特殊染色：PAS（−），Gram（−），抗酸菌染色（−）

【鑑別】
サルコイドーシス，皮下型環状肉芽腫，脂肪類壊死，リウマチ結節，皮膚結核など

【血液検査】
WBC：11750／μL，CRP：1.38mg／dL，Ca（Alb補正）：10.5mg／dL，
ACE：56.7IU／L，リゾチーム：27.0μg／mL，BS（食後2H）116mg／dL，HbA1c（JDS）：5.4%，HbA1c（NGSP）：5.8%，クオンティフェロン（−）

【尿検査】
尿中Ca　22.5mg／dL

【胸部Xp，胸部CT】
両側縦隔・肺門リンパ節腫大，
肝腫大，内部はびまん性に不均一
肝サルコイドーシスの可能性も指摘された．

【診断】
皮下型サルコイドーシス

【治療経過】
ステロイド外用・リザベン内服（300mg分3）で治療開始し，5週間継続したが背部や下腿に新たな皮下結節が出現し，左前腕の1つが自壊・潰瘍化した（図6）．
PLS内服開始し，30mgを5日間，15mを5日間内服したところ，結節の大半は紫紅色斑を残して消失．10mgに減量したが，以後来院せず．経過について電話でご本人に確認したところ，10mgに減量して7日間内服したところで結節は消失していたため，中断したとのこと．

【考察】
サルコイドーシスの病理組織は「乾酪壊死を伴わない類上皮細胞肉芽腫」とされているが，実際には10〜20%に壊死がみられ，原因として以下のような仮説がある．
1. 類上皮細胞の急激な増殖による，微小循環障害や表皮の圧迫
2. 肉芽腫の退縮の過程での虚血性変化
3. microangiopathyの存在
4. ステロイド内服による血栓傾向
本症例では増殖の時期にあると思われ，可能性としては1が考えられた．またHbA1cは正常で糖尿病はなかったが，患者は体重約100kgと明らかな肥満があり，耐糖能異常によるmicroangiopathyが原因である可能性も考えられた．

肉芽腫症・脂肪織疾患

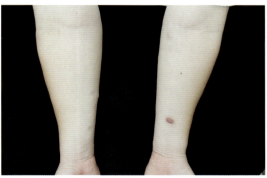

図1 皮下に囊腫状に触れる弾性硬の皮下結節．左前腕の1つは暗紅色調で波動を触れた．

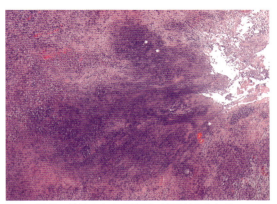

図3 検体の中心広範囲に壊死がみられる．

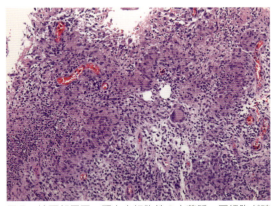

図5 壊死部周囲：類上皮細胞性の肉芽腫，巨細胞が確認された．

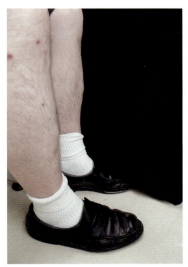

図2 鶏卵大までの上肢と同様の皮下結節．

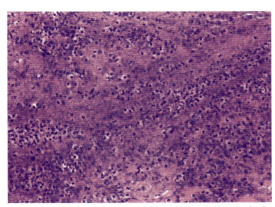

図4 壊死部拡大：変性した膠原線維，多数の好中球，核塵，リンパ球が確認できる．

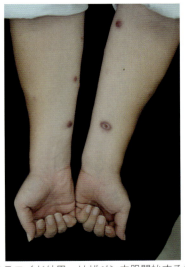

図6 ステロイド外用・リザベン内服開始するも左前腕の1つが自壊・潰瘍化．

参考文献
1) 中村哲子，他：著明な壊死巣をともなった皮下型サルコイドーシス．皮膚臨床46(8)：1217-1219, 2004

2014年1月18日 第261回 日本皮膚科学会岡山地方会にて発表

外傷が契機と思われる necrobiosis lipoidica

岡山大学病院皮膚科　梶田　藍

【症例】
66歳，女性

【主訴】
下腿伸側の萎縮性瘢痕局面

【現病歴】
15〜20年前に夫から家庭内暴力を受け，下腿伸側に傷ができていた．感染を繰り返し，疼痛，掻痒を伴うようになった．約2年前より近医皮膚科に通院していたが，潰瘍化した部分が難治性のため，2014年2月当科紹介受診．

【既往歴】
高血圧症　脂質異常症　大動脈解離

【皮膚所見】
当科初診時，右下腿前面に8.5×5.5cm，左下腿左下腿前面に500円玉大の境界明瞭で不整形，淡褐色から橙黄色の萎縮性瘢痕局面を認め，血管拡張を伴っていた．
右下腿前面の局面にはメガネレンズ大の潰瘍を認め，痂皮を伴っていた．（図1）
右下腿の局面をダーマスコピーで観察すると，繊維化や肉芽腫を反映すると思われる白色から黄色の部分が認められた．蛇行した毛細血管も認められた．（図2）

【一般血液検査】
CRP；0.05mg/dl　HbA1c（NGSP）；6.1%
ACE；11.0U/dl

【画像所見】
MRIでは静脈瘤は認められなかった．

【病理組織所見】
右下腿前面，下側の局面より皮膚生検を行った．弱拡大では真皮浅層から深層にかけて膠原線維の変性を認めた．変性した膠原線維束をはさんで層状の細胞浸潤を認めた．強拡大すると，組織球や多核巨細胞を認め，リンパ球，形質細胞の浸潤を認めた．Alciain blue染色ではムチンの沈着は認められなかった．Elastica-van Gie-

son染色では膠原繊維の変性がみられた．（図3，4）

【診断】
necrobiosis lipoidica

【治療経過】
右下腿の局面の潰瘍に対してヒドロコルチゾン・混合死菌浮遊液配合剤，スルファジアジン銀クリームなどの外用治療を行い，初診より約5ヶ月後には上皮化した．現在タクロリムス水和物軟膏の外用を行いながら経過観察中である．（図5）

2015年9月6日　第266回　日本皮膚科学会岡山地方会にて発表

肉芽腫症・脂肪織疾患

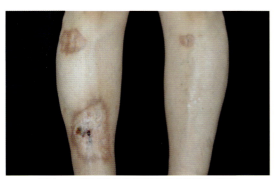

図1　当科初診時の下腿前面の潰瘍と局面

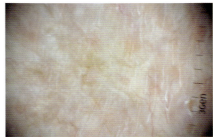

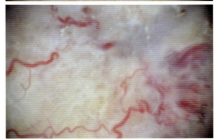

図2　右下腿局面のダーマスコピー像

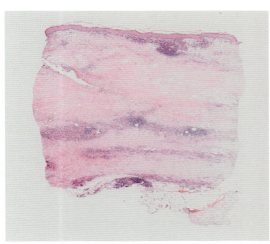

図3　病理組織像

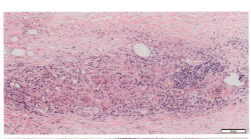

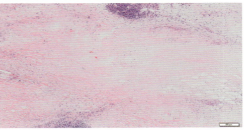

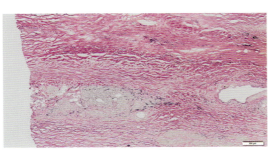

図4　Elastica-van Gieson 染色

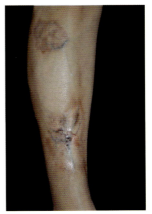

図5　潰瘍が上皮化した右下腿前面

当科における白斑のエキシマライトによる治療経験

三豊総合病院皮膚科　**妹尾　明美**

【はじめに】

2012年には日本皮膚科学会より尋常性白斑のガイドライン[1]が作成され，光線治療などのエビデンスも明らかにされつつある．2013年の1年間に当科を受診された白斑患者のうち，エキシマライト（ウシオ電機のセラビーム308®）による治療を開始し，その効果について検討した．（症例は脱色素性母斑，白斑黒皮症，ロドテノールによる脱色素斑を除き，尋常性白斑と考えられる例に限った．）

【症例と治療成績】

尋常性白斑患者26名に対し，エキシマライトを5回以上，20回まで照射を行い，原則判定を20回目照射の時点とした．しかし反応の良いものは数回の照射で変化がみられ，判定は50％以上に色素新生がみられたもの5名，びまん性にややピンキッシュとなり目立ちにくくなったもの11名，不変10名であった．程度の差こそあれ63％に改善がみられ有用であると思われた．年齢別では小児，若い成人に反応がよく，高齢者（65歳以上）では不変のものが多くみられた．効果の良かった3例を症例提示する．

【著効例】（図1）

31歳，男性．アトピー性皮膚炎を合併．高校生時に両腕に白斑を生じたものの近医治療で治らず，放置していた．大学時代にハワイに5年間留学したときすこし白斑の改善を見たが，帰国後戻った．合併症の理由からステロイドクリームとトシル酸スプラタスト（アイピーディー®）内服とエキシマライト計20回照射した結果，反応がよく，毛孔性に色素新生がみられ治癒していった．

【有効例】（図2）

4歳女児例．陰部にも白斑のある患児で，前年より背部の白斑に照射し，ほぼ改善あり．多動症の兄に母が手をとられ，自己免疫的および精神的背景があるのか経過中円形脱毛も合併した．また遅れて下肢にも新たに白斑を生じたが，エキシマには反応良好であった．

【有効例】（図3）

7歳，男児．2年前より小児科で口の周りの白斑にトプシムクリーム®を外用していたがあまり変化がくないと受診．光線2～3回目より発赤がみられ，順調に白斑の面積が縮小した．

【考　察】

白斑治療より見えてきたことを示します．成績の良い例を提示しましたが，全く反応のみられない例もありました．

① 白斑患者さんは予想以上にデリケートで悩みが深い．

② 色の出方には2通りあり，毛穴を中心に色素再生しいくものと，全体に赤みを増し色が回復していくものがある．

③ 白斑の色素再生能はメラニン産生細胞の障害の度合により異なるのでないかと推察した．

④ エキシマライトにも限界があるが，現段階では白斑に希望のもてる治療法である．

⑤ 将来的には再生医療によりメラニン産生幹細胞を賦活するような治療法が望まれる．

参考文献

1) 鈴木民夫：日本皮膚科学会雑誌 122（7），1725-1740，2012

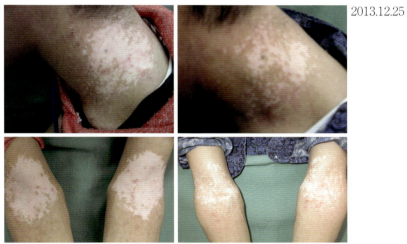

図1　31歳，男性．アトピー性皮膚炎を合併例．頸部，両肘窩に毛孔性に色素の新生をみ，20回照射時50％以上に色素再生が確認された．

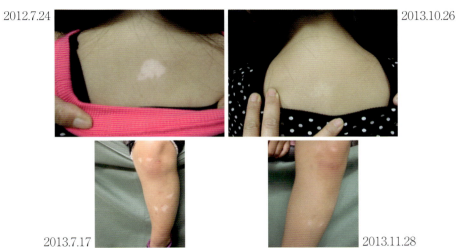

図2　4歳，女児．背部の白斑治療の経過中に下肢に新たに白斑を多発してきた．こちらにもエキシマライト照射し，10回判定でも色素再生がみられている．

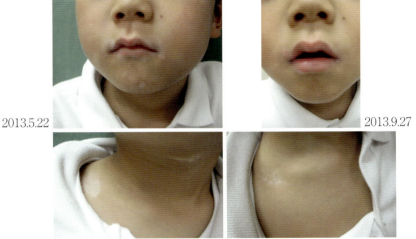

図3　口囲の脱色素斑が淡紅色呈し，目立ちにくくなった．頸部の白斑も50％以上に色素が再生した．

ミノサイクリン内服中に生じた色素異常症

岡山赤十字病院皮膚科　**山口あゆむ**

【症例】
80歳，男性

【主訴】
顔面・四肢の色素沈着

【現病歴】
血管バイパス術後，創部感染症に対し，ミノサイクリンを18ヵ月内服していた．顔面，四肢の色素沈着に気づき，皮膚科外来を受診した．

【既往歴】
下肢動脈硬化；血管バイパス術（4年前），創部感染（1年半前），2型糖尿病，高血圧，脂質異常症，慢性腎臓病，狭心症（PCI後），前立腺癌術後（13年前）

【アレルギー】
特記なし

【内服】
ミノサイクリン塩酸塩 100mg 2T，ビカルタミド 80mg 1T，フェソテロジンフマル酸塩 4mg 1T，リナグリプチン 5mg 1T，アスピリン 100mg 1T，アロプリノール 100mg 1T，エゼチミブ 10mg 1T，ミチグリニドカルシウム水和物 10mg 1T，ミグリトール 50mg 2T，シロスタゾール 100mg 2T，ジソピラミド 150mg 1T，ビソプロロールフマル酸塩 0.625mg 2T，球形吸着炭 4g，パンテチン 1.5g，酸化マグネシウム 1.5g

【皮膚所見】
顔面：びまん性褐色色素沈着，四肢：眼鏡レンズ大までの境界明瞭な不規則形の暗青色色素沈着，頬粘膜：暗青色色素沈着（図1，2，3）

【一般血液検査】
WBC 7500 / μL, Neu 69.4 %, Ly 22.2 %, Eo 1.3 %, Mo 6.8 %, Ba 0.3 %, RBC 435万 / μL, Hb 14.3 g/dL, Hct 41.0 %, Plt 11.0万 / μL, Na 139 mEq/L, K 4.4 mEq/L, Cl 103 mEq/L, Ca 9.3 mg/dL, BUN 30.9 mg/dL, Cr 2.26 mg/dL, UA 4.7 mg/dL, eGFR 23.8, AST 27 U/L, ALT 15 U/L, ALP 300 U/L, LDH 155 U/L, γ GTP 32 U/L, T.Bil 0.7 mg/dL, Amy 107 U/L, CRP 0.12 mg/dL, Fe 71 μ g/dL, TIBC 236 μ g/dL, UIBC 165 μ g/dL, Ferritin 141 ng/ml, BS 203 mg/dL, HbA1c 7.4 %, TP 7.7 g/dL, Alb 4.4 g/dL, TG 262 mg/dL, T.Cho 180 mg/dL, HDL-C 46 mg/dL, LDL-C 99mg/dL

【病理組織所見】
表皮基底層では軽度メラニン顆粒増加をみとめた．真皮結合織間，血管周囲，付属器周囲，皮下脂肪織に褐色顆粒を有する紡錘形細胞浸潤をみとめ，同顆粒は鉄染色で青色に染まった．

【診断】
ミノサイクリンによる色素沈着

【考察】
ミノサイクリンによる皮膚障害は，色素沈着のパターンなどからType I〜IVに分類される[1]．本症例では，露光部および下腿を中心に暗青色斑を呈し，真皮結合織間，血管周囲，付属器周囲，皮下脂肪織などへ鉄染色陽性顆粒の沈着を認めた．また基底層では，軽度メラニン顆粒増加を認め，Type IIに相当すると考えた．Type IIは，容量依存性があり，総投与量70〜100gを超えると発症率が上昇するが，薬剤中止により軽快する可能性があるとされる[1~4]．本症例では，1日200mgの内服を18ヵ月継続しており，初診時までのミノサイクリン塩酸塩の総投与量は，約110gを越えており，発症率が上昇する容量に達していた．

参考文献
1）坂本慶子，他：臨床皮膚2013；67：205-8.
2）大森香央，他：臨床皮膚2010；64：831-4.
3）米田雅子，他：皮膚の科学2012；11：532-7.
4）西原清子，他：皮膚の科学2004；3：180-4.

2016年4月24日　第268回　日本皮膚科学会岡山地方会にて発表

色素異常症

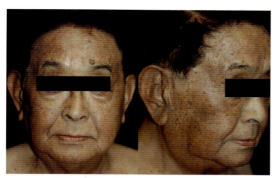

図1　顔面　びまん性褐色色素沈着

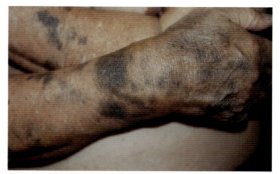

図2　上肢　眼鏡レンズ大までの境界明瞭な不規則形の暗青色斑

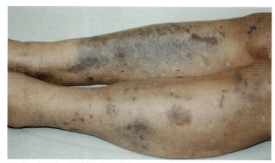

図3　下肢　眼鏡レンズ大までの境界明瞭な不規則形の暗青色斑

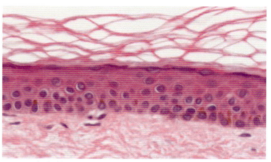

図4　表皮基底細胞（HE染色）軽度のメラニン顆粒増加

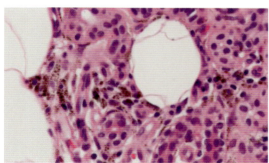

図5　付属器周囲間質（HE染色）褐色小顆粒を有する細胞を多数みとめた

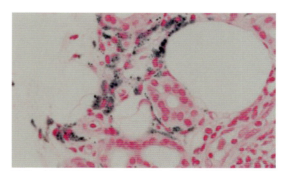

図6　付属器周囲間質（鉄染色）図5の小顆粒は鉄染色で青く染色された

陰圧吸引法を施行した表皮囊腫の1例

岡山大学病院皮膚科　川上　佳夫

【患者】
43歳，男性

【主訴】
左下顎部の隆起性病変

【現病歴】
2年前に左下顎部に隆起性病変が出現した．切除希望にて当科を受診した．

【皮膚所見】
左下顎部に直径20mmのドーム状に隆起した皮内腫瘍を認めた．被覆表皮とは密着感があり，下床は周囲組織に対して可動性を有していた（図1）．

【超音波像*】
Bモード像では境界明瞭な楕円形の19×18×12mmの腫瘍を認め，後方エコーの増強があり，外側陰影を伴っていた．腫瘍内部は低エコーと高エコーの成分が混在していた．カラードップラー像では中心部に赤色と青色の瞬くような点状シグナルが散在していたが，腫瘍辺縁との連続性はなく，パルスドップラー法でも拍動性の波形を認めなかったため，血流ではなくてアーチファクト（twinkle artifact）と考えた（図2）．
*超音波診断装置はAplio 400を使用

【治療経過】
局所麻酔下に陰圧吸引法を施行した．簡易吸引器は10mlシリンジの内筒を外してから，外筒の先端部に三方活栓をつけ，他方には吸引用の20mlのシリンジの先端を取り付けて作成した．腫瘍中心部を4mmトレパンでくりぬいてから，簡易吸引器で腫瘍の内容物を吸引したところ，最初に粥状物が排出された（図3a）．粥状物を除去してから，さらに何度か吸引を繰り返したところ，囊腫の壁成分が風船状に吸引された（図3b，4）．術後の創に死腔はほとんどなく，術後8日目には直径2mmの浅い潰瘍を残すのみとなった（図5）．

【組織所見】
正常表皮成分からなる囊腫壁を認める．真皮成分はほとんど含まれていない（図6）．

【診断】
表皮囊腫

【まとめ・考察】
陰圧吸引法（Negative-pressure suction therapy）は，トレパンや11番メスで表皮囊腫の表面を切開後に，陰圧をかけて内容物を吸引してから摘出する方法である．この方法は，圧出時に表皮囊腫の粥状物が飛び散るリスクがなくなることや，陰圧により表皮成分がきれいに摘出されやすいことなどの利点がある．その一方で過去に炎症を来したことがある表皮囊腫では，通常の紡錘形に摘出する方法を選択すべきであることなど，適応について考慮する必要がある．

参考文献
1．Yasuta M and Kiyohara T：Dermatol Surg, 2012；38：1751.

腫瘍

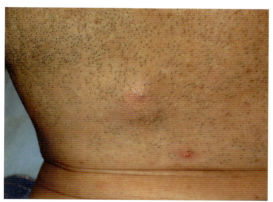

図1　左下顎部の皮内腫瘍

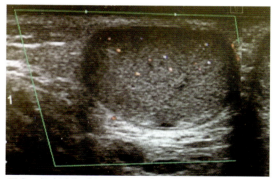

図2　超音波像（カラードップラー像）
後方エコーの増強，外側陰影，赤色と青色の点状シグナル（twinkle artifact）を認める．

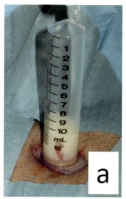
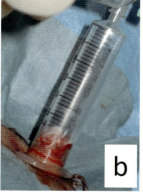

図3　シリンジの外筒を用いた陰圧吸引法
　a　最初に粥状物が吸引された．
　b　その後，囊腫成分が吸引された．

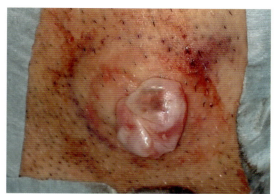

図4　陰圧吸引終了後の皮膚所見
表皮成分のみがきれいに排出された．

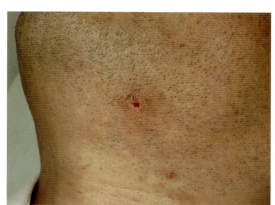

図5　術後8日目の皮膚所見
直径2mmの浅い潰瘍を残すのみとなった．

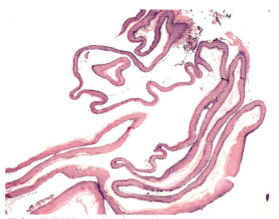

図6　組織所見（H-E染色×25）
正常表皮成分からなる囊腫壁を認める．真皮成分はほとんど含まれていない．

119

Twinkle artifact：表皮嚢腫に特徴的な超音波所見

岡山市立市民病院臨床検査技術科　湯本　賀子
岡山大学病院皮膚科　川上　佳夫

【患者1】
47歳，男性

【現病歴】
3年前に出現した左耳垂部の隆起性病変を切除希望にて当科を受診した.

【皮膚所見】
左耳垂部に直径15mmのドーム状に隆起した皮内腫瘍を認めた（図1）.

【超音波像*】
Bモード像では境界明瞭な腫瘍を認め，後方エコーの増強があり，外側陰影を伴っていた. カラードップラー像では中心部に赤色と青色の瞬くような点状シグナルが散在していたが，腫瘍辺縁との連続性はなく，パルスドップラー法でも拍動性の波形を認めなかったため，血流ではなくアーチファクト（twinkle artifact）と考えた（図2）.
*超音波診断装置はAplio 400を使用

【治療経過】
局所麻酔下に紡錘形に切除術を施行した.

【組織所見】
真皮から皮下脂肪組織にかけて嚢腫を形成し，嚢腫壁は正常表皮成分からなる. 嚢腫内には大小様々な角質成分が存在し，一部層状に配列している（図3）.

【診断】
表皮嚢腫

【まとめ・考察】
Twinkle artifactはカラードップラー法でみられるアーチファクトの一つで，腎結石のような石灰化病変において，赤色と青色のシグナルが星のように瞬く所見を呈することを特徴とする. 近年表皮嚢腫でもtwinkle artifactがみられることが報告された. 表皮嚢腫の内部エコーは不均一で，さざ波状の動きが見られることが知られるが，twinkle artifactはこの動きを反映して

いることが予測される. 炎症を伴う表皮嚢腫でみられる辺縁の血流シグナルとは，パルスドップラー法で拍動性のシグナルがあるかどうかで区別できる（図4a，b）. 大きな表皮嚢腫では，多くのtwinkle artifactのシグナルを呈することが多い傾向にある（図5）. twinkle artifactは視覚的にも分かりやすく，表皮嚢腫の術前診断に有用である. しかし，腫瘍辺縁との連続性の有無やパルスドップラー法で拍動性のシグナルがないことを確認して，血流ではないことを確認することが大切である. またtwinkle artifactの検出感度は，超音波診断装置の機種に左右されるのかもしれないので，今後の情報集積が必要である.

参考文献
1. Clarke R et al：Ultrasound 2016；24：147.

腫瘍

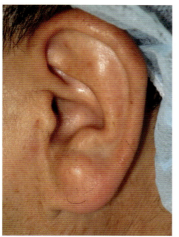

図1 患者1の臨床所見
左耳垂部の皮内腫瘍

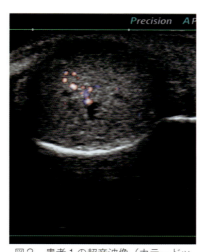

図2 患者1の超音波像（カラードップラー像）
後方エコーの増強，外側陰影，腫瘍内の赤色と青色の点状シグナル（twinkle artifact）を認める．

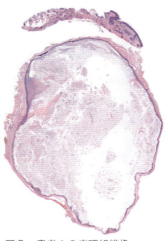

図3 患者1の病理組織像
正常表皮成分からなる嚢腫壁を認める．

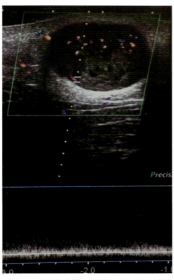

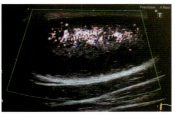

図5 上背部に生じた直径5cmの表皮嚢腫の超音波像（カラードップラー像）
中心部にtwinkle artifactと考えられる点状シグナルが多数認められる．

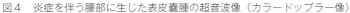

図4 炎症を伴う腰部に生じた表皮嚢腫の超音波像（カラードップラー像）

a：嚢腫の辺縁部に血流シグナルを認める．パルスドップラー法では拍動性のシグナルがみられる．

b：中心部に赤色と青色の点状シグナルが散在している．辺縁部の血流シグナルとの連続性はなく，パルスドップラー法でも拍動性の波形を認めなかったため，twinkle artifactと考えた．

血管拡張性肉芽腫様外観を呈した石灰化上皮腫

川崎医科大学附属病院皮膚科　　**山本　佳子**

【症例】
7歳，男児

【家族歴・既往歴・生活歴】
特記事項なし

【現病歴】
2013年9月前医初診．血管拡張性肉芽腫に感染を伴った状態と診断され，抗生剤内服，ステロイド外用にて加療されたが，徐々に増大．母指頭大の一部浸出液を伴う病変となり，同年12月に生検を施行されたが，炎症性細胞浸潤の組織所見で確定診断には至らず．その後ステロイド内服開始されたが，改善しないため，当科に紹介となった．

【皮膚所見】
左耳前部に25mm×15mm大の紅色腫瘤があり，表面は顆粒状で肉芽腫様の外観を呈し，周囲には紅斑を伴っていた．（図1）

【画像所見】
体表超音波：左耳前部の表皮〜真皮に24×24×12mm大の低エコー腫瘤．境界は明瞭，内部は不均一で，痂皮の直下は音響陰影を伴う部位として描出された．内部には豊富な血流シグナルを認め，血管抵抗は高値を呈さず比較的柔らかい腫瘍と思われた．（図2）

【病理組織所見】
真皮内に境界明瞭な結節性病変が認められ，結節辺縁には小型のbasophilic cellが増殖し，腫瘍胞巣の中心にはshadow cellが増殖し，両者の間に移行する像がみられた．（図3）

【診断】
石灰化上皮腫

【治療方針】
外科的治療は希望されず，経過観察

【考察】
非典型的な臨床像を呈する石灰化上皮腫の特徴として安部らは①比較的短い経過をとること，②顔面・背部など比較的硬い下床を持つ部位に発生すること③組織学的に腫瘍が皮膚の浅い位置にみられ真皮内に限局することの3点を挙げている[1]．自験例でも腫瘍が真皮内に出現し，下床が骨である耳前部に発生したことにより，腫瘍が上方に増大し，ドーム状に盛り上がる非典型的な形態を呈したと考えた．病理組織学的検討では自験例にみられた真皮内の血管の拡張と増生は血管拡張性肉芽腫様外観を呈した石灰化上皮腫の他の報告と一致した[2][3]．石灰化上皮腫の診断には多彩な臨床像を知っておくことが重要であると考えた．

参考文献
1）安部正敏　他：皮膚臨床1995：37（11）1709-1712
2）沢田智恵子　他：臨皮1998：52（11）878-879
3）山田康博　他：皮膚臨床2002：44（13）1610-1611

2014年5月17日　第262回　日本皮膚科学会岡山地方会にて発表

腫瘍

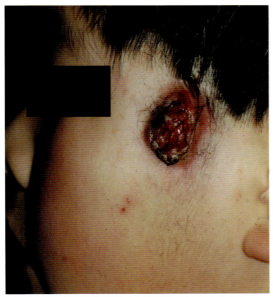

図1　表面は顆粒状で肉芽腫様の外観を呈する

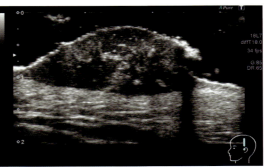

図2　表皮〜真皮に内部が不均一な低エコー腫瘤を認めた

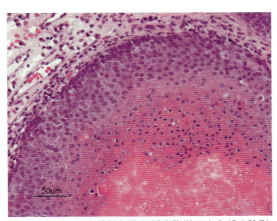

図3　小型の好塩基性細胞と腫瘍胞巣の中心部の陰影細胞，両者の間の移行像

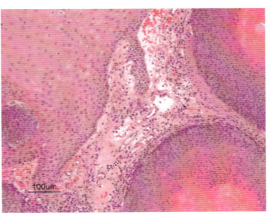

図4　表皮直下および腫瘍上方では毛細血管の増生および拡張が認められた

腎移植後の免疫抑制療法中に多発性の脂腺増殖症を生じた1例

岡山医療センター皮膚科　**眞部　恵子**

【症例】
53歳　男性

【既往歴】
37歳時．IgA腎症にて生体腎移植．

【現病歴】
37歳にIgA腎症のため生体腎移植．移植後よりシクロスポリン（CyA）（ネオーラル），mPSL（メドロール），アザチオプリン（AZP）→49歳時よりミコフェノール酸モフェチル（MMF）（セルセプト）の3剤を内服していた．

2016年（53歳時），移植腎慢性糸球体腎炎のため5月にメチルプレドニゾロン（mPSL）1g/d×3日のパルス療法，その後2か月間 mPSL 12mg/日内服．7月に再度mPSL　1g/d×3日のパルス療法，その後2か月間 mPSL 12mg/日内服，9月にはmPSL　0.5g/d×3日のパルス療法を施行．その他の免疫抑制剤はCyA 100mg，MMF 500mgを連日内服していた．

2016年5月のステロイドパルス後より顔面に多発性丘疹を自覚し，7月に当科へ紹介となった．

【現症】
顔面全体に黄白色から一部淡紅色混じりの丘疹が多発していた．丘疹は殆どが中心臍窩を有し，大きいもので10mm弱であった．

【ダーモスコピー初見】
黄白色のglobulesと，crown　vesselを認める．

【病理組織像】
一部表皮と連続し，大きな成熟した脂腺小葉が通常に比べ増生していた．

【診断】
（腎移植後の）多発脂腺増殖症

※腎移植後の免疫抑制療法中で，尋常性疣贅や伝染性軟属腫が鑑別である．実際少数は疣贅を混じていたと思われるが，殆どの丘疹は黄白色で中心臍窩を有しており，脂腺増殖症と考えられた．

【治療経過】
液体窒素で脱落を図ったが，効果は乏しかった．当科初診（2016年7月）後から丘疹の個数はさほど増加しておらず，増殖が止まった印象を受ける．原疾患に対する治療薬のうち，mPSLの容量はゆっくりと漸減されている．

【考察】
腎移植後の脂腺増殖症の報告は1980年代から見られ，近年になり本邦でも報告され始めた．多発する特徴的な臨床像からeruptive, diffuse などの呼称で報告されている．他の臓器移植でも同様の報告は見られるが[1]，移植数から腎移植後の報告が最も多い．

いくつかの報告があるが，コントロール群では1％であるのに対し，移植後患者では15-30％に多発脂腺増殖症が見られるとされている[2]．また殆ど男性で，小児には生じないと報告されている．発症時期は移植後3-4年が多いが，10年以上経って発症するものも散見される．

治療にはCO_2レーザー，PDTなどがあり，海外ではイソトレチノイン（10～40mg/日）内服の有効性が報告されている．

既知の報告では「Cyclosporine-Induced Sebaceous Hyperplasia」などの表題が多く，どれもほぼ一様にCyAによるものと考察されている．理由として他の免疫抑制剤（ステロイド，AZP or MMF）単独群では生じていないことが挙げられているが，CyAにより脂腺増殖症が多発する機序は不明とされている．

乾癬など他の疾患でもCyAを同程度の容量で使用するが多発脂腺増殖症の報告は無く，移植後にCyAとステロイドあるいはAZPやMMFを併用している影響を考えた．

自験例ではCyAを長年内服している間には多発性丘疹の自覚がなく，ステロイドパルス後に一気に丘疹の増加を自覚した．mPSLとCyAを併用することによりCyAの血中濃度を上げるという報告もあり，CyAに脂腺増殖作用があるとすれば，ステロイドによりその作用が増強して本症を生じたとも考えられる．

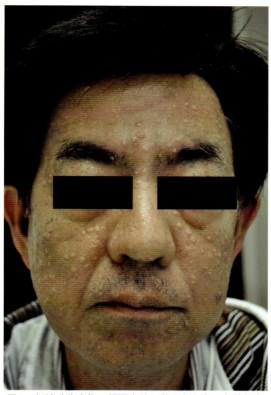

図1：初診時臨床像：顔面全体に黄白色から一部淡紅色混じりの丘疹が多発していた．

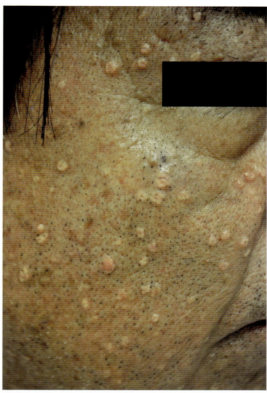

図2：初診時臨床像（近接）：丘疹は殆どが中心臍窩を有し，大きいもので10mm弱であった．

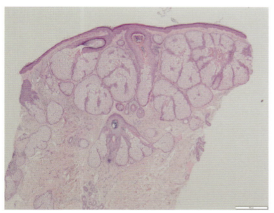

図3：丘疹の病理組織像．一部表皮と連続し，大きな成熟した脂腺小葉が通常に比べ増生していた．

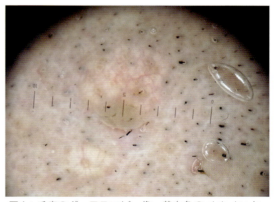

図4：丘疹のダーモスコピー像．黄白色のglobulesと，crown vesselを認める．

文献

1) de Berker DA et al：J Am Acad Dermatol. 1996：35（5 Pt 1）：696-699
2) Salim A et al：J Am Acad Dermatol. 2006：55（5）：878-81

2017年1月14日　第270回　日本皮膚科学会岡山地方会にて発表

左第3指尖部に生じたsclerosing perineuriomaの1例

岡山済生会総合病院皮膚科　内藤　聖子

【症例】
45歳，男性

【既往歴・内服・家族歴】
特記すべき事項なし

【現病歴】
約3年前から左第3指の指尖部の淡紅色小結節に気づくが，自覚症状がなく放置していた．徐々に増大するため前医を受診し，当科紹介．外傷など誘因となるものはない．

【皮膚所見】
左第3指，指尖部に境界明瞭なドーム状に隆起する10mm大の比較的硬い淡紅色の小結節．下床との可動性は不良．自発痛や圧痛はなし．（図1）

【一般血液検査】
異常所見なし

【画像所見】
超音波エコー：境界明瞭な充実性結節で内部は不均一な低エコー像を示し，血流もあった．
手指Xp：末梢骨の変形や石灰化，骨破壊像はなかった．

【治療経過】
2016年1月に皮膚腫瘍摘出術を施行．指尖部と腫瘍の境界は明瞭であり，メスで境界部に皮切を加えると容易に鈍的に剥離ができた．切除した組織は13mm×9mmの表面平滑な白色の充実性結節であった．（図2）

【病理組織所見】
表面に菲薄化した表皮で覆われた境界明瞭な真皮の線維性腫瘍．細胞成分に乏しく，膠原線維が豊富であった．膠原線維間質内に類円形から紡錘形の腫瘍細胞が素状や渦巻状に配列していた．細胞密度は低く，核の異型性や核分裂像はない．免疫染色ではEMA，SMA，S-100蛋白が陰性，CD34が陽性だった．（図3，4）

【診断】
sclerosing perineurioma

【考察】
神経周膜腫（PN）は1978年にLanzarusとTrombettaにより神経周膜細胞由来の末梢神経鞘腫瘍の一型として報告された比較的稀な腫瘍で，全軟部腫瘍の1％以下の頻度とされている．そのうち末梢神経と無関係に軟部組織に発生するextra perineuriomaの亜型の1つとしてsclerosing perineuriomaが存在する．若年者，特に若年男性に多い．好発部位は手掌ないし手指で，大きさは2cm前後（0.5～4cm）のものが多い．組織学的特徴として，腫瘍周辺の同心円状構造，豊富な膠原線維，小型類円形ないし紡錘形の腫瘍細胞の素状・渦巻き状配列を示す．免疫染色ではEMA/vimentin陽性，S-100蛋白陰性であることが多い．また，約65％でCD34陽性を示す．

今回，若年男性の手指に発生したsclerosing perineuriomaの1例を経験した．EMAは陰性であったが，EMAは染色態度に幅があり，染色力が弱いため陰性となることもある．臨床像，病理組織像からは典型的なsclerosing perineuriomaの症例であった．perineuriomaは稀な腫瘍だが，sclerosing perineuriomaは臨床像や病理組織所見に特徴があり，知っていれば鑑別に挙げることができる．若年者・若年成人の手指や手掌に発生した線維性結節を見た場合にはsclerosing perineuriomaの可能性を考慮し，EMA，CD34，S-100蛋白などの免疫染色を行うことが有用である．

参考文献
1）松熊　晋，猛尾弘照　他　右示指に発生した硬化性神経周膜腫の1例　診断病理 2005；22（1）61-63
2）藤田有理香, 前川武雄　他　小児の右手掌に発生した硬化性神経周膜腫の1例　臨床皮膚科 2013；67（2）159-162
3）Lazarus SS, Trombetta LD. Cancer. 1978；41：1823-1829

腫瘍

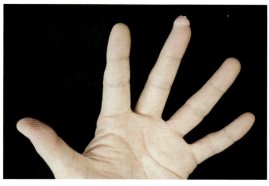
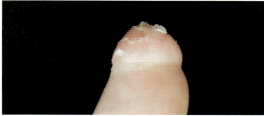

図1 臨床像

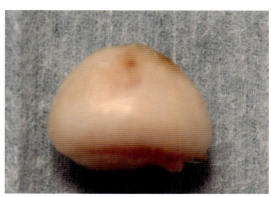

図2 切除した組織：13×9mmの表面平滑な白色の充実性結節

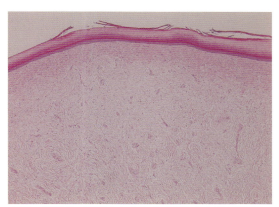

図3 組織像：菲薄化した表皮で覆われた境界明瞭な真皮の線維性腫瘍

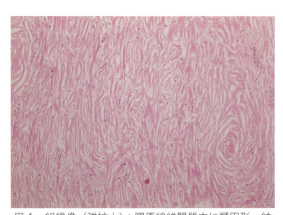

図4 組織像（強拡大）：膠原線維間質内に類円形〜紡錘形の腫瘍細胞が索状，渦巻状に配列する．

2016年4月24日　第268回　日本皮膚科学会岡山地方会にて発表

血清TARC値が上昇していた木村病

岡山大学病院皮膚科　瀧口　徹也
　　　　　　　　　　山﨑　修

【患者】
40歳，男性.

【主訴】
右耳後部腫瘤

【現病歴】
2006年より右耳後部に丘疹，腫脹が出現. 近医を受診し皮膚生検にて木村病と診断され，増大傾向あるときにはPSL20mg/日で開始し，症状軽快すれば漸減中止することを繰り返していた. 2010年セカンドオピニオン目的に当院を紹介受診した.

【皮膚所見】
右耳後部に暗褐色ドーム状広基性隆起する腫瘤を認める（図1）. 弾性硬. 四肢体幹に痒疹結節散在する.

【組織所見】
真皮中層～深層にリンパ濾胞を伴う稠密なリンパ球と好酸球浸潤を認める（図2，3）.

【検査所見】
WBC 5780/ul, Eos 20.4 %, IgE 8998 IU/ml, TARC 711pg/ml（≦499），IL-4 5.3pg/ml（≦6.0），IL-6 1.5pg/ml（≦4.0），IL-10 18pg/ml（≦5.0）

【診断】
木村病

【治療経過】
2週間に1回のケナコルトA®局注を継続し腫瘍は徐々に縮小傾向となった. 2011年6月腫瘍の縮小により皮膚がたるんできたため，手術を希望され余剰皮膚を切除した（図4）.

【まとめ・考察】
2003～2011年までの当科で加療した木村病のまとめを示す（表1）. 好酸球数増多，IgE高値は知られているが，測定した患者では全例血清TARC値が上昇していた. TARC（thymus and activation-regulated chemokine）は細胞表面にあるケモカイン受容体であるCCR4のリガンドで，Th2細胞の遊走を促進する. 主にアトピー性皮膚炎の重症度を反映する. 木村病患者の末梢血単核球でのIL-4，IL-5，IL-13のmRNAの発現の上昇や，Th1/Th2の減少を認め[1;2]，Th2優位の疾患の可能性が考えられている. 今回のTARC値の検討でも木村病の病因としてTh2が関与していることが示唆された.

参考文献

1. Katagiri K, et al. Br J Dermatol. 1997；137（6）：972-7.
2. Ohta N, et al. Auris Nasus Larynx. 2011；38（1）：77-82.

2011年9月4日　第254回　日本皮膚科学会岡山地方会にて発表

腫瘍

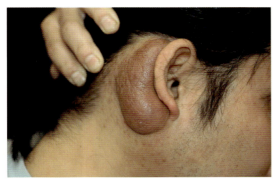

図1　初診時現症

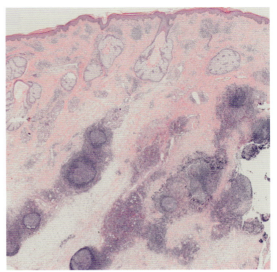

図2　組織像

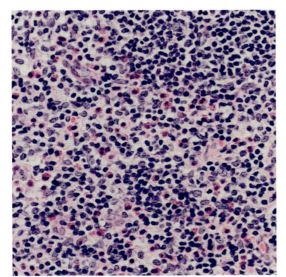

図3　組織像

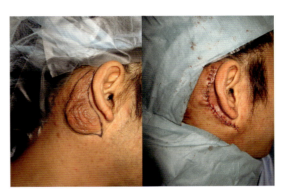

図4　手術時

表1　当科における木村病のまとめ

	年齢	性	部位	瘙痒	合併症	好酸球数（％）	IgE (IU/ml)	TARC (pg/ml)	治療
1	34	M	両鼠径	(-)	(-)	7400 (36%)	40461	ND	手術＋PSL
2	66	M	右耳後	＋	不整脈	4600 (26%)	11222	ND	インフリー、タリオン
3	40	F	右耳後部	(-)	ネフローゼ症候群	4400 (3%)	351	ND	PSL
4	63	M	右下顎	(-)	(-)	6400 (10.1%)	2710	699	手術・PSL
5	82	M	両耳下部	(-)	糖尿病・高血圧	6700 (4.7%)	27804	601	IPD
6	23	F	耳介、耳下	(-)	(-)	4900 (3.2%)	606	ND	手術＋RT
7	42	M	左眼瞼	(-)	ネフローゼ症候群	5560 (9.4%)	735	ND	CyA＋PSL
8	40	M	右耳後部	＋	(-)	6530 (31.5%)	8998	711	PSL, ケナコルト局注, 手術
9	46	M	左耳下	＋	(-)	13100 (8.7%)	676	979	ケナコルト局注

129

成人皮膚肥満細胞症c-kit重複変異（Ala502_Tyr503）の症例

岡山大学病院皮膚科　**神野　泰輔**

【患者】
33歳，男性.

【家族歴・既往歴】
特記事項なし.

【現病歴】
2011年ごろから，体幹部に紅暈伴う小水疱や米粒大までの褐色斑が出現. 皮疹部が膨隆した時に瘙痒を伴っていた. 近医皮膚科を受診. ダリエ徴候陽性であり，肥満細胞症を疑われ2016年9月当科へ紹介された.

【皮膚所見】
四肢体幹に茶褐色丘疹や小局面が多発.
ダリエ徴候陽性.（図1，2）

【病理組織所見】
皮膚生検では，真皮浅層内に楕円形核と好塩基性細胞質を持つ細胞の集簇を認めた. トルイジンブルー染色で異染性を呈する顆粒を認めた.（図3，4，5）

【血液検査】
異常所見なし

【末梢血フローサイトメトリー（FCM）】
異常所見なし

【c-kit遺伝子変異検査】
PBMC（血液）DNA：遺伝子変異なし
病変部皮膚組織DNA：exon 9 領域（Ala502_Tyr503dup）に変異を認めた.

【診断】
皮膚肥満細胞症

【治療経過】
当初ステロイド外用を開始したが，抵抗性であったため内服PUVA療法を追加した. しかし，皮疹の改善なく，内服PUVA療法からNB-UVBに変更. 現在ステロイド外用＋NB-UVBの併用で，わずかな皮疹の新生はあるものの全体的に少し平坦化してきている.

【まとめ・考察】
小児発症例ではc-kit遺伝子変異は稀であるのに対し，成人発症例では高率に認められる. c-kit遺伝子変異によりligandであるヒト肥満細胞増殖因子のstem cell factor非依存性にkit蛋白を発現する肥満細胞にシグナルが入り続けることにより肥満細胞は増殖する性質を持つ. 本症例では，c-kit遺伝子変異が皮膚DNAからのみ検出されたことから，皮膚肥満細胞症と診断した. 肥満細胞の増殖を抑制する目的でイマチニブ（グリベック®）による治療が推奨されているが，c-kit遺伝子変異とイマチニブの薬剤耐性についての関与が報告されている. 本症例のexon 9 領域の変異はイマチニブに一次耐性を示しやすいとされているため効果が期待できない.

参考文献

1．Pardanani A. Systemic mastocytosis in adults：2015 update on diagnosis, risk stratification, and management. Am J Hematol. 2015：90（3）：250-62.

謝辞
遺伝子検査にご協力いただいた弘前大学大学院医学研究科皮膚科学講座　中野創先生に深謝いたします.

腫瘍

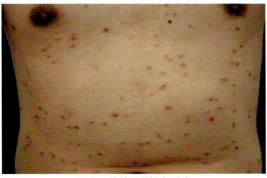

図1　体幹の茶褐色丘疹

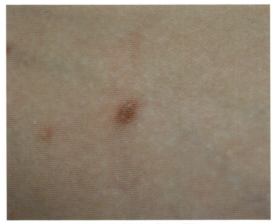

図2　皮疹部のダリエ徴候

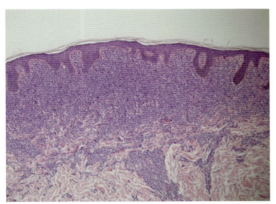

図3　真皮浅層に好塩基性細胞の集簇を認める．(HE染色)

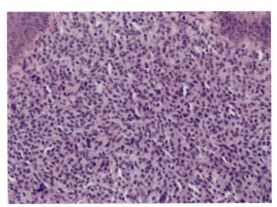

図4　浸潤している細胞は楕円形の核を有し，細胞質は好塩基性の顆粒を有する．(HE染色)

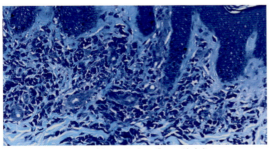

図5　(トルイジンブルー染色)

脂肪腫と脂肪壊死の超音波像の比較

岡山大学病院皮膚科　川上　佳夫

【患者1】
35歳，男性

【現病歴】
右前腕部の皮下腫瘍を切除希望にて当科を受診した．発症時期は不明．

【皮膚所見】
右前腕伸側に直径22mmのドーム状に隆起した，弾性軟の皮下腫瘍を認めた．

【超音波像*】
Bモード像では境界明瞭な紡錘状の腫瘍を認めた．内部エコーレベルはやや低エコーで，横走する高輝度線状エコーを伴っていた（図1）．カラードップラー像では明らかな血流シグナルを認めなかった．

【治療経過】
局所麻酔下に切除術を施行した．皮下まで切開を加えたところで，薄い被膜で被われた脂肪組織が排出された（図2）．

【組織所見】
薄い線維性の隔壁を有する成熟脂肪細胞が認められる（図3）．

【診断】
脂肪腫

【患者2】
51歳，女性

【現病歴】
2ヶ月前に右下腿に皮下硬結が出現し当科を受診した．

【皮膚所見】
右下腿に直径20mmのドーム状に隆起した硬い皮下結節を認めた．

【超音波像*】
Bモード像では境界明瞭な嚢胞構造を認めた．内部エコーレベルは無エコーで，後方エコーが軽度増強していた．カラードップラー像では腫瘍内部に点状の赤色と青色のシグナルが散在していたが，腫瘍辺縁との連続性はなく，アーチファクト（twinkle artifact）と考えた（図4）．

【治療経過】
局所麻酔下に切除術を施行した．皮下まで切開を加えたところで，被膜で被われない脂肪組織が排出された（図5）．

【組織所見】
壊死に陥った無核で大小不同の脂肪組織がある．中心に壁細胞のない嚢腫があり，脂肪嚢腫（fat cyst）と考えられる（図6）．

【診断】
脂肪壊死

【まとめ・考察】
脂肪腫と脂肪壊死はともに脂肪組織からなり，肉眼的に違いを見分けるのは困難である．しかし，今回の2症例の比較では，超音波像には明確な違いがあった．超音波像は肉眼所見よりも腫瘍のviabilityをよりよく反映することを示した．

参考文献
1．Bilgen IG et al：Eur J Radiol 2001：39：92.

*超音波診断装置はAplio 400を使用

腫瘍

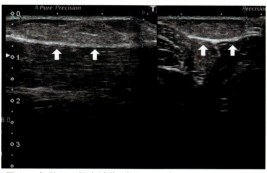

図1　患者1の超音波像（Bモード）
　　　境界明瞭な紡錘状の腫瘤．腫瘤内部に横走する高輝度線状エコーを伴っている（矢印）．

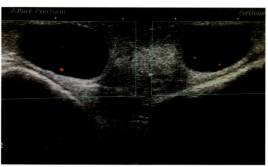

図4　患者2のカラードップラー像
　　　内部エコーレベルが無エコーの嚢胞を認め，点状のカラーシグナルがあったが，辺縁との連続性はなく，アーチファクトと考えた．

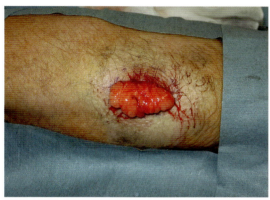

図2　患者1の手術時所見
　　　薄い被膜で被われた脂肪組織が排出された．

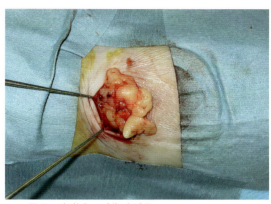

図5　患者2の手術時所見
　　　被膜で被われない脂肪組織が排出された．

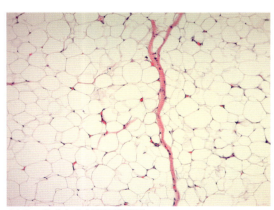

図3　患者1の病理組織所見
　　　薄い線維性の隔壁を有する成熟脂肪細胞が認められる（H-E染色×100）．

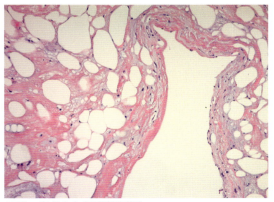

図6　患者2の病理組織所見
　　　壊死に陥った無核で大小不同の脂肪組織がある。中心部に壁細胞のない嚢腫構造が認められる（H-E染色×100）。

133

POEMS症候群：皮膚病変から診断しえた1例

岡山大学病院皮膚科　　**川上　佳夫**

【患者】
70歳，女性

【主訴】
右上眼瞼と躯幹部の紅色丘疹

【家族歴・既往歴】
関節リウマチに対して，メソトレキセート内服とアダリムマブ皮下注にて長期加療中．

【現病歴】
初診の3ヶ月前に左上眼瞼に紅色丘疹が出現し，次第に増大してきた．さらに躯幹にも同様の病変が多数出現し，増大傾向にあったため，切除希望にて当科を受診した．また同時期より両下腿にしびれと浮腫が出現した．

【皮膚所見】
右上眼瞼に直径2.6mmの暗紅色丘疹があった（図1）．躯幹部全体に小型の暗赤色丘疹が多数散在していた（図2）．左胸部には4×5mmの表面顆粒状でドーム状に盛り上がった，不整形の暗赤色丘疹を認めた（図3）．

【ダーモスコピー所見】（左胸部の病変部）
紅色調を呈する大小不同の房状の構造物を認める（図4）．

【病理組織所見】（左胸部の病変部）
真皮上層から中層に毛細血管が集簇している血管腫の像がある（図5）．血管腫は扁平な内皮細胞により取り囲まれた管腔内に毛細血管と間質細胞が巣状に増生するglomeruloid hemangiomaの像を呈している（図6）．

【検査所見】
抗核抗体320倍（Homogeneous pattern），CRP 0.14mg/dL，IgG 3141mg/dL，IgA 158mg/dL，IgM 141 mg/dL，M蛋白（IgG-λ type）陽性，VEGF 34.3pg/mL（0～38.3），両下肢のしびれは，神経内科で多発神経炎と診断された．

【診断】
POEMS症候群（possible）

【治療経過】
内科でメソトレキセートとアダリムマブを終了し，レナリドミド，デキサメタゾン内服療法を開始された．

【まとめ・考察】
POEMS症候群は，多発神経炎（polyneuropathy），臓器腫大（organomegaly），内分泌異常（endocrinopathy），M蛋白血症（M protein），皮膚症状（skin changes）を主徴とする症候群である．皮膚症状として色素沈着，剛毛，血管腫などがみられる．POEMS症候群の血管腫は，通常の老人性血管腫に比べて大きく，不整形で，病理組織学的にglomerudoid hemangiomaを呈することが特徴的である．本症例では血管腫が，①顔面にも出現したこと，②胸部の病変が不整形で大きかったこと，③血管腫が急激に増えたことが通常の老人性血管腫とは異なり，POEMS症候群を疑うきっかけとなった．

参考文献
1．佐久間　優，他：臨床皮膚科　2007；61：151

腫瘍

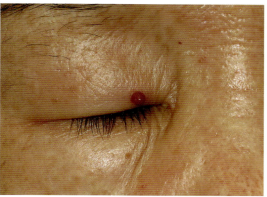

図1　右上眼瞼部の暗紅色丘疹

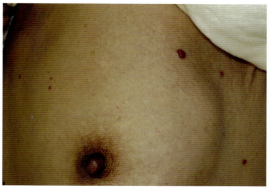

図2　左胸部に多発する暗紅色丘疹

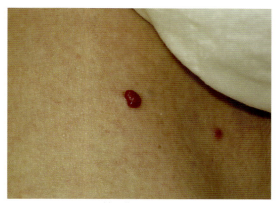

図3　図2の拡大像　不整形の暗紅色丘疹

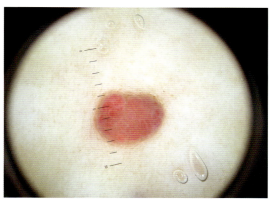

図4　図3のダーモスコピー所見　紅色調を呈する大小不同の房状の構造物

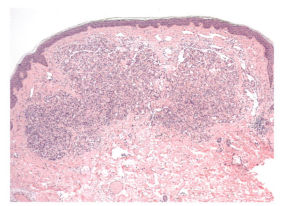

図5　図3の病理組織像　真皮上層から中層に毛細血管が集簇している（H-E染色×50）．

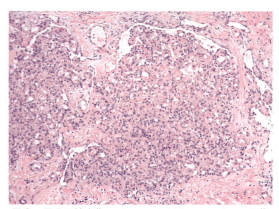

図6　図5の拡大像　glomeruloid hemangiomaの像を呈する血管腫（H-E染色×100）．

鼻背部動静脈瘻の1例

岡山大学病院皮膚科　**難波　裕子**

【症例】
63歳，女性.

【主訴】
鼻背部の皮膚腫瘤

【既往歴・家族歴】
アレルギー性鼻炎，明らかな顔面外傷なし.
家族に同症状なし.

【現病歴】
約10年前に鼻背部より出血を認め同部に腫瘤を自覚した. 徐々に全体的に膨隆してきたため当院初診2週間前に近医を受診. 当初は酒さが疑われ，MINO内服，フラジール軟膏で加療するも改善なく，2014年5月に精査加療目的で当科へ紹介された.

【皮膚所見】
鼻背部左寄りにドーム状に隆起する紫紅色病変を認め，拍動を触知した.

【画像所見】
超音波：カラードプラ法でモザイク状の血流.
MRI：鼻背部腫瘤内に点状～曲線状のflow voidあり，造影dynamicでは早期相からの濃染が明らか.

【組織所見】
切除標本では，真皮浅層に毛細血管が増生し，真皮深層から皮下組織にかけて壁が肥厚した太い血管が散見される. Elastica-van Gieson染色では，弾性線維に富む静脈から，明瞭な内弾性板を有する動脈への移行像があり，arterionenous fistula/shuntを認める.

【診断】
動静脈瘻

【治療経過】
増大傾向あり，動静脈瘻として手術加療の方針とした. 術前の塞栓術について放射線科に相談したところ，眼動脈周囲のため塞栓術の適応はなかった. 全身麻酔下に切除後，前額正中皮弁で2期的に再建した.

【まとめ・考察】
血管腫・血管奇形ガイドラインでは，血管性腫瘍と血管奇形を分けたISSVA分類が用いられている[1][2]. 血行動態と優位な異常血管に基づいて血管奇形は細分類されている.
さらに動静脈瘻における臨床病期分類が用いられており[3][4]，自験例はstage Ⅰ の際に酒さ様であったと考えられ，増大・出血も認めるようになり病状進行したため切除を施行した.

参考文献
1. Enjolras O. J Dermatol 1997；24：701-710.
2. Enjolras O, et al. Cambridge University press, New York 2007：Pp 1 -18.
4. Kohout MP, et al. Plast Reconstr Surg 1998；102：643-654.

2015年5月16日　第265回　日本皮膚科学会岡山地方会にて発表

腫瘍

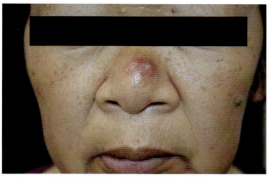

図1　鼻背部左寄りに隆起性紫紅色腫瘤を認める．

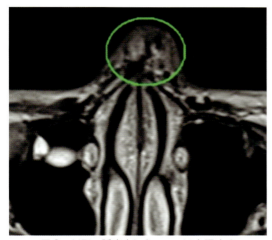

図3　MRI：腫瘤内にflow voidを認める．

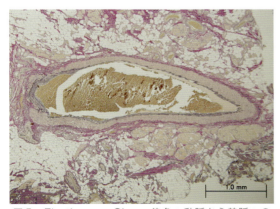

図5　Elastica-van Gieson染色：動脈から静脈への移行像を認める．

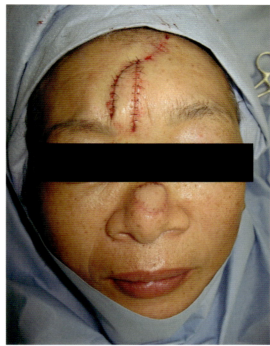

図2　前額正中皮弁にて再建し，皮弁切離術後．

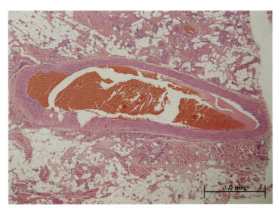

図4　HE染色：真皮深層に壁が肥厚した太い血管を認める．

広汎性発達障害を伴った神経線維腫症1型の1例

岡山大学医学部医学科　高橋　直人
岡山大学病院皮膚科　森実　真

【症例】
17歳，男性

【現病歴】
2002年7月より当科にて経過観察中.
皮膚のneurofibroma切除を繰り返し施行している。
今回，口唇，臀部等の腫瘍に対して切除希望があり手術目的で入院となった.

【既往歴】
広汎性発達障害（自閉スペクトラム症）
2015年10月　肛門潰瘍　痔ろう手術
2016年1月　肛門ポリープ手術

【家族歴】
母方祖父母：癌，糖尿病，高血圧

【内服薬】
リスパダール錠，アレジオン錠，ツムラきゅう帰膠艾湯エキス顆粒，ヘルミチンS坐剤

【皮膚所見】
全身に小豆大から手掌大までの常色の皮膚腫瘍が散在している。

【血液検査所見】
特記事項なし

【病理所見】
角層はbasket weave状．表皮は不規則に肥厚している．真皮層を中心に，コンマ状から短紡錘形の核を持つ紡錘形細胞が比較的境界不明瞭な結節を形成し，増殖している．核の多形性や核分裂像など，悪性を示唆する所見は明らかではない.
表皮は明らかな異型性を認めない.

【診断】＃神経線維腫症1型

【治療経過】
3/24　入院
3/25　全身麻酔下に右殿部　左足背　左足関節

部3ヶ所（皮下）　右前腕　左頚部（皮下）　下口唇より腫瘍切除

【考察】
日本の患者数は約40,000人と推定されており，出生約3,000人に1人の割合で生じる．罹患率に人種による差はない．原因遺伝子は第17番染色体（17q11.2）に存在する，常染色体優性の遺伝性疾患であるが，両親のNF1遺伝子に変異が見られない孤発例が半数以上を占める.
皮膚に生じる病変としてはカフェ・オ・レ斑，神経線維腫，雀卵斑様色素斑（小レックリングハウゼン斑），大型の褐色斑，有毛性褐青色斑，若年性黄色肉芽腫などがある．その他，神経系には視神経膠腫，脳脊髄腫瘍，学習障害，注意欠陥・多動性障害，骨病変としては脊椎の変形，四肢骨の変形，顔面骨・頭蓋骨の骨欠損，眼には虹彩小結節，などを生じる.
通常，臨床症状により診断を行う.
①6個以上のカフェ・オ・レ斑
②2個以上の神経線維腫（皮膚の神経線維腫や神経の神経線維腫など）またはびまん性神経線維腫
③腋窩あるいは鼠径部の雀卵斑様色素斑（freckling）
④視神経膠腫（opticglioma）
⑤2個以上の虹彩小結節（Lischnodule）
⑥特徴的な骨病変の存在（脊柱・胸郭の変形，四肢骨変形，頭蓋骨・顔面骨の骨欠損）
⑦家系内に同症
以上7項目中2項目以上で神経線維腫症Ⅰ型と診断する．（日本皮膚科学会【神経線維腫症1型（レックリングハウゼン病）の診断基準】）
一般に生命予後は良いが，根本的な治療はないため，患者の年齢や症状に合わせて対症療法を行う.
本症例では①6個以上のカフェ・オ・レ斑②2個以上の神経線維腫（皮膚の神経線維腫や神経の神経線維腫など）があてはまったため，神経線維腫症1型と診断され，神経線維腫に対し外科的切除術を行った.
本症例の患者は広汎性発達障害（自閉スペクトラム症）を合併している．自閉症における神経

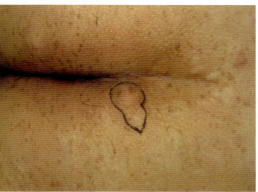

図1　臀部

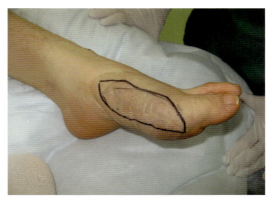

図2　左下腿

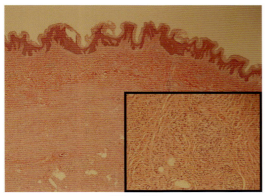

図3　臀部

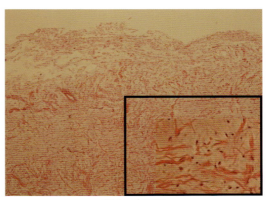

図4　左下腿

線維腫症1型の有病率は，一般人口の150倍とする文献もあり[1]．NF1遺伝子の変異が自閉症の発症に関連する可能性もある．民族による有病率の差なども報告されており[2]，今後のさらなる検討が必要と考えられる．

参考文献

標準皮膚科学　第10版
日本臨牀73巻 増刊号6　201-205,510-516
神経線維腫症1型（レックリングハウゼン病）の診断基準および治療ガイドライン

Gene Review日本語版　Neurofibromatosis1

1) Mbarek O, Marouillat S, Martineau J *et al* : Association study of the NF1 gene and autistic disorder. *Am J Med Genet* 88 : 729-732, 1999

2) Marui T, Hashimoto O, Nanba E *et al* : An Association between the neurofibromatosis-1（NF1）locus and autism in the Japanese population. *Am J Med Genet*, in press

皮下腫瘤を契機に診断された頭蓋内（円蓋部）髄膜腫の１例

岡山医療センター皮膚科　森本　愛

【症例】
79歳，女性

【現病歴】
濾胞性リンパ腫に対して化学療法を受け，完全寛解中．2014年，右前頭部に直径約５cm大の硬い皮下腫瘤が出現．リンパ腫の再発が疑われ当科受診．

【既往歴】
2011年　濾胞性リンパ腫診断

【皮膚所見】
右前頭部に直径約５cm大の，皮表とも下床とも可動性の無い硬い腫瘤を認めた．脱毛斑や色調の変化，凹凸は無く，隆起部の皮表に明らかな所見は認められなかった（図１）．

【超音波所見】
皮膚・皮下組織は均一であったが，帽状腱膜下の肥厚した低エコー領域内に高エコー病変が散在していた．骨表面は不明瞭であった．

【臨床経過】
リンパ腫を疑い皮膚生検を行ったが，表皮・真皮・皮下組織のいずれにも異常所見を認めなかった．再度生検したところ，皮下深部組織に類円形の核を有する細胞が蜂巣状に増生しており，免疫組織学的にVimentin陽性・EMA弱陽性を示した（図２）．縫合線とは無関係の右前頭部の病変であり，生検で皮膚・皮下組織に所見を認めなかったが，皮膚髄膜腫を鑑別に考えた．
頭蓋内病変精査のためMRI検査を行ったところ，皮膚病変と同部位の頭蓋内に病変を認めた．ＣＴ画像では腫瘍の増大方向に放射状に骨膜反応を認め，頭蓋内病変が骨膜を破って皮下に増殖していることが考えられた（図３）．以上の結果から頭蓋内髄膜腫の皮下浸潤と診断した．その後腫瘍が徐々に腫大したため，脳外科的に切除された．

【病理組織所見】
生検組織：類円形の核を有する細胞が蜂巣状に増生．免疫組織学的にVimentin陽性・EMA弱陽性を示した．
摘出組織：meningothelial elementが主体となって渦巻き状に増大していた（図４）．

【まとめ，考察】
皮膚科領域でまれに遭遇する先天性皮膚髄膜腫は，発生学的にLopezらの分類（図３）でType Ⅰに分類される．定義は，皮膚および皮下に発生し，典型的な髄膜腫の組織像を呈し，頭蓋内病変が否定されることとされている．特徴的な病理組織所見として，①偽血管腔，②collagen body，③砂粒体（60％以上に出現），などが挙げられる（図５）．
本症例はType Ⅲに分類され，先天性皮膚髄膜腫に特徴的な病理組織所見を有さず，病変部の脱毛や皮表の色調変化なども認めなかった．また，下床との可動性が無く発生部位も骨縫合線とは無関係であった．
先天性皮膚髄膜腫を鑑別に考える場合，皮表の変化や可動性，発生部位などの臨床所見と，特徴的な病理組織所見により，頭蓋内病変有無の推察がある程度可能ではないかと考えた．

参考文献
1）Lopez DA, et al：Cancer，1974；34：728-744
2）外岡暁子，他：診断病理，2010；27（1）：36-39

2016年１月16日　第267回　日本皮膚科学会岡山地方会にて発表

腫瘍

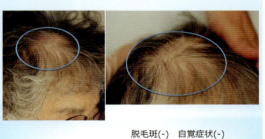

図1　初診時の臨床所見

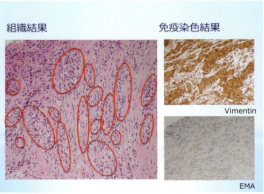

図2　類円形の核を有する細胞が蜂巣状に増生．免疫染色にてVimentin陽性，EMA弱陽性．

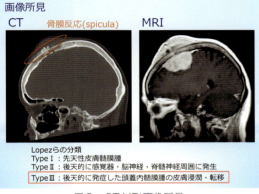

図3　CT, MRI画像所見
　　　Lopezらの分類

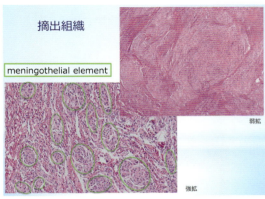

図4　細胞質に富むmeningothelial elementが主体となり，腫瘍塊が渦巻き状に増大．

皮膚髄膜腫（TypeⅠ）に特徴的な組織所見

➤ **偽血管腔（pseudovascular space）**
小型の上皮様髄膜皮細胞に裏打ちされ，肥厚した膠原線維束間に介在する間隙

➤ **Collagen body**
石灰化を伴わない円形のコラーゲン組織で，周囲を腫瘍細胞が取り囲む

➤ **砂粒体（psammoma body）**
石灰沈着，周囲を腫瘍細胞が渦巻き状に配列する
頭蓋内髄膜腫でも認められるが，皮膚髄膜腫の約60％に認められる

図5　先天性皮膚髄膜腫に特徴的な組織所見

生検にて髄膜腫と診断した頭部皮膚病変
→臨床的な留意点

	皮膚髄膜腫	頭蓋内髄膜腫 皮膚浸潤
➤ 脱毛の有無	生下時から認める	脱毛斑なし
➤ 皮表の色調変化	紅色〜紫紅色	色調の変化なし
➤ 下床との可動性	可動性あり	可動性なし
➤ 骨縫合線との位置関係	骨縫合線近傍に発生	無関係

図6

足関節部に生じたsyringomatous carcinomaの１例

岡山大学病院皮膚科　　川上　佳夫

【患者】
74歳，男性

【主訴】
右内果部の結節

【家族歴・既往歴】
膀胱上皮内癌（BCG注入療法で寛解）

【現病歴】
５年前に右内果部に結節性病変が出現した．切除を希望して当科を受診した．

【皮膚所見】
右内果部に直径８mmの骨様硬の結節を認めた．辺縁が淡褐色調であったが結節直上は常色で，下床との可動性は良好であった（図１）．

【組織所見】
真皮深層から皮下にかけて不規則に浸潤する境界不明瞭な腫瘍性病変を認めた．病変内には大小不同の小腫瘍胞巣が不均一に分布し，間質膠原線維の増生を認めた（図２）．小腫瘍胞巣には管腔構造，分枝構造，さらにtadopole appearanceも認められ，個々の細胞は核異形を有していた（図３，４）．免疫染色ではCytokeratin（CK）AE 1 /AE 3，CK 7，S-100が陽性，CK20，HMB-45，Progesteron receptor，Estrogen receptor は陰性，MIB- 1 index は10％未満であった（図５，６）．

【検査所見】
全身CTとPET-CTでは転移を疑う所見はなかった．

【診断】
Syringomatous carcinoma

【治療経過】
腫瘍部から１cm離して筋膜状で拡大切除術と全層植皮術を施行した．術後４年が経過するが再発および転移を認めない．

【まとめ・考察】
Syringomatous carcinomaはエクリン系の悪性腫瘍である．頭頚部に好発し，下肢の発症は稀である．臨床的には結節や浸潤性局面を呈することが多い．腫瘍の増殖は緩徐で，発症から受診までの期間は平均8.2年と長い．組織学的には，基底細胞様細胞が管腔様構造や汗管腫様構造を有する腫瘍胞巣を形成し，tadopole-like appearance（オタマジャクシ様形態）が認められることが特徴的である．真皮内の病変が主体だが，皮下やさらに深層，そして神経内への浸潤が認められることもある．免疫染色ではCK 7，8，18，19がほとんどの腫瘍細胞で陽性になる．さらにS-100が核と細胞質に染まることが特徴的である．局所再発が多く，遠隔転移や所属リンパ節転移の報告もあり，長期的なフォローが必要である．

参考文献
1．大塚壽：Skin surgery 2013：22, 133
2．Washio K, et al：J Dermatol 2012：39, 1041

2014年１月18日　第261回　日本皮膚科学会岡山地方会にて発表

腫瘍

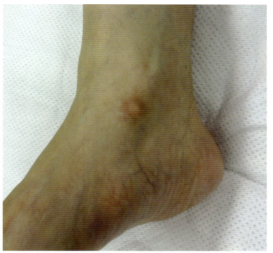

図1 右内果部の結節状病変

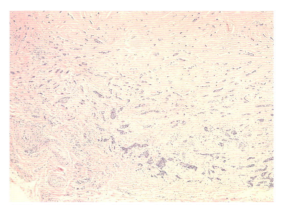

図2 真皮深層に大小不同の小腫瘍胞巣と間質の硬化が認められる．HE染色（×50）

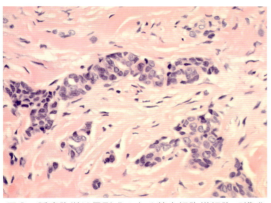

図3 腫瘍胞巣は異形成のある基底細胞様細胞で構成され，管状構造や分枝構造が認められる．HE染色（×400）

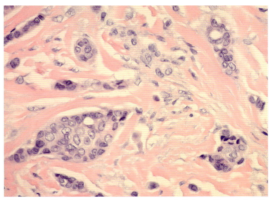

図4 tadpole-like appearance（オタマジャクシ様形態）が認められる．HE染色（×400）

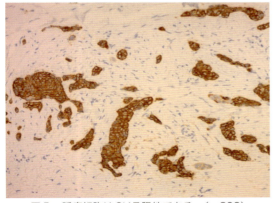

図5 腫瘍細胞はCK7陽性である．（×200）

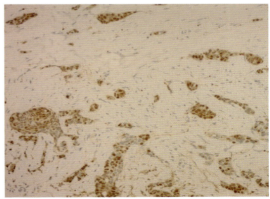

図6 腫瘍細胞の核と細胞質がS-100で染色されている．（×200）

皮膚原発腺様嚢胞癌の1例

岩国医療センター皮膚科　小南賢吉郎　安原　千夏

【患者】
60歳，女性．

【主訴】
左上胸部腫瘤　圧痛，自発痛

【家族歴・既往歴】
胆嚢ポリープ

【現病歴】
20年前に左胸部に腫瘤があり，他院皮膚科で手術され粉瘤とされていた．その後徐々に大きくなってきた．圧痛が軽度あり，自発痛はあるが数時間でおさまっていた．2014年9月岩国医療センター皮膚科を紹介され受診した．

【皮膚所見】
左胸部に2×3cm大の境界明瞭な弾性硬の皮下腫瘤あり．表面はひょうたん状，ドーム状の隆起性．下床との可動性は良好で正常皮膚色であった．

【検査所見】
超音波所見：8.8×8.5×4.6mm大の低エコー領域，6.9×7.0×5.3mm大の低エコー領域の二つが近接．後方エコーの増強，外測陰影もあり，表皮嚢腫でも矛盾しなかった．

【治療経過1】
粉瘤の再発を疑い，9月下旬に手術
術中所見は黄色，弾性硬で脂肪腫のように見えた．病理で腺様嚢胞癌．断端に腫瘍がぎりぎり存在していた．各種全身検査で異常ないため，皮膚原発腺様嚢胞癌と診断した．

【診断】
皮膚原発腺様嚢胞癌

【治療経過2】
深部マージンが重要と考え，鎖骨の骨膜合併切除した．胸鎖乳突筋の腱は温存，腱の上の膜は切除．胸鎖乳突筋の裏の脂肪も切除．前頚筋の深筋膜も合併切除した．側方マージンは15mmとした．DP皮弁で再建した．術後再発はない．

【組織所見】
腫瘍細胞は，皮下で篩状構造を示し増殖．小型でN/C比の高い基底細胞様細胞がみられた．

【まとめ・考察】
皮膚原発腺様嚢胞癌は世界で80例の報告がある汗器官癌のひとつである．正常皮膚色—淡紅色の皮下結節，腫瘍で深部まで浸潤するが転移はしにくい．切除マージンは7mmマージンで無再発例から3cm以上でも再発の報告まである．深部マージンの記載は探すことができなかった．術後再発率30%．

2015年5月16日　第265回　日本皮膚科学会岡山地方会にて発表

腫瘍

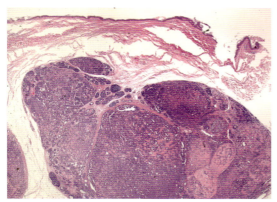

図1　腫瘍細胞は，皮下で，篩状，管状構造を示し増殖．充実性なところ，篩状構造があるのが，腺様嚢胞癌の特徴．

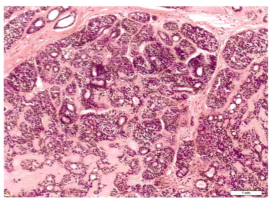

図2　表皮との連続性がなく，柵状配列がない：adenoid cystic BCCとの鑑別点

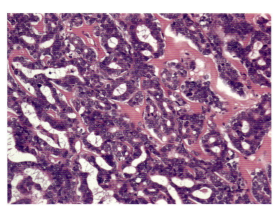

図3　通常見られない核小体があり異型．二つあるものもある．Mitosisが多い．

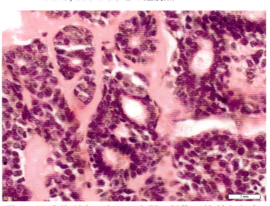

図4　N/C比が高いもの，小型の細胞で核が大きく，筋上皮細胞と二層性を示す管腔構造が腺様嚢胞癌の特徴

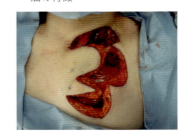

図6　DP皮弁（内胸動脈の穿通枝皮弁）

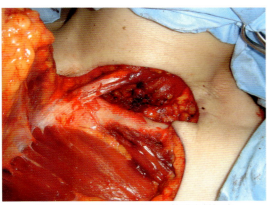

図5　鎖骨骨膜，前頸筋群の筋膜合併切除

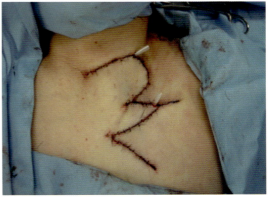

図7　術後

色素性乾皮症に生じた頭頂部悪性黒色腫

岡山大学病院皮膚科　梶田　藍
岡山大学医学部医学科　埴生　典秀

【患者】
43歳，男性

【主訴】
頭頂部の黒色結節

【家族歴・既往歴】
色素性乾皮症（XP）variant 型（1992年より当院通院中），日光角化症，基底細胞癌，姉に同症，両親がいとこ婚．

【現病歴】
約5年前から頭頂部に黒色結節を自覚していた．増大傾向にあるため，2016年1月に約2年半ぶりに再診した．

【皮膚所見】
頭頂部に10×7mm大の灰黒色結節を認めた．顔面，前腕，手背に多発性の雀卵斑様の茶褐色斑，乾燥・粗造を認めた（**図2**）．

【ダーモスコピー所見】
灰褐色調の無構造な均一パターンを呈していた（**図1**）．色素ネットワークや樹枝状の毛細血管拡張は認められなかった．

【組織所見】
表皮内および真皮内に異型を伴うメラノサイトが胞巣を形成しながら増殖している（**図3-5**）．核分裂像も多く見られた．Tumor thickness は1.6mmであった

【経過】
拡大切除＋全層植皮術，センチネルリンパ節生検を施行し，センチネルリンパ節は陰性．

【診断】
悪性黒色腫　T2a, N0, M0, stage Ib

【まとめ・考察】
当科で過去20年に経験したXP18例のうち，悪性黒色腫を発症したのは本症例1例のみであった．本邦ではXP300例のうち悪性黒色腫を発症したのは18例（6%）とする報告[1]もあり，稀であると考えられる．海外ではXPに悪性黒色腫を発生する危険性は約2000倍で，C群やvariant型によくみられている[2]．悪性黒色腫においても，有棘細胞癌，基底細胞癌と同様，紫外線によって生じたDNA損傷が修復されずに残ることが発癌のメカニズムと考えられる．

参考文献

1. 錦織千佳子：skin cancer 2003；18：137-147.
2. Stephanie L et al：J Am Acad Dermatol 2015；72：173-176.

2016年4月24日　第268回　日本皮膚科学会岡山地方会にて発表

腫瘍

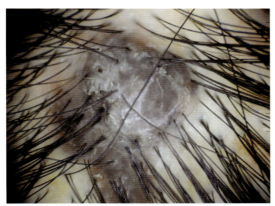

図1　頭頂部結節のダーモスコピー像

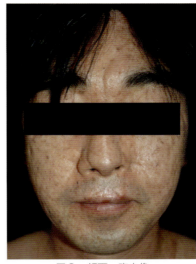

図2　顔面　臨床像

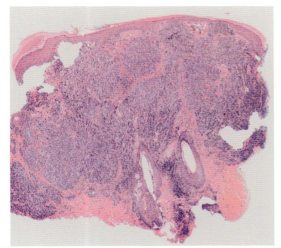

図3　組織像

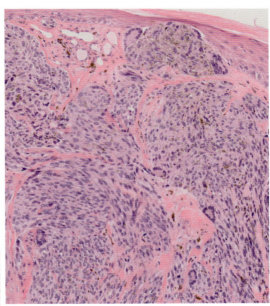

図4　組織像

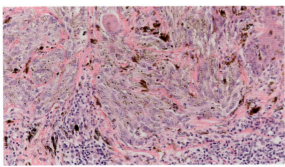

図5　病理組織像

臨床的にグロムス腫瘍が疑われた左母指悪性黒色腫の1例

岡山大学医学部医学科　池田　賢太
岡山大学病院皮膚科　森実　真

【症例】
66歳，男性

【現病歴】
2014年の夏頃に左母指爪の中央の隆起と爪基部に紅色班を自覚．A皮膚科を受診しグロムス腫瘍疑いで経過観察をしていた．2015年2月頃から病変部位をぶつけると出血するようになり，4月7日にB総合病院皮膚科にて爪の一部および爪下腫瘍を摘出．病理検査にて悪性黒色腫と診断された．4月22日に手術目的で当院紹介受診となり，5月7日に当科入院となった．（図1）

【既往歴】
高血圧症

【家族歴】
母：胃癌．娘：I型糖尿病．

【内服】
アムロジン

【検査所見】
CT画像およびPET画像から転移を疑わせる所見はなかった．
前医での腫瘍摘出後の病理検査で免疫染色にてVimentin（+），HMB45（+），S100（+/−）

【血液検査】
WBC 4,510/μL, Hb 14.6g/dL, TP 7.9g/dL, Alb 4.6g/dL, AST 14U/L, ALT 13U/L, Na 140mmol/L, K 4.2mmol/L, Ca 9.4mmol/L, UN 16.1mg/dL, PT 123%, T.Bil 1.69mg/dl, T.CHO 234mg/dl.

【診断】
悪性黒色腫 pT3bN0M0 stage ⅡB

【治療歴】
5月8日に左母指切断術および左腋窩部センチネルリンパ節生検を行った．翌日よりトラムセット，ボルタレン，ソセゴンで疼痛管理をした．術後4日で滲出液が少なくなり左腋窩部ドレー

ンを抜去した．5月17日に退院．以後外来にてIFN局所注射と画像フォロー中であるが現在まで再発や遠隔転移など認めず経過している．（図2，3）

【病理所見】
爪母の基底層には異型を伴うメラノサイトが集簇し腫瘍残存を認めた．
センチネルリンパ節含めリンパ節3個生検を行ったがいずれにおいても異型細胞は認められず，S100，MART，Tyrosinase，HMB45免疫染色でもPCR法も陰性であった．（図4）

【考察・まとめ】
治療法は病期に応じて選択される．腫瘍深達度が2mm未満であれば，腫瘍の辺縁より1cm程度の健常部皮膚を付けて切除する．それ以上の厚さの場合は，2cm離して切除する．必要に応じて，植皮や皮弁，リンパ節郭清，指趾や四肢切断なども考慮する．今回は腫瘍が爪基部にあったためIP関節の位置で第I指を切断した．また画像上は転移がみられなかったため，センチネルリンパ節生検が選択された．センチネルリンパ節を選択的に生検することで微小なリンパ節転移を発見することが可能になる．生検が陰性であれば侵襲の大きいリンパ節郭清を回避することも可能となり，患者のQOL向上にもつながる．病期が潰瘍を伴い有糸分裂の割合が1%以上であるStage I B，またはStage Ⅱ以上であれば，術後補助療法が考慮される．
近年では遠隔転移や切除不能例に対して免疫療法や分子標的薬による治療が進んでいる．免疫療法としては抗PD−1抗体であるペンブロリズマブやニボルマブ単剤，抗CTLA−4抗体であるイピリムマブを組み合わせたニボルマブ／イピリムマブの合剤がある．分子標的薬としてはBRAF阻害薬であるダブラフェニブやベムラフェニブ単剤，またMEK阻害薬であるトラメチニブを組み合わせたダブラフェニブ／トラメチニブの合剤がある．これら免疫療法および分子標的薬による治療は2016年に改定されたガイドラインにおいて推奨されている．

腫瘍

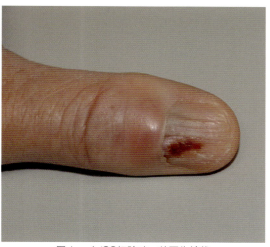

図1　4/22初診時　前医生検後

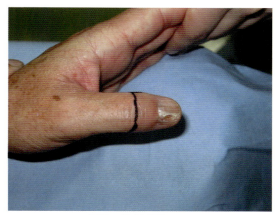

図2　5/8術前

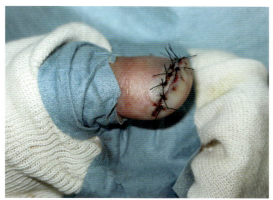

図3　5/8術後

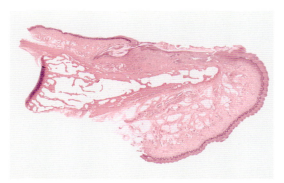

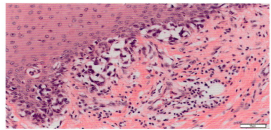

図4　病理組織所見

参考文献
清水 宏『あたらしい皮膚科学』中山書店
富田 靖『標準皮膚科学』医学書院
NCCN Guidelines Version 1.2016 Melanoma

衛星病変とin-transit転移を認めた悪性黒色腫

岡山大学病院皮膚科　加持　達弥

【患者】
55歳　女性

【現病歴】
2000年頃より右前腕伸側に黒色斑を自覚していた．2014年12月，右上腕内側に皮下硬結を自覚し，徐々に増大．2015年4月，当院整形外科を紹介受診し，針生検にて悪性黒色腫と診断され，同月，当科を受診した．

【初診時現症】
右前腕外側に2.5cm大の色調不整な黒色斑と，黒色斑の中枢側に皮下硬結を認めた（図1）．右上腕内側に直径7cm大の出血を伴う皮下腫瘤を認めた（図2）．全身CTでは明らかなリンパ節転移，遠隔転移は認めなかった．造影MRIでは右上腕部皮下に直径7cm大の薄い被膜と隔壁構造のある充実性腫瘤あり，造影早期より不均一に濃染し，造影後期でも比較的強い造影効果を認めた（図3）．

【診断】
右前腕部　悪性黒色腫
右上腕内側　皮下転移

【治療】
全身麻酔下に右前腕は黒色斑と皮下硬結から2cm離して筋膜上で，右上腕内側は腫瘤から2cm離して筋膜下で切除し，右腋窩リンパ節郭清術（levelⅡまで）を施行した（図4，5）．郭清したリンパ節に転移は認めなかった．

【病理所見】
原発巣の右前腕の黒色斑では異型メラノサイトが表皮直下の真皮内に胞巣を形成しながら増殖していた（thickness 1.9mm）．辺縁では表皮内に個細胞性に進展しており（図6），表在拡大型悪性黒色腫と考えた．皮下硬結部では皮下組織に結節状に腫瘍細胞が増殖しており（図7），衛星病変と考えた．右上腕内側の腫瘤では，皮下に腫瘍細胞の集塊を認め，内部に壊死を伴っていた（図8）．腫瘍細胞はS100陽性，MART1陽性，HMB45陽性であり，原発巣のin-tran-sit転移と考えた．BRAF遺伝子変異は陽性であった．

【まとめ・考察】
衛星病変，in-transit転移はいずれも所属領域内のリンパ行性転移とされ，リンパ節転移の有無に関わらずstageⅢに分類される．国内ではin-transit転移を発現した症例18例のうち7割に遠隔転移が続発し，5年生存率は30%であった報告がある[1]．本症例では，リンパ節転移の有無に関わらず，厳重な経過観察が必要と考えた．in-transit転移の治療については明確な指針はなく，新規治療の選択肢も増えてきているが，外科的切除の意義は今後も重要と思われる．

参考文献
1）高塚順子：skin cancer, 27：326，2013

2015年10月10日　第30回　日本皮膚外科学会にて発表

腫瘍

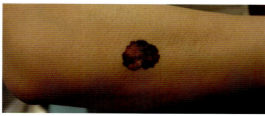

図1　右前腕伸側の黒色斑

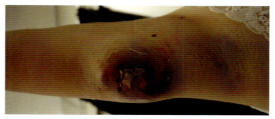

図2　右上腕内側の皮下腫瘤

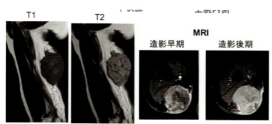

図3　造影MRI

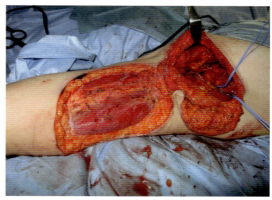

図4　術中所見

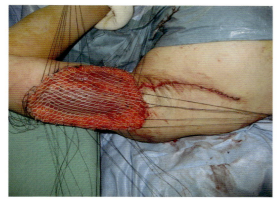

図5　手術終了時

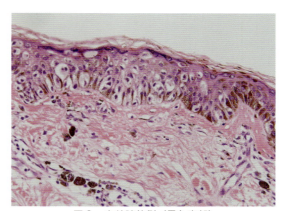

図6　右前腕伸側（黒色斑部）

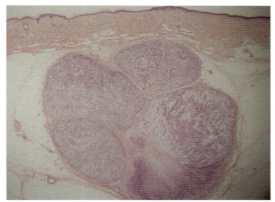

図7　右前腕伸側（皮下硬結部）

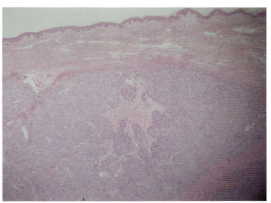

図8　右上腕内側（皮下腫瘤）

151

腹膜播種を含む多発転移に対しベムラフェニブが奏効した進行期悪性黒色腫

岡山大学病院皮膚科　丸田　悠加
山﨑　修

【患者】
55歳，女性

【主訴】
腹部膨満感と微熱

【現病歴】
右前腕原発悪性黒色腫（T2aN2cM0，stage ⅢB）の術後にペグイントロンで経過観察中．2015年8月下旬より腹部膨満感と微熱が出現し，近医のCTで腹水を認め，腹膜転移の疑いで10月に当科に入院した．

【検査所見】
頚部～骨盤CT：多発肺，脾臓，卵巣転移，腹膜播種の疑い．腹水の細胞診：class2．腹膜のIVR下生検：悪性黒色腫の転移．

【診断】
悪性黒色腫の腹膜転移

【治療経過】
BRAFV600E変異陽性で，ベムラフェニブ1920mg/日の内服を開始し，内服開始6日目のCTで転移巣はいずれも縮小した（図1）．腹膜炎と腹水に対してリンデロン，フロセミド，スピロノラクトン内服し体重は減少し，腹部膨満感も軽減した．16日目より体幹に紅斑が出現し，徐々に全身に拡大したため，18日目にベムラフェニブを中止した．ベムラフェニブ中止後より皮疹は徐々に消退し，完全に消失した後，リンデロンを3mg/日に増量した上で，ベムラフェニブを960mg/日に減量し再開した．皮疹の再燃ないため，さらに1440mg/日に増量した．その後リンデロンは漸減した．ベムラフェニブ内服後73日目では縮小傾向は続いており，卵巣転移ははっきりしなくなった（図1，2）．

【皮膚所見】
体幹，四肢に粟粒大～米粒大の丘疹，紅斑，が融合傾向を示した（図3）．

【組織所見】
真皮浅層の血管周囲に軽度のリンパ球の浸潤を認めた（図4）．

【まとめ・考察】
ベムラフェニブはV600E変異を有するBRAFキナーゼを選択的に阻害する分子標的薬である．海外第3相試験において，ベムラフェニブはダカルバジンに比較し，全生存期間中央値，無増悪生存期間中央値，奏効率ともに有意な延長を認めた．有害事象では薬疹を含む何らかの皮膚障害が高率で出現する．当科におけるベムラフェニブを使用した8症例では，評価不能であった1例を除き，7例中4例でPRであり，7例中6例で何らかの有害事象が出現しており，全身性の皮疹は4例で認めた．

2016年1月16日　第267回　日本皮膚科学会岡山地方会にて発表

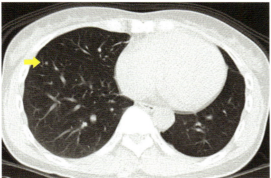

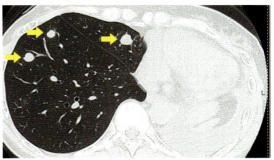

図2 イピリムマブ投与前CT
肺転移の増大と，左無気肺を認めた

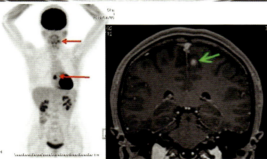

図1 ニボルマブ投与前PET/CT，頭部MRI
肺転移を疑う陰影と，C4，Th8 骨転移，左頭頂葉に脳転移を認めた

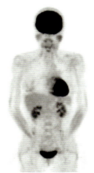

図4 イピリムマブ投与2年後PET/CT
転移巣は縮小を維持している

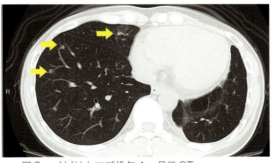

図3 イピリムマブ投与4ヵ月後CT
転移巣の縮小と，左無気肺の改善を認めた

イピリムマブ投与後に下垂体機能低下症を発症した悪性黒色腫

岡山大学病院皮膚科　山﨑　修

【患者】
82歳，男性

【主訴】
食欲不振と全身倦怠感

【既往歴】
高血圧，糖尿病

【現病歴】
2012年に右5趾の胼胝様病変を自分で削り，傷になり，近医へ通院していた．その後，増大し，近医皮膚科の生検で肉腫が疑われ，2013年10月に当科紹介受診した．初診時，右5趾腹側に32x24mmの境界不明瞭な淡い紅色結節と右鼡径リンパ節腫大を認めた（図1-3）．免疫染色で悪性黒色腫と診断され，2013年10月に右5足趾切断術，右鼡径・骨盤リンパ節郭清を施行した（図4）．stage ⅢC（T4b，N2b，M0）で近医でインターフェロンの局注療法を続けていた．2016年PET-CTで右外腸骨近傍に高集積を認め，リンパ節転移が疑われた．2016年5月よりイピリムマブ3mg/kg　3週間隔で4回施行後，8月初旬に倦怠感と熱中症症状あり，近医で点滴を受けていた．食欲不振，全身倦怠感が強くなり，緊急入院した．

【理学的所見】
血圧 101/63 /mmHg，意識やや混濁，目のかすみ

【検査所見】
WBC 6360 /uL，Eo 16%，TP 5.2 g/dL，Alb 3.0 g/dL，CRP 2.05 mg/dL，BS 46 mg/dL，Na 135 mmol/L，K 4.2 mmol/L，Cl 101 mmol/L，COR 0.5 ug/mL，ACTH <1.0pg/mL，FSH 15.2 mIU/mL，LH 9.5 mIU/mL，PRL 16.7 ng/mL，FT4 1.02 ng/dL，FT3 ng/mL，TSH 4.35 uU/mL，頸部～骨盤CT：右外腸骨リンパ節転移は増大，副腎転移（－）．脳MRI：下垂体炎なし．

【診断】
イピリムマブによるACTH単独欠損症

【治療経過】
診断後ヒドロコルチゾン10mg/日開始し，2日後より食事量が少しずつ改善，ADLが向上し，5日後に全量摂取，歩行可となった．血中，尿中のコルチゾールは上昇傾向で退院した（図5）．その後は緩和治療の方針であったが，1年後骨盤リンパ節の増大と皮膚転移が出現し，ニボルマブを投与中である．現在8回投与して有害事象はない．

【まとめ・考察】
進行期悪性黒色腫に承認されたCTLA-4抗体であるイピリムマブは劇症1型糖尿病，甲状腺機能低下症，下垂体炎，副腎クリーゼなど様々な内分泌代謝分野の有害事象を発症する[1]．下垂体機能低下による副腎機能低下症は低血圧，低血糖，低ナトリウム血症，意識障害を引き起こす．熱中症様の症状はまさに初期症状であり注意を要する．

参考文献
1. Araujo PB, et al. Ipilimumab-induced hypophysitis：review of the literature. J Endocrinol Invest. 2015；38（11）：1159-66.

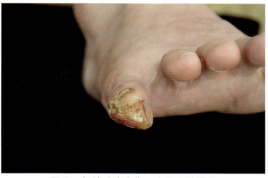

図1　初診時臨床像　右5足趾原発

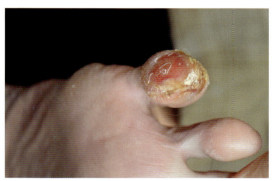

図2　初診時臨床像　右5足趾原発

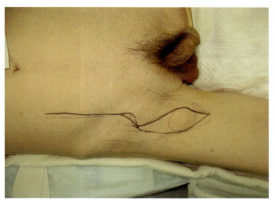

図3　右鼠径，外腸骨リンパ節腫脹

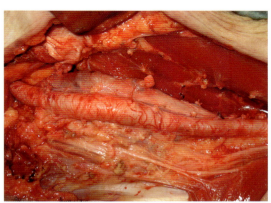

図4　鼠径・外腸骨・閉鎖リンパ節郭清

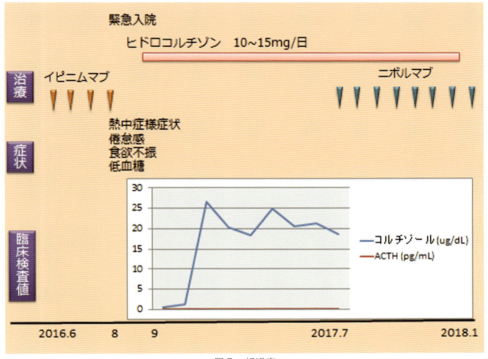

図5　経過表

Merkel細胞癌の1例　～治療方針に関する考察～

川崎医科大学附属病院皮膚科　**吉井　章恵**

【症例】
81歳，男性

【主訴】
右眉毛部腫瘤

【現病歴】
2016年6月20日頃から右眉毛部に腫瘤が出現した．急速に増大したため，6月22日当院当科初診となった．

【合併症】
陳旧性心筋梗塞，じん肺，高血圧症

【皮膚所見】
右眉毛部に2.8cm×3.6cm紫紅色，円形でなだらかに隆起する腫瘤を認めた．やや軟，下床との可動性良好．

【理学所見】
頸部，腋窩のリンパ節は触知せず

【超音波検査】
径約2cm程度の比較的均一な低エコー域があり，血管の貫通所見を認めた．
大半は皮下組織内に存在した．血流は非常に豊富であり，その流速やpulsatility indexも高かった．

【造影CT/PET】
リンパ節転移，遠隔転移を認めなかった

【病理組織所見】
真皮内に均質でやや明るい類円形の核を有する異形細胞が胞巣を呈しながら増殖しており，免疫染色で，異型細胞がCK20，Merkel cell poly-omavirus（MCPy）ともに陽性であり，Merkel細胞癌と診断した．

【診断】
Merkel細胞癌

【治療経過】
^{99m}テクネシウムフチン酸を用いたリンパシンチグラフィーにて右耳下腺内リンパ節，右上内深頸リンパ節に集積を認めたため，全身麻酔下にセンチネルリンパ節生検，右眉毛部腫瘍切除術，全層植皮術を施行した．右眉毛部腫瘍の病理組織では，真皮から皮下組織にかけて比較的均一な円形核を有する異型細胞の増殖を認め，リンパ管侵襲を散見したが断端は陰性であった．電顕では腫瘍細胞内にMerkel細胞癌に特異的な有芯顆粒（dense core granule）を認め，Merkel細胞癌に矛盾しない所見であった．また，右耳下腺内センチネルリンパ節において異型細胞の集積を認め，右上内頸SLNセンチネルリンパ節及び隣接していた非センチネルリンパ節ではMCPy陽性細胞が少数散見された．いずれも転移陽性と判断．以上よりStage ⅢAと診断した．後日，全身麻酔下に右耳下腺切除術＋右頸部郭清術を施行した．右耳下腺は転移陽性，右頸部リンパ節，顎下腺は転移陰性であり，今後再発病変が出現した時点で放射線治療を行う方針とした．術後約1か月後から右眉毛部植皮部辺縁から腫脹が出現した．腫脹部の生検を行い，Merkel細胞癌の再発と診断した．続いて右頸部リンパ節腫脹と右頬部皮膚転移も出現した．原発巣再発，右頸部リンパ節，右頬部皮膚転移にそれぞれ電子線60Gy/30Fr照射した．照射後，全ての病変は著明に縮小し，外表からは全く触知しない状態となった．

【考察】
Merkel細胞癌は国際的には原発巣切除とセンチネルリンパ節生検の施行が現状はスタンダードとされており[1]，本症例でも適応した．ただし，手術が施行できない症例によっては放射線単独療法を行い，良好に経過する症例も報告されている[2,3]．本症例では右眉毛部の腫瘍は断端陰性であり積極的な照射の対象には該当しないことから，術直後からの放射線治療は施行しなかった．

腫瘍

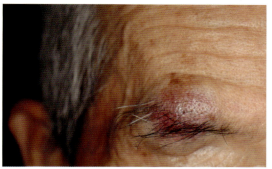

図1　右眉毛部に2.8cm×3.6cm紫紅色で円形でなだらかに隆起する腫瘤を認める．やや軟，可動性良好

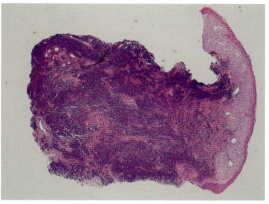

図2　真皮内に均質でやや明るい類円形の核を有する異形細胞が胞巣を呈しながら増殖．

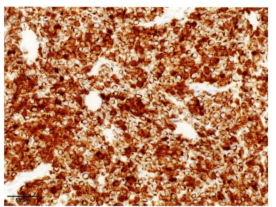

図3　免疫染色で，異型細胞がCK20染色陽性

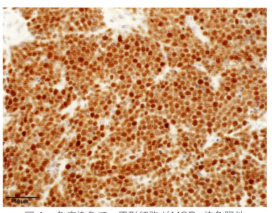

図4　免疫染色で，異形細胞がMCPy染色陽性

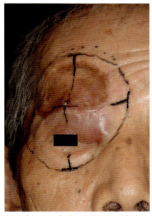

図5　照射後，全ての病変は著明に縮小し，外表からは全く触知しない状態となった．

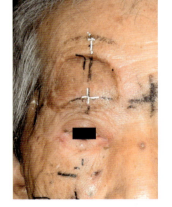

参考文献

1) Edge SB, et al : AJCC Cancer Staging Manual.7th ed. New York：2010：315-23.
2) Fang LC, et al : Cancer：2010：116（7）：1783-90.
3) Veness M, et al : Int J Radiat Oncol Biol Phys:2010:78（3）：703-9.

2017年1月14日　第270回　日本皮膚科学会岡山地方会にて発表

肺転移による気胸を合併し，急速に進行した頭部血管肉腫の1例

岡山大学医学部医学科　高橋　洋祐
岡山大学病院皮膚科　森実　真

【症例】
91歳，男性．

【現病歴】
2015年11月頃より左頭部の結節に気付き，徐々に増大．その周囲にも紫斑が拡大したため，2016年2月に近医を受診．2016年3月初診時，左頭頂部に8×5cm大の紫斑を認め，中央に2.5cm大の結節を認めた．皮膚生検により血管肉腫と診断され同年4月，加療のため当科入院した．

【既往歴】
1999年11月右頬粘膜癌（cT1N0M0 SCC）に対し total 70Gy の放射線照射後，手術，術後化学療法施行．ただし，頭頂部は照射野外であり血管肉腫の発生部位とは重なっていない．また頭部外傷の既往はない．

【生活歴】
アレルギー：なし
喫煙：15本／日　13年間
職業：教師

【家族歴】
母：子宮癌

【入院時現症】
紫紅色斑は10×8cm，中央に4×5cmのドーム状に隆起する暗紅色結節を認め（図1），易出血性であり可動性はない．リンパ節腫脹はない．

【画像所見】
胸部CTにて右肺気胸とS3領域に結節を認める（図2）．PET/CTにて頭部血管肉腫にFDG高集積（SUVmax:12.01）右肺S3領域の結節と重なる部分に高集積（SUVmax:4.30）を認める（図3）．

【一般血液検査】
WBC 4990/μl（NE 62.6% Ly 30.2% Mon 5.3% Eos 1.2% Bas 0.6%），RBC 404万 μl ↓，Hb 12.6g/dl ↓，Ht 40.8%，MCV 101.1fL ↑，MCHC 30.8g/dl ↓，Alb 4.0g/dl ↓，Ca 8.5mg/dl ↓，LDH 185U/L，AST 24U/L，ALT 14U/L，Cr 0.69mg/dl，HbA1c（NGSP 6.8 ↑）．

【病理組織所見】
真皮中層から皮下組織にかけて，腫大した核を有する腫瘍細胞が管腔を形成するように増殖しており，管腔内に赤血球が見られた．真皮内にsolar elastosisを認め，血管周囲性にリンパ球が浸潤していた．（図4，5）免疫染色にて腫瘍細胞はCD31弱陽性，D2-40陽性であった．（図6）

【診断】
＃1頭部血管肉腫，＃2転移性肺癌，＃3気胸

【治療】
2016年4月7日より，左頭頂部に2Gy/回，計60Gy/30回の電子線照射を予定．また，右気胸について経過観察を行っていたが，縮小傾向が顕著になってきたこと，呼吸困難を訴えたことにより4月13日，胸腔ドレナージを実施した．肺転移病変が原因で気胸になっており，リークポイントが閉鎖しない可能性が高く，その場合呼吸器外科での手術も検討している．また，心機能評価後問題なければ，パクリタキセル（80%dose）による化学療法の併用も予定している．

【考察】
血管肉腫の特徴は，高齢者の頭皮に好発し，局所多発性で伸展拡大が早く再発しやすい点であり，また遠隔転移（特に肺）を起こしやすく，5年生存率は9～12%と非常に進行が早い．罹患率は3.1人/10万人であり，頭部外傷の既往，慢性の浮腫（Stewart Treves症候群），放射線照射が誘因として挙げられるが，放射線照射の既往があるものの照射野と病変が重ならないため関連はないものと考えられる．
皮膚所見より，血管肉腫の他，無色素性悪性黒色腫，悪性リンパ腫などが鑑別疾患としてあげられるが，生検による上記の病理組織所見より血管肉腫と診断された．病勢把握のための全身精査では右肺への転移が認められており，

腫瘍

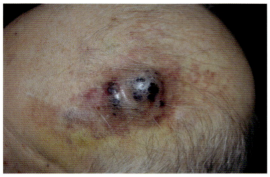

図1：初診時

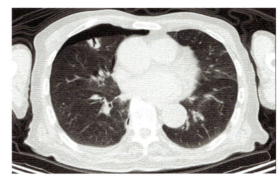

図2：胸部CTにて右胸部S3領域に結節と右気胸を認めた

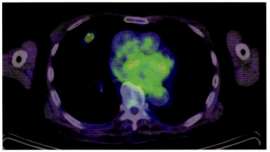

図3：PET/CT（肺転移）

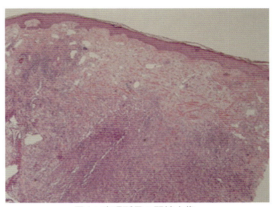

図4：病理所見：弱拡大像

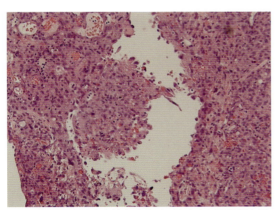

図5：境界不明瞭な広範な病変で，真皮内に不規則な脈管の増生が目立つ

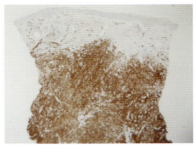

図6：D2-40陽性

stage Ⅳと考えられる．転移があり，腫瘍最大径が5cmを超えているため外科的切除は行わず，頭皮への計60Gyの電子線照射とタキサン系抗腫瘍剤であるパクリタキセルを用いた併用療法を予定している．

参考文献
1）頭部血管肉腫診療ガイドライン
2）一冊でわかる皮膚病理
3）標準皮膚科学
4）北里大学病院皮膚科治療指針 増澤幹男
5）皮膚悪性腫瘍 基礎と臨床の最新研究動向

Sister Mary Joseph's Nodule

川崎医科大学附属病院皮膚科　**淺沼由美子**

【症例】
82歳，女性

【現病歴】
当科初診数か月前より臍部から浸出液が出るため，近医で抗生剤を投与されていた．その後臍部に紅色の結節を認め，初診1週間前より急激な拡大傾向を示すため，当院消化器外科を紹介受診され，当科紹介となった．

【併存疾患】
認知症（意思疎通困難）

【皮膚所見】
臍部に約2cm大，弾性硬で表面にびらんを伴う紅色結節（図1）．

【初診時血液検査】
WBC 8310/μL, RBC 334×104/μL, Hb 10.0 g/dL, PLT 28.2×104/μL, CRP 0.24mg/dL, BUN 13mg/dL, Cr 0.60mg/dL, eGFR 70.8mL/min/1.73m2, Na 146mEq/L, K 3.8mEq/L, Cl 110mEq/L, TP 6.5g/dL, Alb 3.3g/dL, GOT 15U/L, GPT 5 U/L, CA125 760 U/mL, CA19-9 6.9 U/mL

【超音波検査所見】
臍部には内部に囊腫性病変を伴う2.5×2cm大の腫瘍が腹腔内へ突出するように描出されるが，腹腔内との交通は明らかでなかった（図2）．また，左卵巣には臍部腫瘍と同様に囊腫性病変を伴う8×6cm大の腫瘍を認めた（図3）．卵巣悪性腫瘍を疑う所見であり，卵巣癌の臍転移を疑った．

【病理組織所見】
表皮は保持されているが，真皮内には異型細胞が乳頭状構造を伴い浸潤増殖している（図4）．石灰化小体が散見される（図5）．卵巣由来の腺癌が疑われた．

【診断】
積極的な治療は希望されず，卵巣腫瘍の組織は採取していないが，画像所見，病理組織検査から，卵巣癌の臍転移と診断した．

【治療方針】
家族の希望により経過観察となった．

【考察】
Sister Mary Joseph's Nodule（SMJN）は1940年代にミネソタ州のSt.Mary病院で外科医の助手をしていたSister Mary Josephが臍部結節を伴う胃癌患者の予後が悪いことに気付いたことに由来し，現在では内臓悪性腫瘍の臍転移のことをいう[1]．内臓悪性腫瘍の皮膚転移の頻度は1.4〜4.4％と報告されており，臍転移はそのうち約4〜5％を占める．臍転移の発生頻度が高い理由として，臍部が瘢痕組織であり構成するコラーゲン索が脆弱であり，臍下の脂肪が薄いことから，腫瘍細胞が表層に向かって増殖しやすいことが言われている[2]．
SMJNは報告例の57％で原発巣の診断に先行して臍部腫瘍が発見されており，その原発臓器は胃癌をはじめ大半が腹腔内臓器である．SMJNに対する超音波検査の報告は少ないが，4症例について検討した論文[3]では，辺縁が不整で，低エコー領域の内部に小さな高エコー域を認めることがSMJNの診断の契機になると報告されている．本症例でも臍部超音波検査が診断の契機になったが，超音波検査は臍部結節の精査に加えて，腹腔内に多いとされる原発巣の検索も同時に可能である点から有用な検査であると考える．

参考文献
1）森 理.玉置邦彦編.最新皮膚科学体系⑱ 中山書店 2003 p28-29
2）八木宗彦 ら：皮膚臨床2006：48（12）：1725-1727
3）Wronski M et al, J Ultrasound Med 2014：33：531

2016年4月24日　第268回　日本皮膚科学会岡山地方会にて発表

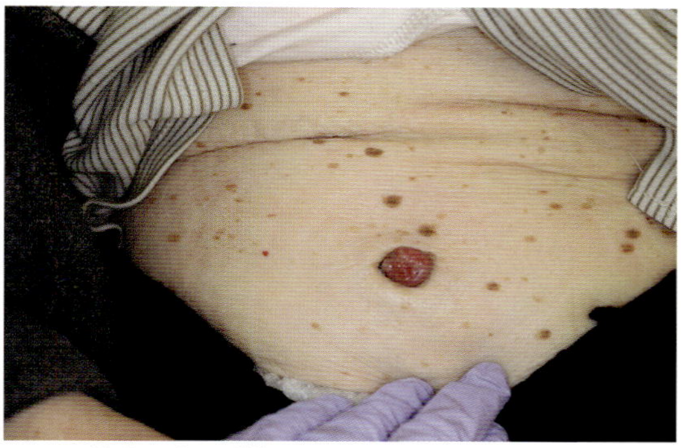

腫瘍

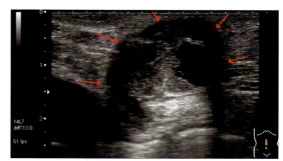

図1 約2cm大，弾性硬で表面にびらんを伴う紅色結節．

図2 超音波検査所見：臍部腫瘤　2.5×2cm

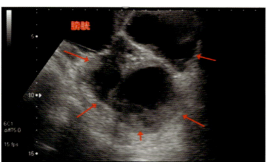

図3 超音波検査所見：左卵巣腫瘍　8×6cm

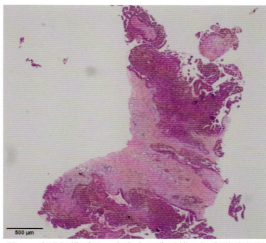

図4 病理組織所見：真皮内に乳頭状の細胞増殖を認める

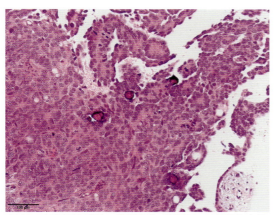

図5 病理組織所見：異型細胞が増殖し，石灰化小体を認める．

163

高齢発症した菌状息肉症の1例

岡山大学医学部医学科　**村田有里恵，波戸本亜紀**
岡山大学病院皮膚科　**森実　真**

【症例】72歳，男性.

【主訴】
両側上肢，背部の皮膚腫瘤，両鼠径部のリンパ節腫脹.

【現病歴】
69歳頃より背部に掻痒感を伴う皮疹が多数出現し，腹部や四肢にも広がったため，2014年8月近医を受診．ステロイド外用，NBUVBなどで改善が見られず，同年3月当科紹介入院となった．3月11日の右側腹部の皮膚生検で菌状息肉症と診断された．LD，IL-2R上昇したため，IFN-γ投与目的で7月に当科入院．退院後ボリノスタットによる腎障害と血栓傾向を認めたため400mg/dayから200mg/dayに減量し，その後週3回ラステット50mg/dayに変更したところ，明らかな腫瘤形成を認め，再度ボリノスタット300mg/dayを開始した．今回は両側上肢，背部の腫瘤に対してRT導入，鼠径部のリンパ節生検目的で2016年1月17日当科入院となった.

【入院時皮膚所見】
上肢，体幹にびまん性に浸潤性紅斑局面がみられる．右上腕伸側に3cm大2ヵ所，2cm大1ヵ所，左上腕に3cm大1ヵ所，2cm大1ヵ所の腫瘤が見られる．背部には1cm～2cm大の結節が多数散在している．（図1）

【既往歴】　15歳　腎結石　右腎摘出
　　　　　　65歳　高血圧
　　　　　　70歳　脊柱管狭窄症

【処方薬】
ゾリンザカプセル100mg　1×夕食後，アレロックOD錠5mg　2×朝食後寝る前，アムロジピンOD錠5mg　1×朝食後，テノーミン錠50mg　0.5×朝食後，プレミネント配合錠LD　1×朝食後

【家族歴】　母：パーキンソン病.

【アレルギー歴】　なし.

【嗜好】　飲酒：機会飲酒，喫煙：15本/日（20歳～）.

【血液検査（2016/02/23）】
WBC：4.710/μL，RBC：331万/μL，Hb：11.1g/dL，Ht：34.5%，PLT：13.5万/μL，TP：6.2g/dL，Alb：3.6g/dL，AST：21U/L，ALT：12U/L，ALP：129IU/L，G-GT：21IU/L，LD：410IU/L，Na：140mmol/L，K：4.2，Cl：103mmol/L，UN：19.9mg/dL，CRTN1.54mg/dL，eGFR：35.4ml/分，PCT：0.031ng/mL，CRP：0.57mg/dL，sIL-2R：4,005U/mL，CD4/CD8：0.60

【CT所見（2015/12/28）】
2015年3月11日と比較し，両鼠径リンパ節の増大を認めた．また両前胸部，両背部，右側腹部，右臀部皮下の軟部濃度が目立つようになり，一連の菌状息肉症病変と考える.

【背部腫瘤生検病理所見】
腫瘍細胞が表皮直下から真皮中層まで密に浸潤している．また大型の腫瘍細胞も認めている（図2-a）.

【右鼠径部リンパ節生検病理所見（2016/01/18）】
右鼠径部よりリンパ節生検を施行した．リンパ節の基本構造が消失し，中型から大型のlymphoid cellがびまん性に増殖している．免疫染色で腫瘍細胞は，CD20弱陽性，CD3陽性，CD4陰性，CD5陽性，CD7陰性，CD8陰性，CD30陰性，Ki-67 labeling index：highであった．FCMにおいても腫瘍細胞はCD4陰性，CD7陰性，CCR4陽性と考えられた．（図2-b）

【フローサイトメトリー】
右鼠径部リンパ節（2016/01/20）
CD4-CD7-：92.8%　　CD4-CCR4+：33.0%
末梢血（2016/02/23）　※末梢血（2015/03/11）
CD4+CD7-：3.19%　　CD4+CD7-：1.9%
CD4-CD7-：10.0%　　CD4-CD7-：3.6%
CD4+CD26-：5.7%　　CD4+CD26-：11.7%

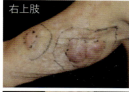
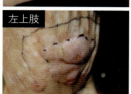
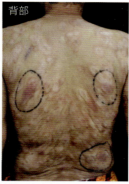

図1　RT照射前の病変部

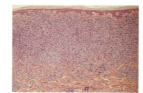
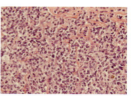

図2-a　背部の病理所見

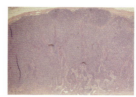
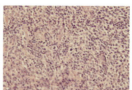

図2-b　右鼠径リンパ節の病理所見

CD4-CD26-：13.8 %　　CD4-CD26-：30.0 %
CD4+CCR4+：20.3 %　　CD4+CCR4+：10.9 %
CD4-CCR4+：9.0 %

【一般細菌検査（2016/02/04）】
左上腕部，右鼠径部リンパ漏部よりMRSA（＋＋＋）

【診断】
mycosis fungoides（T3N3M0 Stage IV A2）

【治療経過】
1/17に入院後，1/20から病変部に4Gy/fr total 8GyでRT照射を開始した．浸潤の強い部分には週3回全身NB-UVB，VTRAC150mJを照射した．RT照射後，浸潤はやや軽快したが，新たな紅色小結節が出現し，2/19に背部の新生結節の生検を行った．経過良好で2/28に退院した．

【考察】
本症例におけるTNMB分類

本症例は，病変部に腫瘍形成を多数認め，リンパ節が異型リンパ球（腫瘍細胞）に完全に置換されていた．また内蔵病変は認めず，CD4/CD8比も0.6であった．右鼠径部リンパ節ではCD4-CD7-の細胞が92％以上を占めていた．2015年3月の末梢血FCMと比較してもCD4-CD7-の異常細胞の割合が増加している．以上より，2015年にはStage II Bとされていたが，現在の病期はT3N3M0B0, Stage IV A2と考えた．

今後の治療計画について

本症例は進行期の菌状息肉症（MF）であり，ボリノスタット抵抗性の新たな腫瘍病変も認めている．また本症例は高齢発症のMFであり，加えてボリノスタットで治療した際の食思不振や腎障害が遷延しており体力を要するBMTやCHOP療法は治療完遂が困難と考える．そこで今後の治療方針の選択肢として，一つ目はCHOP療法のうち，心筋障害が副作用にあるドキソルビシンをピラルビシンに変更したTHP-COP療法を検討している．次に本症例の腫瘍細胞に発現しているCCR4を標的とした抗CCR4抗体薬物複合体製剤であるモガムリズマブを選択肢として考えた．菌状息肉症（MF）は皮膚のT細胞リンパ腫であり，CD4陽性のTh2細胞の増殖に特徴付けられる．ケモカインレセプターであるCCR4はこのTh2細胞に特異的に発現しているが，MFではその発現が高率に亢進しているとわかってきた．また，病理所見（図2-a，b）においても見られている大型の腫瘍細胞についてはCD30の発現に乏しく，CD30陽性腫瘍細胞が標的の抗体薬物複合体製剤であるアドセトリスは現時点では適応でないと考えた．悪性リンパ腫では可溶性のIL-2Rが末梢に過剰に存在し，この血中に遊離される可溶性IL-2Rの量はT細胞の活性化の指標となる．オンタックはIL-2Rへの結合部分とジフテリア毒素を遺伝子組み換えにより結合させた融合タンパクであり，結合した腫瘍細胞を最終的にアポトーシスさせる．オンタックは現時点では未承認の新薬であるが，上記に挙げた治療に抵抗性の場合は将来的に導入を検討すべきと考えた．

参考文献
1）標準皮膚科学 第10版 医学書院　P380-383
2）Fujimura T et. al. Interferon-alpha is effective for CD4（＋），CCR4（－）mycosis fungoides. Int J Dermatol. 2007 Apr：46（4）：453-8

多彩な皮疹を呈した血管免疫芽球性T細胞リンパ腫の1例

東京医科大学病院皮膚科　阿部名美子

患者】
60歳，男性.

【主訴】
全身の紅斑.

【家族歴・既往歴】
特記すべきことなし.

【現病歴】
2週間前から感冒様症状と全身の紅斑が出現.
近医でウイルス感染による中毒疹を疑われ紹介
受診された.

【皮膚所見】
全身に浮腫性紅斑が多発，一部は融合し，そう
痒を認めた（図1）.
初診2週間後，四肢に浮腫と紫斑が出現（図2）.

【理学所見】
頸部リンパ節を多数触知可能，圧痛はなし. 発
熱なし.

【画像所見】
PET-CTでは両側頸部，腋窩，鼠径部のリン
パ節など多数増大. 両側大腿骨近位部に骨髄へ
の集積を認め，骨髄浸潤が示唆された.

【組織所見】
下腿紫斑：真皮浅層から中層にかけて炎症細胞
の浸潤と出血，核塵を認め，蛍光抗体直接法で
IgAが血管壁に沈着していた（図3）.
前腕紅斑：真皮浅層の血管周囲に炎症細胞浸潤.
両組織とも異型細胞の浸潤なし.
頸部リンパ節：リンパ濾胞の胚中心は消失. 小
型から中型の異形リンパ球がリンパ節全体にわ
たってびまん性に浸潤し，形質細胞，組織球，
好酸球が混在（図4）. 異型性を示すリンパ球の
ほとんどはCD3，CD5，PD-1陽性，CD20陰性
であった. CD21陽性濾胞樹状細胞のネットワー
ク増生と，高内皮小静脈の増殖を認めた. EBER
は陰性. 組織からの遺伝子再構成はなかった.

【検査所見】
白血球10600／μL, 好中球 77.3％, 総蛋白6.5g/
dl, アルブミン3.8g/dl, CRP 1.0mg/dl, 可溶
性IL-2レセプター6,210U/ml, IgG 842mg/dl,
γグロブリン正常

【診断】
血管免疫芽球性T細胞リンパ腫（AITL）

【治療経過】
初診時に存在した皮疹は第27病日に消失. 第49
病日に入院しCHOP療法を行うも，骨髄毒性
が強くニューモシスチス肺炎やサイトメガロ血
症など日和見感染症を認めた. 第119病日に中
毒疹様の皮疹が再燃したため，皮膚生検を施行.
その後も化学療法を行ったが，血球減少，末梢
血異型細胞の出現などを認め，原病の骨髄病変
悪化が示唆され，第211病日永眠された.

【組織所見】
真皮浅層に異型細胞の浸潤を認め，免疫組織学
的染色ではCD3，CD5陽性，PD-1が30-40％陽
性（図5）. EBER陰性. AITLの皮膚浸潤と
診断.

【まとめ・考察】
本症例は中毒疹様の皮疹とともに下肢を中心に
多数の紫斑を認め，組織学的にIgA血管炎を認
めた. 経過中に中毒疹様の紅斑が再燃し，皮膚
浸潤を認めるなど多彩な皮膚症状を呈した.
AITLは約6割の患者に皮疹を呈することが知
られているが，非典型的な皮疹であり，皮膚科
受診をすることも多い.
リンパ節腫脹を伴った中毒疹様皮疹を認める症
例では悪性リンパ腫を念頭に精査を行う必要が
ある.

リンパ腫と関連疾患

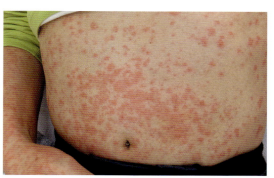

図1　体幹の紅斑

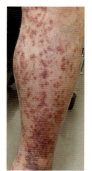

図2　下肢の紫斑

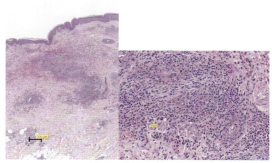

図3　下腿皮膚生検

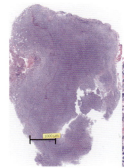

図4　リンパ節生検

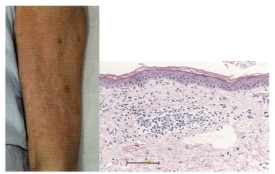

図5　2回目皮膚生検

参考文献

1) 鈴木 規弘, 鈴木 大介, 藤田 淳史 他　中毒疹様皮疹, 多クローン性ガンマグロブリン血症, 骨髄浸潤を伴ったangioimmunoblastic T-cell lymphomaの1例　Skin cancer 2011；26（2）134-138

2) 小薗 可奈, 山村 和彦, 増野 年彦 他　皮疹を伴ったAngioimmunoblastic T-cell Lymphomaの2例　西日皮膚 2012；74（4）399-404

2018年1月13日　第273回　日本皮膚科学会岡山地方会にて発表

古典型ホジキンリンパ腫に併発した
原発性皮膚CD30陽性T細胞リンパ増殖症について

岡山大学病院皮膚科　　上田　菜月

【症例】
75歳，男性.

【家族歴・既往歴】
膀胱癌（2012年から）.

【現症】
2016年2月膀胱癌のフォロー中にCTで骨盤内・左総腸骨動脈リンパ節腫大を指摘. 同年6月に左上腕，左大腿内側，右大腿に紅斑丘疹を認め，7月12日に傍大動脈リンパ節生検施行し，混合細胞型古典型ホジキンリンパ腫（MCHL）と診断. 7月28日，皮膚病変について当科を紹介受診した.

【皮膚所見】
左上腕，左大腿に径5mmの紅色結節が認められた（図1）.

【血液検査所見】
CBC，LDH，sIL2Rは正常範囲内.

【PET-CT】
傍大動脈，左総腸骨動脈周囲，鼠径部リンパ節にFDG集積. 皮膚に異常集積なし.

【病理組織所見】
傍大動脈リンパ節の針生検では，ホジキン細胞を認め混合細胞型古典型ホジキンリンパ腫に合致する病理組織像であった（図2）. 免疫染色では，CD15，CD30ともに大型の異型細胞が陽性を示した（図3,4）. 左上腕結節の皮膚生検では，表皮の肥厚を認め，大型の異型細胞と炎症細胞の浸潤を認めた（図5）. 免疫染色では，CD15は大型の異型細胞に陰性であった（図6）. CD30は陽性（図7）.

【診断】
混合細胞型古典型ホジキンリンパ腫（MCHL）stageⅡ，原発性皮膚CD30陽性T細胞リンパ増殖症（pcCD30＋LPD）.

【治療経過】
左上腕の結節を切除生検してpcCD30＋LPDと診断. MCHLに対し，ABVD療法3コース，XRT Σ30Gyを施行し，寛解. 加療中，ブレオマイシンによる薬剤性間質性肺炎発症しPSLで治療. その後，両手関節，下腿，上腕に5～10mm大の孤立性ドーム状丘疹出現したが，生検にてpcCD30＋LPDと診断. 皮疹は自然消退し，腹部大動脈・左大腿動脈周囲のリンパ節は縮小を維持している.

【考察】
腫瘍細胞は骨盤内リンパ節と左上腕・左大腿の結節との両方でCD30陽性，PAX5陰性であったが，CD15に対する染色性は前者が陽性，後者は陰性であり，MCHLにpcCD30＋LPDが併発したと考えた. また，pcCD30＋LPDに関しては，病理組織学的には悪性だが，臨床経過は良性，病理標本もどちらかといえばwedge-shapedであることから，リンパ腫様丘疹症として経過観察し，原発性皮膚未分化大細胞リンパ腫は念頭にフォローする必要がある.

参考文献
1）瀧川雅浩，他；新・皮膚悪性リンパ腫アトラス；文光堂2006
2）Franziska C, et al；Am J Surg Pathol 2013

2017年5月27日　第271回　日本皮膚科学会岡山地方会にて発表

リンパ腫と関連疾患

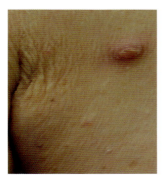

図1　左上腕の紅色結節

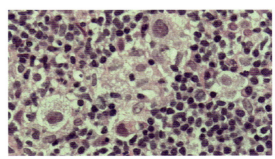

図2　傍大動脈リンパ節 HE染色

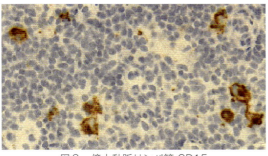

図3　傍大動脈リンパ節 CD15

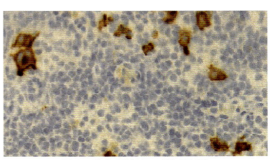

図4　傍大動脈リンパ節 CD30

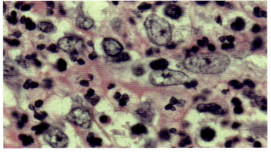

図5　左上腕結節 HE染色

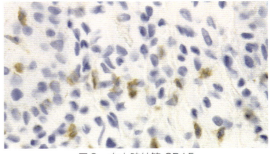

図6　左上腕結節 CD15

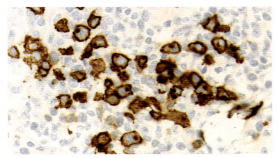

図7　左上腕結節 CD30

Sjögren's syndromeにMALT lymphomaを合併した1例

岡山大学病院皮膚科　杉本佐江子

【症例】
67歳，女性.

【現病歴】
2010年12月より左頬部の腫脹と紅斑が生じ，増悪消退を繰り返していた．2011年3月に脳神経外科にて涙腺腫脹を指摘された．11月に当院眼科にサルコイドーシスの疑いで紹介受診し，左頬部の生検依頼にて皮膚科に紹介された.

【皮膚所見】
左頬部に浸潤性紅斑と腫脹.

【血液検査】
S-IL2R 937U/ml，ANA 44.6 index，SS-A 88.1U/ml，SS-B ＜0.50U/ml，IgG4 126 mg/dl

【画像所見】
PET-CT：左頬部と左顎下にFDGの異常集積あり．CT：左顎下腺外側に連続する20mm大の腫瘤あり.

【組織所見】
左顎下リンパ節：vague nodular patternで中型のlymphoid cellからなり，免疫染色はCD20＋，CD3-，CD5-，CD10-，Ki67低率.
左頬皮膚：bottom heavy patternで真皮全層に結節状に小型のlymphoid cellが浸潤.
口唇生検：導管周囲にリンパ球の浸潤.

【遺伝子検査】
左頬皮膚：IgHJH鎖（サザン）の再構成あり.

【診断】
＃1　Sjögren's syndrome
＃2　左頬部MALT lymphoma
　　　左顎下リンパ節浸潤

【治療】
2012年4月から6月に＃1 R-COP，＃2 R-PSL，＃3 R-PSLを施行．評価はCR.

【鑑別診断】
IgG4関連Mikulicz Disease

【考察】
MALT lymphomaの名称について2008年WHO分類第4版で粘膜関連リンパ組織型節外性辺縁帯リンパ腫として再分類されている．ピロリ菌感染性胃炎，Sjögren's syndrome；SjSや橋本病などの自己免疫疾患が基盤となりMALT lymphomaを発症することがある．その機序は，まずCD4陽性T細胞が組織に浸潤し，抗原から刺激を受けB細胞を活性化させ，そこに遺伝子異常が加わることがあり，モノクローナルに腫瘍化しMALT lymphomaになると言われる．リンパ球は濾胞を形成して増殖し，辺縁に濾胞辺縁帯リンパ球が分化する[1,2].
SjS関連のNon-Hodgkin lymphomaは節外性病変をきたしやすく，標的臓器は唾液腺，胸腺，肺などとされる．またSjS関連のB cell lymphoma15例の検討によると節外病変が12/15例（80％）にあり，組織型はMALT単独が6/15例（40％），MALTとDLBCLの混在が4/15例（27％）で[3]，やはりMALTが多いといえる.

参考文献
1）Takashi Sakamoto et al. Int J Hematol 2009
2）Takashi TAMURA et al. J. Wakayama Med. Soc. 2013
3）Masaru Kojima et al. J Clin Exp Hematopathol 2009

2014年6月3日　第36回　岡山膠原病研究会にて発表

リンパ腫と関連疾患

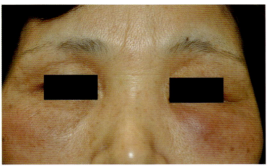

図1　左頬の浸潤性紅斑

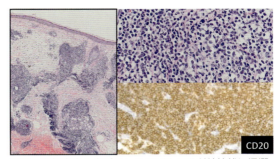

図2　左頬皮膚：小型のlymphoid cellが結節状に浸潤，CD20陽性

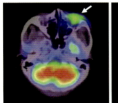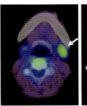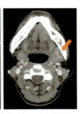

図3　左頬部と左顎下にFDGの異常集積あり．左顎下に20mm大のリンパ節

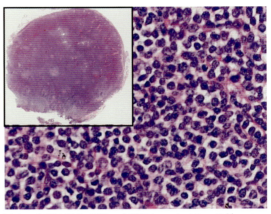

図4　左顎下リンパ節：中型のlymphoid cellがvague nodular patternに浸潤

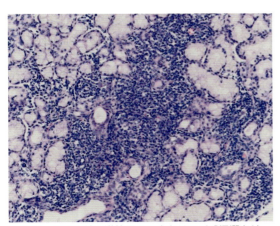

図5　口唇生検：導管周囲に密なリンパ球浸潤あり

皮膚・骨・リンパ節・精巣浸潤を認め，R-CHOP療法が奏効した びまん性大細胞型B細胞リンパ腫（DLBCL）ABC typeの１例

岡山大学病院皮膚科　浦上　仁志，濱田　利久，野村　隼人，杉原　悟，岩月　啓氏
同血液・腫瘍内科　西森　久和　　　三豊総合　濱中　裕子，妹尾　明美

【症例】
68歳，男性.

【既往歴】
胃潰瘍，外傷性気胸，右第５指切断.

【生活歴】
喫煙40-50本／日，64歳まで.

【現症】
2016年７月に左上口唇の結節を自覚．９月から徐々に増大し，精巣腫大や下肢や躯幹にも結節が出現．2016年10月に近医皮膚科受診し，両下腿からの皮膚生検の結果，primary cutaneous DLBCLを疑い，11月２日に当科を紹介受診した.

【皮膚所見】
左上口唇，下肢，躯幹の紅色結節（図１）

【理学所見】
頤下，右鼠径リンパ節腫脹，両側睾丸腫脹あり.盗汗あり．胸背部痛あり.

【血液検査所見】
WBC；8,800／μL，RBC；416 ×104／μL，Hb；12.1 g/dL，Plt；35.3 ×10^4／μL，LDH；429 IU/L，CRP；3.21 mg/dL，s-IL２R；1,369 U/mL

【画像所見】
PET/CTにて頤下リンパ節，右鼠径リンパ節，精巣，肩甲骨，胸骨，右腸骨，左膝蓋骨に高集積を認めた.

【病理組織所見】
通常リンパ球よりはるかに大きく，複数の核小体を持つ腫瘍細胞を認める．免疫染色ではCD20，MUM１陽性．CD5，CD10陰性．（図２，３，４）

【診断】
DLBCL，ABC type，StageⅣB／skin，testis，bone，LN，国際予後指標（IPI）：4（high risk）

【治療経過】
当院血液・腫瘍内科と相談し短期入院でのR-CHOPをfull doseで６コース施行．s-IL２RとLDHは治療につれて低下し，６コース終了後のPET/CT上では完全寛解を示した．左上口唇の瘢痕に対して組織診施行したが腫瘍細胞残存認められなかった.

【考察】
DLBCLは30％以上を占めるといわれる最多の悪性リンパ腫であり，大部分がDLBCL，NOS（not otherwise specified）の範疇である．[1] WHO分類2016年版において，DLBCL，NOSは遺伝子発現プロファイリングにてABC typeとGCB typeの２サブタイプに分類されている．[2] 遺伝子発現プロファイリングと完全には一致しないが，簡便な免疫組織学的判定マーカーとしてCD10，MUM１，BCL-6等が用いられている．自験例はCD10（-）MUM１（＋）であり，ABC typeであった．[3] ABC typeはGCB typeより生命予後不良とされるが，自験例ではR-CHOP療法が奏効し完全寛解となった．しかし，2016年発症ということもあり最終的な生命予後については今後の経過観察を要する．（図５）

参考文献
1）Coiffier B. Curr Opin Oncol 2001
2）Swerdlow SH, et al. Blood. 2016
3）Muris JJF, et al. J Pathol 2006

2017年５月27日　第271回　日本皮膚科学会岡山地方会にて発表

リンパ腫と関連疾患

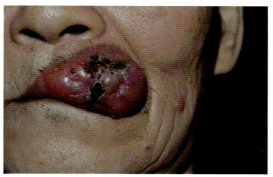

図1　左上口唇の5×14cm大紅色結節

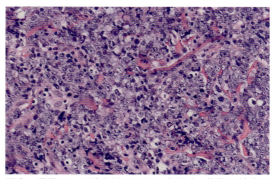

図2　通常リンパ球よりはるかに大きく，複数の核小体を持つ腫瘍細胞を認める．

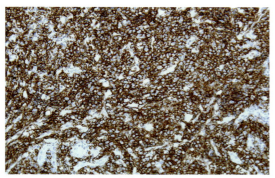

図3　免疫染色CD20

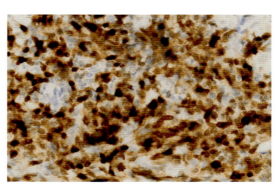

図4　免疫染色MUM1

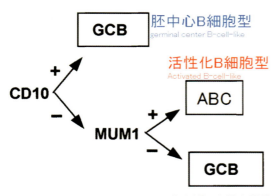

Muris JJF et al. J Pathol 2006
図5　Murisの分類：CD10，MUM1にて判定

自然消褪した皮膚白血病の１例

東京新宿メディカルセンター皮膚科　　鈴木　大介

【患者】
71歳，女性．

【主訴】
左下腿の小結節．

【既往歴】
アデノイド，胃・十二指腸潰瘍，子宮筋腫．

【現病歴】
今回の皮疹が生じる７年前に慢性骨髄単核球性白血病（chronic myelomonocytic leukemia：CMML）と診断された．その４年後に肝脾腫が進行し，白血病の髄外病変（肺，口蓋扁桃，頸部・腋窩リンパ節）が生じたため，azacidine による治療を12コース施行された．その翌年，白血球および単球増加がみられたため hydroxycarbamide が導入され，病勢は落ち着いた．hydroxycarbamide 導入２年後に，下腿の小結節を主訴に受診した．

【皮膚所見】
左下腿内側に小豆大の小結節を認めた．淡紫紅色調を呈し，弾性硬に触れ，圧痛を伴わない病変であった．（図１）

【組織所見】
真皮浅層に grenz zone を伴った稠密な細胞浸潤を認めた．浸潤している細胞は分葉核や切れ込みを伴う核を持つ異型細胞で，免疫組織化学では MPO 陽性であり，CD68 も部分的に陽性であった．（図２，３，４，５）

【検査所見】
WBC が29330／μl と高値であったが，病勢悪化時には100000／μl 程度まで上昇していたことを考えると，経過の中では異常高値とは言えないと考えた．白血球分画では，単球が22.5％と上昇していた．Hb 9.0 g/dl，Plt 4.2万／μl と貧血および血小板減少を認めた．LDH は168 U/l と基準範囲内であった．

【診断】
皮膚白血病（CMML の皮膚浸潤）．

【治療経過】
皮疹は自然経過で消褪した．生検を行った皮疹だけでなく，生検を行っていない皮疹も消褪した．その後，皮疹は再燃なく経過し，皮疹出現後も病勢が悪化することはなかった．

【まとめ・考察】
皮膚白血病は，白血病細胞の皮膚浸潤であり，白血病の３-30％でみられる．その頻度は白血病の種類によって異なり，CMML では約10％でみられると報告されている．一般的に皮膚白血病がみられると予後が悪いとされており，診断後１年での死亡率は約80％との報告もある．単一施設から報告された皮膚浸潤を来した４例の CMML でも，全例が死亡の経過を辿った．本症例では CMML の皮膚浸潤を来したにもかかわらず，皮疹は自然消褪し病勢も悪化していない．このように経過する予後良好な症例もあることを踏まえて，皮膚白血病がみられた際にも一概に予後不良と判断しないことが大切である．

参考文献
1）Subtil A. Myeloid Neoplasms. Clin Lab Med. 2017；37（3）：575-585
2）Martínez-Leboráns L, Victoria-Martínez AM, Torregrosa-Calatayud JL, et al. Leukemia Cutis：A Report of 17 Cases and a Review of the Literature. Actas Dermosifiliogr. 2016；107（9）：e65-e69

2018年１月13日　第273回　日本皮膚科学会岡山地方会にて発表

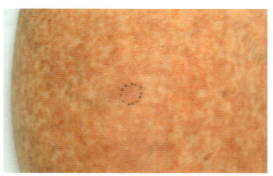

図1 下腿の淡紫紅色の小結節

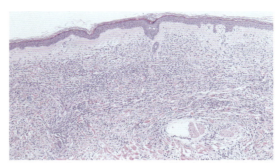

図2 真皮浅層に grenz zone を伴う細胞浸潤（HE染色 ×40）

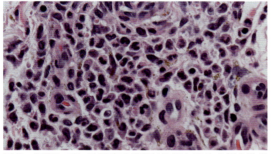

図3 浸潤している細胞は分葉核や切れ込みを伴う核を持つ（HE染色 ×400）

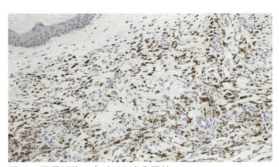

図4 浸潤細胞の多くはMPO陽性

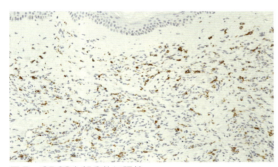

図5 CD68も部分的に陽性

高齢者に発症し広範囲のびらんを生じた伝染性膿痂疹の1例

川崎医科大学皮膚科　**永岡　紘子**

【症例】
72歳，女性．

【家族歴・既往歴・生活歴】
特記事項なし．

【主訴】
上半身の紅斑，膿疱．

【現症】
当院初診1か月前に左上腕を虫に刺され，掻痒感を伴う水疱が出現した．その後項頚部，上背部に大小の紅斑が拡がり，膿疱も出現．当院初診15日前A病院でプレドニゾロン5mg/日内服とステロイド外用薬を処方されたが改善しなかった．初診9日前B病院でも確定診断されず精査目的で当院紹介された．

【皮膚所見】
項頚部，上背部，両上腕に手掌大までの境界明瞭な紅斑とその周囲に弛緩性膿疱・水疱や膜様鱗屑を認めた．痂皮が付着したびらんもみられた（図1）．

【病理組織所見】
項部の水疱を伴う紅斑から生検した．角層下に水疱を認め，水疱内に好中球が多数みられた（図2）．真皮浅層にも好中球が浸潤していた（図3）．グラム染色で，水疱内にグラム陽性球菌を貪食した好中球が確認された（図4）．

【蛍光抗体所見】
直接法，間接法ともに陰性．

【細菌学的検査】
細菌培養；項部のびらんよりMRSAが検出された．
グラム染色；グラム陽性球菌の貪食像が認められた．

【血清学的検査】
血清抗デスモグレイン（Dsg）1,3抗体（CLEIA）

法；陰性．

【診断】
伝染性膿痂疹（水疱性膿痂疹）．

【治療経過】
LVFX1日500mg内服とナジフロキサシン外用したところ，1週間で皮疹は上皮化し治癒した．

【考察】
自験例は天疱瘡の鑑別を要した臨床所見であった．これは，天疱瘡と伝染性膿痂疹の標的蛋白が共通してDsg1であるためとされている．落葉状天疱瘡は，抗Dsg1抗体が表皮細胞間接着分子Dsg1の機能を阻害することで表皮上層に水疱をきたすのに対し，水疱性膿痂疹では，黄色ブドウ球菌が産生する表皮剥奪毒素によりDsg1分子を特異的に切断し，角層下に水疱を形成する[1]．このため両者の臨床所見と病理組織が類似する．
伝染性膿痂疹は急性の経過をたどる点で鑑別しやすい．天疱瘡は生検で，角層下から顆粒層の表皮上層に裂隙形成が認められ，蛍光抗体直接法で表皮細胞間にIgGの沈着を証明し，血清学的に抗表皮細胞間抗体を証明することにより診断される．
伝染性膿痂疹は小児に多い疾患であるが，高齢者で広範囲のびらんを認める理由として，ステロイド薬外用，プレドニゾロン内服中[2]の患者が多いことが考えられる．また，高齢者では皮膚のバリア機能が低下するといわれており，加齢により制御性T細胞が増加することや[3]，皮膚における Toll-like receptor 4やIL-6などの自然免疫を担う因子が加齢とともに低下することがいわれている[4]．黄色ブドウ球菌が増殖しやすい環境であったため，広範囲のびらんを呈したのではないかと考えた．

参考文献
1）天谷雅行：日本臨床免疫学会会誌 2006；29：325-333
2）福田智子ほか：皮膚臨床 2013；55：1348-

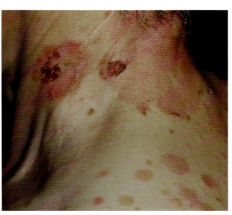

図1　項頚部，上背部に紅斑とその周囲に弛緩性膿疱・水疱や膜様鱗屑が認められる．

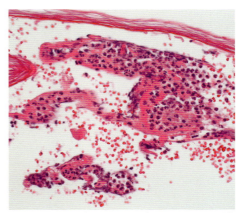

図2　角層下に水疱を認め，水疱内に好中球が集簇している．

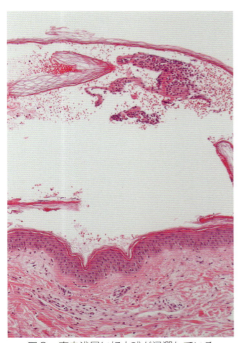

図3　真皮浅層に好中球が浸潤している．

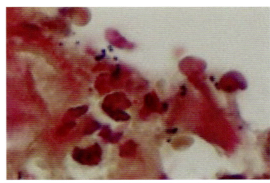

図4　水疱内にグラム陽性球菌を貪食する好中球が認められる．

1349
3) Nishioka T, et al：J Immunol 2006；176：6586-6593
4) Elewa RM, et al：J Dermatol 2015；42：467-476

2016年9月4日　第269回　日本皮膚科学会岡山地方会にて発表

重症蜂窩織炎（広義の壊死性軟部組織感染症）の１例

岡山医療センター皮膚科　**眞部　恵子**

【症例】
72歳，女性.

【既往歴】
右下肢蜂窩織炎：何度か近医にて抗生剤内服加療歴あり.
右下肢血栓性静脈炎.

【内服薬】
なし.

【現病歴】
X年11月18日，朝9時から右足に発赤腫脹を自覚，足首に疼痛あり．増悪傾向のため近医を受診し，同日19時に当院救急外来へ紹介受診となった.

【現症】
体温：38.1℃
右下腿〜足にかけてび漫性に腫脹発赤・熱感あり．圧痛を伴っていた．また，右足背の一部は紫色調であった.（図1）
右鼠径リンパ節の腫脹と圧痛を認めた.

【一般血液検査】
WBC　2300/μL（Neu 81.1%），CRP　1.06mg/dl，CK 60（＜153）U/L，Mb 85（＞70）ng/mL
肝腎機能に特記すべき異常所見なし.

【画像所見】
造影CT：深部静脈血栓症の所見なし.
MRI：筋膜に異常信号なし．ガス像・液体貯留なし.

【診断】
右下腿蜂窩織炎.

【治療経過】
蜂窩織炎と考え，CEZ　2g×3/日の投与を開始した．採血データは入院半日後にWBC/CRP 4400/20.14と上昇，その2日後にはWBC/CRP

10200/35.84と更に上昇した．CKとMbは経過を通してほぼ正常範囲内であった.
発赤範囲は入院半日後に大腿まで拡大したものの，その後徐々に範囲が縮小，発赤の程度も軽快した.
初診時に足背の一部が紫色調であったがその後水疱を形成し，入院1週間後には壊死組織となったため，入院10日目にデブリドマンを施行した（図2，3，4）．水疱内容液・壊死組織ともにB群溶連菌（GBS）が検出された．なお，入院2日目のASOは33（＜160）IU/mlであったが，13日目のASOは963IU/mlと上昇していた.
WBC/CRPは入院2日目をピークとして低下傾向となり，GBS検出後にAMPC内服へ切り替えた．足背潰瘍については局所処置を行い，略治を得た.

【考察】
本症例は初診時に明らかな壊死性筋膜炎やガス壊疽の所見がなく蜂窩織炎と考えたが，初診時に色調不良であった部位がゆっくりと壊死に変化しており，広義の壊死性軟部組織感染症（壊死性筋膜炎）とも呼べると考えた.
壊死性軟部組織感染症は従来で言うところの壊死性筋膜炎もしくはガス壊疽である[1]．壊死性筋膜炎の中でもA群溶連菌によるものは進行が早く劇症のことも多いが，ゆっくりと進行するタイプの存在も知られており，このような場合起炎菌はB群溶連菌であることが多いと言われている[2]．本症例は壊死の進行自体も非常にゆっくりではあり，組織壊死を伴う蜂窩織炎と壊死性筋膜炎の明確な異同は困難ではあるものの[3]，このような初診時臨床像を見たときには広義の壊死性軟部組織感染症である可能性を念頭に置いた治療と経過観察が必要と考える.

感染症

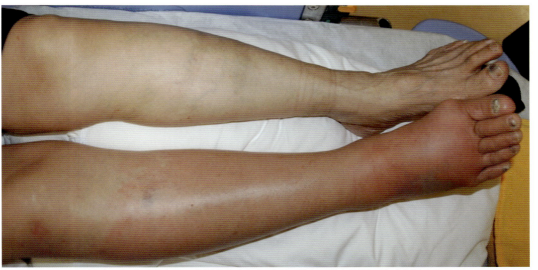

図1　初診時臨床像．右足を中心として右下腿まで発赤腫脹・熱感を認める．
　　　右足背の一部は紫色調であった．

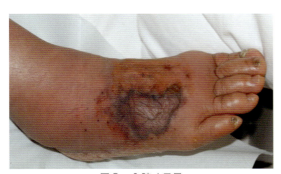

図2　入院4日目

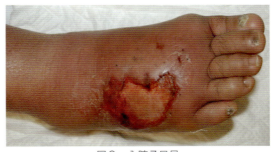

図3　入院7日目

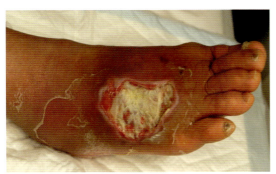

図4　入院10日目．デブリドマン後．

参考文献

1) Anaya DA, et al：Clin Infect Dis，2007：44：705-710
2) 山崎修，他：臨皮61（5）：37,2007
3) 石川耕資，他：函医誌37（1）：17 2013

2017年9月3日　第272回　日本皮膚科学会岡山地方会にて発表

壊死性筋膜炎：集学的治療により救命しえた１例

岡山市立市民病院皮膚科　　川上　佳夫
同糖尿病内科　　浜原　潤

【患者】
84歳，女性.

【主訴】
右下腿の発赤を伴う壊死性病変.

【家族歴・既往歴】
２型糖尿病，慢性心不全，腎不全，心房粗動.

【現病歴】
初診の３日前に右下腿に皮下出血が出現し，辺縁に発赤を伴うようになった．近医で，重症感染症が疑われ当院救急外来を受診した.

【皮膚所見】
右足関節内側部に白色壊死があり，辺縁に紫斑，びらん，紅斑を伴っていた（**図１，２**）.

【検査所見】
WBC 10,270mg/μL（Neu 93.0%），
Hb 12.1g/dL，Plt 11.3×10^4/μL，
CRP 36.07mg/dL，Na 131mEq/L，
Cre 2.03mg/dL，Alb 2.1mg/dL，
Glu 284mg/dL，LRINEC score 8
単純CTではガス産生像を認めなかった.
創部培養：A群β群溶血性レンサ球菌３＋
血液培養：陰性

【診断】
壊死性筋膜炎.

【治療経過】
緊急で糖尿病内科に入院し，入院当日に皮膚科でデブリードマンを施行した．創部からはdishwater様の排液があり，壊死は筋膜にまで及んでいた（**図３**）．下床は，finger dissectionで筋膜上を抵抗がなくなるところまで剥離した．抗生剤はMEPM 0.5g×２／日，CLDM 600mg×３／日で開始したが，創部からA群β群溶血性レンサ球菌が検出されてからは，ABPC 3.0g×３／日，CLDM 600mg×３／日に変更した．創部に対しては，合計４回のデブリードマンを施行し，最終的には筋膜まで除去した．第30病日からトラフェルミン噴霧と，陰圧閉鎖療法の併用を開始した．低アルブミン血症に対しては経管栄養を開始し，良好な肉芽形成が形成された（**図４**）．下肢造影検査で，右下肢の膝窩動脈，前脛骨動脈，腓骨動脈の狭窄が指摘され，第68病日に循環器内科で経皮的古典的バルーン血管形成術を施行した．血流の改善を確認し，第71日病日に全層植皮術を施行した（**図５**）．植皮は合計３回に分けて行った．第92病日に近医に転院してからは，経管栄養を中止し，リハビリと経口摂取訓練を行いながら局所の加療を行った．第128病日にはわずかな潰瘍を残すのみとなった（**図６**）.

【まとめ・考察】
本症例は，壊死性筋膜炎の予後不良因子である糖尿病と腎不全を合併していた．今回我々は，糖尿病内科，循環器内科，整形外科，麻酔科，リハビリ科，栄養サポートチーム，皮膚・排泄ケア認定看護師と連携して，重症な患者を救命することが出来た.

参考文献
1) Misiakos EP, et al：Front Surg 2014；29：doi：10.3389

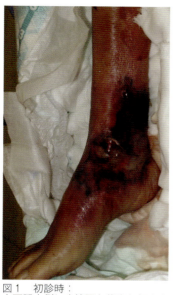
図1 初診時：
右下腿内側に広範囲な紫斑と紅斑を形成している．

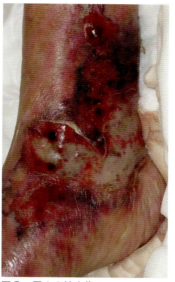
図2 図1の拡大像：
右足関節内側部に壊死とびらんを形成している．

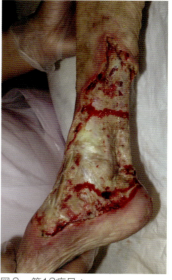
図3 第13病日：
3回目デブリードマン後．筋膜部まで壊死を認める．

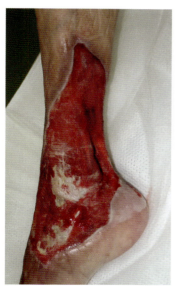
図4 第57病日：
筋膜除去後にトラフェルミン噴霧と，陰圧閉鎖療法を開始し，良好な肉芽が形成されている．

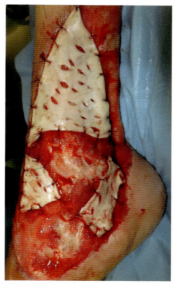
図5 第71病日：
良好な肉芽のある部位を優先して全層植皮術を施行した．

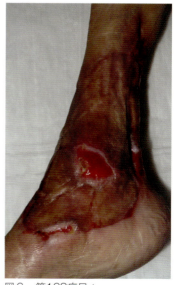
図6 第128病日：
合計3回の全層植皮術を施行し，右内果にわずかな潰瘍を残すのみとなった．

インフリキシマブ投与中に皮膚生検創から発症した壊死性筋膜炎

岡山医療センター皮膚科　**浜重　純平**

【患者】
76歳，女性.

【主訴】
左下腿の発赤・腫脹・疼痛.

【既往歴】
潰瘍性大腸炎（2006-）
（PSL　5mg/日，infliximab 200mg　2ヶ月毎）

【現病歴】
2013年10月　両下肢の皮下硬結を主訴に当科を受診し，左下腿より生検を施行. その2日後より生検後の創部に発赤・腫脹を生じた. 様子を見ていたが3日後に悪化. 創部の熱感・疼痛，発熱を生じたため当院を再受診した.

【皮膚所見】
左下腿前面に発赤・腫脹・熱感あり. 疼痛あり. 生検時の創より悪臭を伴う浸出液あり.
紅斑の中に紫斑が混在.

【検査所見】
WBC；19200/μl（Seg；94%），Hgb；11.7g/d，PLT；174×103/μl，APTT；44.7sec，PT；15.9sec，D.dymer；2.6μg/ml，ATⅢ；64%，AST；21IU/l，ALT；12IU/l，CRE；0.72mg/dl，BUN；20mg/dl，ALB；2.9g/dl，CRP；23.14mg/dl，PCT；4.09ng/ml，CK；162IU/l，MYO；235ng/ml，ASO；94IU/ml，ASK；×160倍

【診断】
壊死性筋膜炎.

【治療経過】
緊急デブリドマンを施行した. 培養からは*Streptococcus pyogenes*が検出されたが，血液培養の結果は陰性であった. 入院後，CLDM＋MEPM点滴が開始された. 炎症反応は改善傾向にあったが，下腿内側上方に瘻孔を形成していたため，追加デブリドマンを行った. 経過良好で，良好な赤色肉芽が出てきたため，Day17に陰圧閉鎖療法を開始した. day39に全身麻酔下でパッチグラフトを施行した. 経過良好にて上皮化してday86に転院となった.

【まとめ・考察】
TNFα阻害薬使用患者に発症した重症軟部組織感染症について自験例を含めて7例の報告があった. 基礎疾患では関節リウマチが多く，TNFα阻害薬に加えて，MTXやステロイドを併用している場合が多かった. また起因菌はA群やG群のStreptococcusが多くみられた. 慢性リウマチ患者における，抗TNF製剤使用の重症皮膚軟部組織感染症のリスクについて，Gallowayらの調査では，非生物学的DMARDs群に対する，抗TNF製剤群での重症皮膚軟部組織感染症の発現リスクが解析された. 調整ハザード比は1.3と優位な上昇を認めず，抗TNF製剤群における重症皮膚軟部組織感染症のリスクは，非生物学的DMARDs群とほぼ同等であると考えられた. しかしながら，安全であるということではなく，非生物学的DMARDs群も抗TNF製剤群も，健常人と比べるとどちらも重症皮膚軟部組織感染症のリスクは高いため，十分な注意が必要である.

参考文献
1）James B Galloway etal. Ann Rheum Dis 2013；72：229-234. doi：10. 1136/ann-rheumdis-2011-201108

2014年1月18日　第261回　日本皮膚科学会岡山地方会にて発表

感染症

図1 生検後 再診時

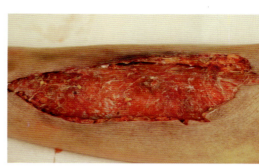
図2 入院時 緊急デブリドマン後

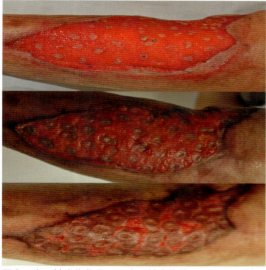
図3 上：植皮術後7日，中：植皮術後29日，下：植皮術後43日

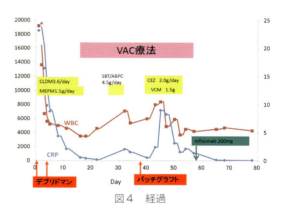
図4 経過

壊死性筋炎を合併した劇症型Ａ群溶連菌感染症の１例

岡山大学病院皮膚科　　竹原　　彩

【患者】
37歳，男性.

【主訴】
左臀部疼痛.

【家族歴・既往歴】
特記事項なし.

【現病歴】
１週間前ローラー滑り台を滑り臀部に疼痛を自覚．第１病日，右臀部皮下の疼痛が出現し急速に増悪．第２病日近医整形外科にて臀部・上腕に注射施行．第３病日疼痛増強のため２時間おきにNSAIDsを使用し，血圧低下出現，第４病日当院に救急搬送.

【皮膚所見】
右臀部から大腿にかけて強い疼痛を伴う淡い紅斑と腫脹を認めた．試験穿刺で排膿認めず.

【理学所見】
意識清明　BT：36.0℃，BP：58/41mmHg，PR：96bpm SPO２：100％

【検査所見】
WBC：18800/μl，Hb：13.5g/dl，CRP：26.76mg /dl，Cre：1.58　mg /dl，Na：135 mEq/l，CK：1308IU/l，プロカルシトニン３＋，穿刺液Gram染色にて *Streptococcus pyogenes* を同定.

【画像所見】
第４病日CT：右大臀筋は膨張，densityは不均一に低下し，内部にair densityを認めた.

【診断】
劇症型Ａ群溶連菌感染症臀部壊死性筋炎合併

【治療経過】
第５病日よりペニシリンＧ大量療法＋CLDM投与を開始．第６病日，MRIにて右大臀筋，恥骨筋，長内転筋，薄筋，梨状筋の壊死，右側

骨盤部皮下脂肪織・筋肉間の炎症所見を認め，壊死が広範囲に及ぶため手術不能であった．ペニシリンＧ大量療法CLDM投与に加えγ-Globlin療法の併用も行い急性期を脱した後，第27病日に壊死した大臀筋の大部分のデブリドメントを施行．第45病日退院.

【まとめ・考察】
劇症型Ａ群溶連菌感染症壊死性筋炎合併では致死率80-100％との報告がある．ペニシリンＧ大量療法が第一選択であるが，クリンダマイシンや免疫グロブリン製剤の効果についても報告されている．また壊死に陥った軟部組織は本菌の生息部位であり，筋壊死による腎不全および代謝性アシドーシスの悪化も防止するため，可及的なデブリドメントが必要とされている．本症例は早期手術不能であったが，ペニシリンＧ大量療法とクリンダマイシンの併用療法により救命し得た．急性期を脱した後に手術を施行したことにより，結果として最小限の筋切除となり機能障害を残さず社会復帰し得た.

参考文献
1) Stevens DL, Int J Antimicrob Agent, 1994;4：297-301
2) Burry W, JAMA,1992;267：3315- 3316

2013年９月15日　第260回　日本皮膚科学会岡山地方会にて発表

感染症

図1 初診時右臀部から大腿にかけて強い疼痛を伴う淡い紅斑と腫脹を認めた

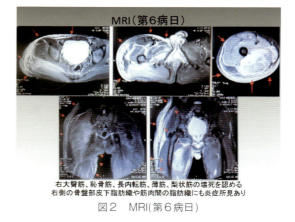

図2 MRI（第6病日）
右大臀筋、恥骨筋、長内転筋、薄筋、梨状筋の壊死を認める
右側の骨盤部皮下脂肪織や筋肉間の脂肪織にも炎症所見あり

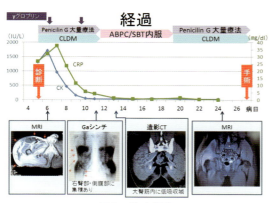

図3 治療経過

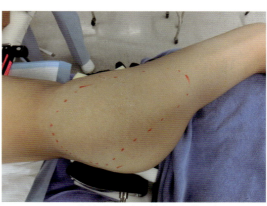

図4 術前所見 大臀筋上の板状硬部

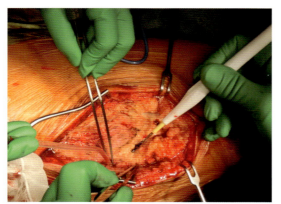

図5 術中所見 皮下脂肪織は変性している

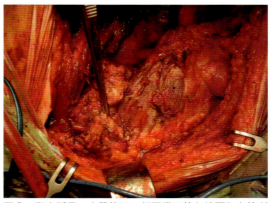

図6 術中所見 大臀筋は一部正常の筋と壊死した筋が混在している．壊死組織の培養からもStreptococcus pyogenicが検出された

185

仙骨部褥瘡に併発した非クロストリジウム性ガス壊疽の1例

岡山市立市民病院皮膚科　　岡崎　洋介，川上　佳夫
岡山大学病院救急科　　木浪　陽

【症例】
82歳，男性.

【家族歴・既往歴・生活歴】
2型糖尿病，認知症，慢性硬膜下血腫術後，外傷性くも膜下出血.

【現症】
2014年12月中旬より発熱を認めていた. 12月26日朝から食事摂取困難，意識レベル低下を認めたため当院救急外来を受診. 仙骨部褥瘡からの感染による敗血症ショックの診断で入院となった. 創部デブリードマンなどを行ったがCTにて筋膜までairを認め，ガス壊疽と診断. 全身管理目的で岡山大学病院へ転院となった.

【皮膚所見】
腰部～仙骨部に直径10cm超の黒色の壊死像と悪臭を伴う多量の浸出液を認めた（図1）.

【理学所見】
血圧：105/59mmHg　脈拍：108/min
SpO_2：95％（room air）　体温：36.5度

【一般血液検査】
WBC：29790／μl，NEUT％：91.9％，Hb：8.3g/d
PT％：42％，Fib：754 mg/dL，D-ダイマー：6.2 μg/mL
Na：140mEq/L，K：5.5mEq/L，Cl：100mEq/L，LRINEC score：11点
TP：5.2 g/dL，Alb：1.5 g/dL，CRP：28.58 mg/dL，BUN：114 mg/dL，Cr：2.16 mg/dL，AST（GOT）：249 IU/L，ALT（GPT）：131 IU/L，LDH：700 IU/L，
BS：509 mg/dL，e-GFR：23.6 ml/m/1.73m，BNP：95.2 pg/mL

【細菌学的検査】
血液：Bacteroides fragilis　　創部：Staphylococcus epidermidis，Bacteroides fragilis

【画像所見】
胸部～骨盤CT：両側肺野に誤嚥性肺炎を疑うすりガラス影を認めた. 腰部～会陰部皮下から左大臀筋内にガス像を認めた（図2）.

【診断】
腰臀部ガス壊疽.

【治療経過】
搬送先で可及的デブリドマン後に，バーサジェットデブリドマンを施行（図3，4）. 同日，便による感染を回避するためにストーマを造設した. 入院4日目に創内持続陰圧洗浄療法（IW-CONPIT）を，7日目から陰圧閉鎖療法（VAC療法）を開始し良好な肉芽が形成された（図5）. 抗菌薬は入院日からMEPM3g＋LZD1800mg＋CLDM1200mgを開始. その後徐々に炎症反応は改善し，植皮術施行目的で当院へ再搬送. 搬送後に肺炎を合併したためCFPM3gを開始. 肺炎改善を確認した後，74日目に全身麻酔下に分層植皮術を施行した. 術後経過は良好であり，116日目には完全に上皮化し（図6），リハビリテーション目的で転院の運びとなった.

【考察】
本症例を壊死性筋膜炎とするかガス壊疽とするかに関しては，意見が分かれるところかもしれない. 近年，救急医学会ではNSTIs（Necrotizing soft tissue infection）として包括している. NSTIsには壊死性蜂窩織炎，壊死性筋膜炎，フルニエ壊疽，壊死性筋炎が含まれ，本症例もNSTIsに該当するものと思われる. 今回は初期治療としてバーサジェットデブリドマンやVAC療法，そして人工肛門造設術などを行うことで良質なwound bed preparationが行われたため，分層植皮術が可能になった.

感染症

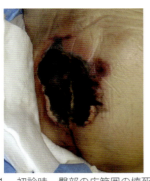

図1　初診時　臀部の広範囲の壊死像

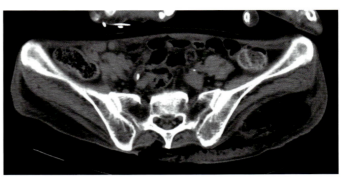

図2　CT：腰部会陰部皮下から左大臀筋内のガス像

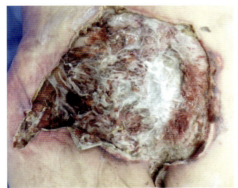

図3　バーサジェットデブリドマン前

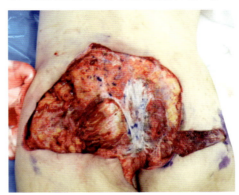

図4　バーサジェットデブリドマン後

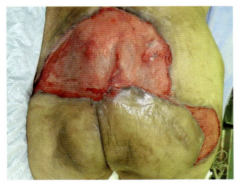

図5　植皮術直前（VAC療法により良好な肉芽が形成された）

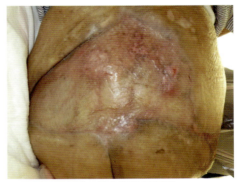

図6　植皮術後40日目

参考文献

1) World Society of Emergency Surgery guidelines for management of skin and soft tissue infections　Sartelli et al. World Journal of Emergency Surgery 2014, 9：57
2) 十河香奈：超高齢者の褥瘡より生じた非クロストリジウム性ガス壊疽：皮膚臨床48 (8)：1013-1017, 2006

2015年5月16日　第265回　日本皮膚科学会岡山地方会にて発表

壊疽性膿瘡：緑膿菌肺炎と関節リウマチの合併例

三豊総合病院皮膚科　**濱中　裕子**

【症例】
70歳，男性．

【既往歴】
関節リウマチ，肺気腫，肺炎．

【家族歴・歴活歴】
特記事項なし．

【現症】
1年前より下腿に難治性多発潰瘍を生じ，他院で壊疽性膿皮症として入院加療歴あり，ステロイド全身投与で改善傾向となる．退院後皮疹は関節リウマチとあわせて内科でフォローされており，MTX 6 ㎎，プレドニン10㎎内服継続していた．今回，下腿に残る潰瘍をみた近医より当科紹介となる．

【皮膚所見】
下腿に多数の円形の色素沈着，外踝部にポケットを有する潰瘍，足底に色素沈着を伴う過角化を認めた．

【一般血液検査】
WBC10400/uL，Hb11.9g/dL，Plt268000/uL，D-D4.1 μ g/mL，CRP30.52，PCT0.62ng/mL，赤沈92mm/h，KL-6 811U/mL，β-Dグルカン14.7pg/mL，HbA1c5.8%，アスペルギルス(-)

【細菌学的検査】
潰瘍部の創部培養と喀痰培養より *Pseudomonas aerginosa* を検出．

【画像・機能所見】
胸部CTにて両肺に間質影・空洞病変あり．1年前と比較して増悪．

【病理組織所見】
外踝の潰瘍部の組織では真皮から皮下脂肪識に高度の好中球浸潤と壊死，線維化を認める．足底の過角化にヘモジデリン沈着あり．菌塊や血管炎所見は認めず．

【診断】
壊疽性膿瘡．

【治療経過】
TAZ/PIPCを開始したところ紅斑や小さな潰瘍は速やかに改善し，採血上炎症反応も低下した．経過中CAZにde-escalationし，外踝の潰瘍はポケット切開しPICO開始した．皮疹の経過が良く創部培養も陰性化したためCAZを中止したところ徐々に皮疹が再燃し，黒色壊死物を伴う打ち抜き状潰瘍をのせた暗紫色結節が多発し，創部培養はMRSAへ変化した．

その後肺炎の増悪と発熱を認めCAZを再開したが指先に次々血疱が新生し，創部培養からは *Enterococcus feacium* を検出した．喀痰から検出される緑膿菌は徐々にCAZに耐性化を認め，MEPM等抗生剤を変更するも呼吸状態が悪化し，49日目永眠．

【考察】
壊疽性膿瘡は狭義には緑膿菌敗血症に伴う細菌疹で，免疫低下状態の患者や幼少児に生じるが，本症例のように菌血症を伴わない症例も約半数ある．緑膿菌敗血症の2%に合併し，皮膚病変を認める場合死亡率が高率となり，予後不良因子である．2次的に生じた場合は全身に散発し，原発の場合は陰部などアポクリン部位に限局する[1]．

また壊死物質で覆われた打ち抜き状の深い潰瘍性病変が特徴的で，病態は菌塊による血管閉塞・血管炎に加え，緑膿菌の産生するleukocidinによる好中球の破壊や，elastase，protease等による組織障害である．緑膿菌によるものが7割以上を占めるが，その他の細菌や真菌で起こす場合もあり[2]，本症例では初期は潰瘍から緑膿菌を認めていたが，抗生剤の中止変更に伴い，途中新生した皮疹はMRSAによるものであった．

本症例は壊疽性の丘疹，結節を呈した典型例であった．重症緑膿菌肺炎を合併したが，敗血症

感染症

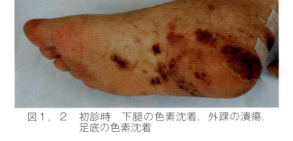

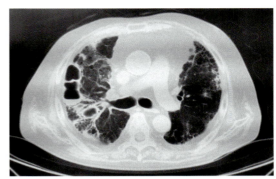

図3 肺の間質影，空洞陰影

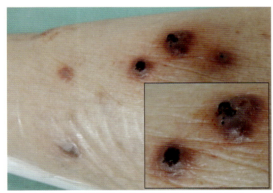

図1，2 初診時 下腿の色素沈着，外踝の潰瘍，足底の色素沈着

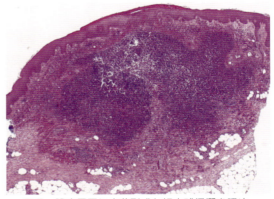

図4 経過中新生した皮疹からMRSAを検出

図5 膿瘍周囲に肉芽形成と好中球浸潤を認め，菌塊や血管炎は認めず

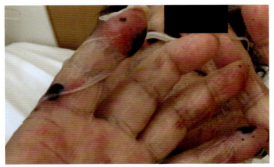

図6 手水疱からEnterococcus feacium検出

は伴わず，皮膚に緑膿菌性および非緑膿菌性壊疽性膿瘡を認めた．また関節リウマチの活動性も高く，肺線維症を合併するコンプロマイズド・ホストであり，緑膿菌感染に対して救命が困難であった．

参考文献

1) 有沢祥子ほか：変わった細菌感染症Pseudomonasによる皮膚壊疽 皮膚病診療 1992；14：139
2) Patompong Ungprasert et al：A rare case of ecthyma gangrenosum associated with methicillin-resistant Staphylococcus aureus infection Infect Chemother 2013；19：761-763

左頬部に紅色調扁平結節を呈した尋常性狼瘡の１例

津山中央病院皮膚科　鈴木　規弘

【患者】
36歳，女性，13年前に日本に移住．
母国はフィリピン（時々帰国）．

【主訴】
左頬部の紅色調扁平結節．

【家族歴・既往歴】
特記すべきことなし．

【現病歴】
10年程前に小さなざ瘡様皮疹を自覚したが放置していた．特に自覚症状はなかったが，徐々に増大してきたため近医皮膚科を受診，当院を紹介受診した．

【皮膚所見】
左耳前部に25×30mm大のなだらかに隆起を示す弾性硬の不整形扁平紅色結節を認めた．左側頸部に１cm強のリンパ節を触知した．

【組織所見】
真皮全層に渡り顕著な炎症細胞浸潤を認め，リンパ球，組織球を主体とする小結節が多数形成され，ラングハンス巨細胞も散見，類上皮肉芽腫像を呈していた．
乾酪壊死は生検組織では，認めず．
抗酸菌染色　染色されず．

【検査所見】
○血液検査
血球系・肝機能・腎機能・血沈・CRP・免疫グロブリン　異常なし
○クォンティフェロンTBG
判定　陽性　TB抗原 1.86 IU/mL　（0.10未満陰性）
MITOGEN 11.48 IU/mL（陽性コントロール）
○ツベルクリン反応検査：強陽性　（＋＋＋）
48時間判定　75×75mm大の紅斑，中心15mm大の範囲に硬結，小水疱多数．
○塗抹検査（組織）：ガフキー陰性
○PCR検査（組織）

結核菌群（－），非結核性抗酸菌　M．アビウム（－），M．イントラセルラー（－）
○抗酸菌培養（組織）　蛍光センサー法：（＋）
○抗酸菌種同定（組織）　DDH（DNA-DNAハイブリダイゼーション）法：M. tuberculos
○頸部～骨盤部造影CT：左側頸部の軽度リンパ節腫張，肺病変などの他臓器病変なし．

【診断】
尋常性狼瘡．

【治療経過】
初診から２カ月後に診断が確定し，リファンピシン（RFP），イソニアジド（INH），ピラジナミド（PZA），エタンブトール（EB）の４剤併用で加療を開始した．治療開始２週間後に感受性菌であることが判明し，EBは中止した．紅色結節は治療１ヶ月頃より徐々に平坦化し，色調も淡くなっていった．リンパ節も２ヶ月目には触知しなくなった．３ヶ月目よりRFP，INHの２剤とし，特に副作用なく ９ヶ月間の治療を完遂した．

【まとめ・考察】
○フィリピン・日本の結核事情
罹患率はフィリピンで245/10万人，日本で14.4/10万人〔2015年〕[1] であった．多くの先進国では，結核罹患率は低まん延国の水準である10を下回っている．日本はそれに比べるとまだ罹患率が高いが，フィリピンは世界的にみても結核高蔓延国のひとつでありより注意が必要である．なお，日本の皮膚結核の頻度は，厚生労働省の届出調査の統計的には，全結核中0.2～0.3％程度となっている．
自験例は恐らくフィリピンでの感染の可能性が高いと考えた．
○自験例でPCR検査陰性，培養検査陽性であった点について
結核治療前の患者を対象にして，喀痰をPCR法と液体培地法で比較検討した報告では，臨床的に結核と診断された患者の検体208件のうち，PCR陽性が144件（69.2％），培養陽性が144件

感染症

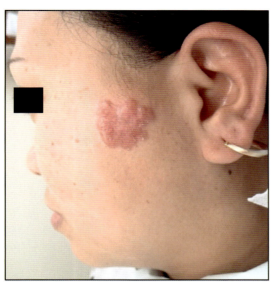

図1　初診時臨床写真

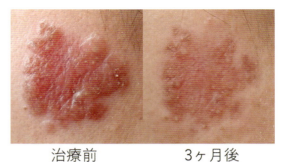

図3　治療経過

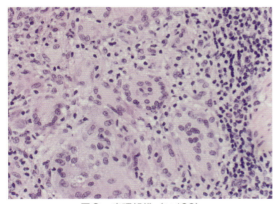

図2　病理組織（×400）

（69.2％）であり，144件中両者陽性のものは133件，PCR陽性/培養陰性は11件，PCR陰性/培養陽性は11件であった[2]．
PCR検査は，特異度は90％以上，感度は培養検査とほぼ同等からやや劣るとされており優秀な検査法である．ただ，どの検査にも言えることだが，感度には限界があり，結核感染を疑った際には複数の検査を併用して行う必要を再認識した．

参考文献
1) WHO's global TB report 2015
2) Yoshitsugu Iinuma, Satoshi Ichiyama, Sadaaki Yamori. Microbiol. Immunol. 1998；42：281-7．

2016年4月24日　第268回　日本皮膚科学会岡山地方会にて発表

後天性血友病患者に生じたノカルジア症の１例

中国中央病院皮膚科　久山　陽子，山本　絢乃，内藤　洋子

【患者】
76歳，男性.

【既往歴】
2014年１月から関節リウマチのためプレドニゾロン内服. 2014年８月から後天性血友病のためプレドニゾロン内服，遺伝子組み換え活性型第Ⅶ因子製剤で加療.

【現病歴】
2015年６月血友病の再燃と前立腺炎のため当院内科入院. プレドニゾロン50mg，レボフロキサシン，ABPC/SBT内服加療中に眉間，下腹部，背部，足底に点在する膿疱，右前腕伸側と右大腿に皮下硬結伴った発赤が出現し当科紹介された.

【皮膚所見】
眉間，下腹部，背部，足底に膿疱を１箇所ずつ，右前腕伸側と右大腿に皮下硬結を認めた. （図1，2）

【組織所見】
下腹部から皮膚生検施行. 真皮から皮下にかけて好中球を中心とした炎症細胞浸潤あり. 菌要素は認めなかった. （図3，4）

【検査所見】
WBC；23440/μl，CRP；11.95 mg/dl，GOT；46 U/l，GPT；109 U/l，LDH；304 U/l，ALP；453 U/l，γ-GTP；216 U/l.
細菌培養にて *Nocardia brasiliensis* 検出.
CTにて両肺に多数の浸潤影，結節影を認めた. （図5，6）

【診断】
播種性ノカルジア症

【治療経過】
イミペネムシラスタチン，アミカシン投与し臨床症状軽快していたが，肝機能悪化しセフトリアキソン，ミノマイシンに変更. その後右前腕に皮下膿瘍出現. イミペネムシラスタチン，リネゾリド，アミカシン，ST合剤使用して加療後，CTにて肺の異常陰影は消失し皮下膿瘍含め皮疹は改善した.

【まとめ・考察】
後天性血友病患者に合併した播種性ノカルジア症を経験した. 各種抗菌薬使用し，皮疹，肺病変ともに軽快した. 皮下膿瘍が出現したものの観血的処置を行わず治療した.

参考文献
1）内藤洋子，他：臨床皮膚科2010；64：700.
2）谷直実，他：皮膚病診療2010；32：1283.

2016年１月16日　第267回　日本皮膚科学会岡山地方会にて発表

感染症

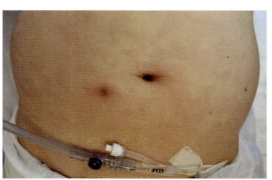

図1　生検した腹部の膿疱

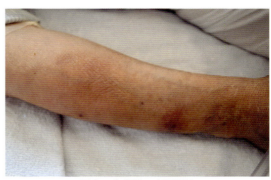

図2　右前腕の皮下硬結

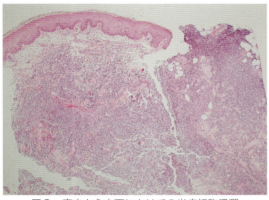

図3　真皮から皮下にかけての炎症細胞浸潤

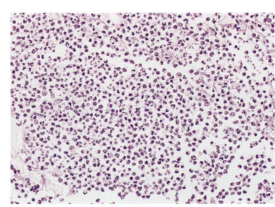

図4　好中球主体の細胞浸潤を認める

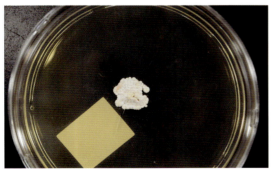

図5　サブロー寒天培地で表面がすう壁状に隆起した白色のコロニーを確認した

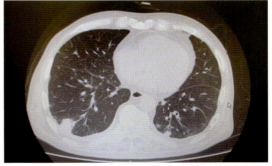

図6　CTにて両肺に多数の浸潤影，結節影が見られた

岡山県内の柔道部員，レスリング部員を対象とした Trichophyton tonsurans 感染症調査報告（2013年度版）

倉敷市　三浦　由宏

【患者】
17歳，女性.

【主訴】
右下顎の紅斑，そう痒.

【家族歴・既往歴】
特記すべきことなし.

【生活歴】
倉敷市内高校柔道部員.

【現病歴】
初診の4日前より右下顎の紅斑とそう痒に気づき受診.

【皮膚所見】
右下顎に1×0.5cmの表面に鱗屑を付す境界比較的明瞭な紅斑（図1）.

【真菌学的検査】
KOH鏡検で菌糸系菌要素陽性. マイコセル寒天培地での培養では褐色コロニーの発育を認めた（図2）. スライドカルチャーではマッチ棒状の小分生子，らせん体を認めた（図3）.

【診断】
Trichophyton tonsurans による体部白癬.

【治療経過】
テルビナフィン2週間内服，1%ビホナゾールクリーム外用で軽快した.

【まとめ】
Trichophyoton tonsurans 感染症は2001年頃から全国の柔道，レスリングなどの格闘競技者間で発生例や集団感染例の報告が急増した皮膚真菌症[1][2]で，病型は大きく体部白癬と頭部白癬に分けられる. 診断は体部白癬では臨床所見やKOH鏡検で容易であるが，頭部白癬では進行すれば脱毛斑やblack dot ringwormなどの特徴的所見がみられるが，多くは無症状であり，ヘアブラシ法でないと困難である. 本症例をきっかけに岡山県内の柔道，レスリング部員を対象としたヘアブラシ法による検診を始めた. 調査開始から4年目の2013年は大学柔道部員98人，高校柔道部員88人，高校レスリング部員61人，学童柔道部員27人の計274人にヘアブラシ法を行った. 保菌率は大学柔道部員6.1%，高校柔道部員1.1%，高校レスリング部員8.2%，学童柔道部員は0%で（図4），過去の報告が10から40%であったことと比べると低くなっている. 岡山県全体の保菌率も4.4%で前年度の14.6%から低下していた（図5）. しかし競技によっては指導者の認識不足から検診の受診率が30%と低く，実際の保菌者はこれより多いと推測される.

参考文献
1）望月隆，他：高等学校レスリング部員に生じた *Trichophyton tonsurans* による頭部白癬の3例. 皮膚の科学1 2002；322-328.
2）早田奈保美，他：Trichophyton tonsurans による小児の頭部白癬. 皮膚病診療24 2002；841-844.

2014年5月17日　第262回　日本皮膚科学会岡山地方会にて発表

感染症

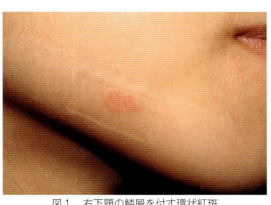

図1　右下顎の鱗屑を付す環状紅斑

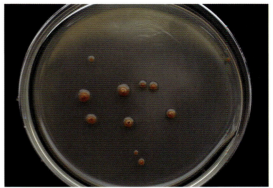

図2　マイコセル寒天培地での巨培養で表面絨毛状の茶褐色コロニーの発育を認めた．

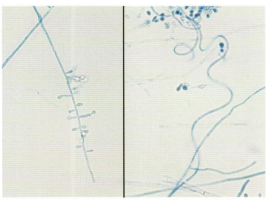

図3　スライドカルチャー所見：（左）マッチ棒状の小分生子（右）らせん体

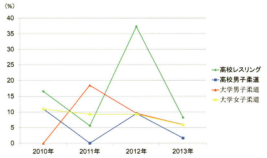

図4　競技別保菌率の推移：前年度と比べてすべての競技者グループで低下していた．女子柔道部員は調査開始以来0％である．

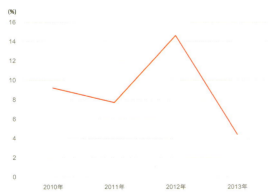

図5　岡山県内格闘競技者全体の保菌率の推移：2010年の調査開始以来，10％前後であったが，2013年度は4.4％で調査開始以来，最も低かった．

黒色菌糸症の１例

川崎医科大学皮膚科　**多田　明子，山本　剛伸**

【症例】
80歳，男性．

【既往歴・合併症】
２型糖尿病，慢性腎不全，狭心症，下肢閉塞性動脈硬化症，両側内頚動脈狭窄症，慢性Ｃ型肝炎．

【海外渡航歴】
なし．

【ペット飼育歴】
自宅で金魚を飼っている．

【現症】
2013年11月より右母指基部に丘疹を認め，腫脹・排膿を繰り返している．細菌感染症として，抗菌薬（CFPN-PI）を処方されたが改善しないため，2014年３月当科受診した．

【皮膚所見】
右母指基部にドーム状に隆起する境界明瞭な7mm大の丘疹，中央は黒色痂皮を付す．下床との可動性は良好．その他の部位に皮疹は認めない．

【理学所見】
腋窩リンパ節腫大なし，胸腹部所見正常

【一般血液検査】
WBC；3750/μL，Neu；54.2%，RBC；417万/μL，Hb；10.1g/dL，Plt；21.8万/μL，Cre；1.11mg/dL，BUN；23mg/dL，空腹時血糖；212mg/dL，HbA1c；11.8%

【画像・機能所見】
胸部レントゲン；異常所見なし．心電図；異常所見なし．

【病理組織所見】
真皮中層から深層に線維成分の増生とともに肉芽組織があり，その中央部は壊死を形成している．強拡大ではわずかに褐色で，有隔壁性のD-PAS染色，Fontana染色，Grocott染色でそれぞれ染色される菌糸が肉芽組織内に散見される．Muriform cellは確認されず．

【培養検査】
一般細菌：陰性，抗酸菌：陰性，真菌：黒灰色のコロニー形成を認めた，スライドカルチャー：中核を有し枝分かれと先細りを呈する淡褐色の菌を確認

【遺伝子解析】
Exophiala xenobiotica（国立感染症研究所において解析）

【診断】
黒色菌糸症（*Exophiala xenobiotica* による）

【治療経過】
テルビナフィン125mg内服を開始したが，内服２週間で汎血球減少が出現したため，内服は中止した．血球回復を待ち，イトラコナゾール内服を考慮していたが，丘疹はさらに縮小したため経過観察とした．現在のところ再発なく経過している．

【考察】
黒色菌糸症は日和見感染症の一種である．原因菌は60属100種を超えるが，*Exophiala jeanselmei* および *Wangiella dermatisis* によるものの報告が多い．
臨床像は非結核性抗酸菌症やスポロトリコーシスと類似する．創部の細菌培養が陰性で，真菌培養で黒灰色のコロニーを認める．排膿を繰り返す場合に特に疑わなければならない．治療の第一選択は外科的切除だが，患者はimmuno-compromised hostであることが多く，全身状態を考慮し抗真菌剤内服を行うこともある．

黒色真菌株の遺伝子解析にあたりご協力をいただきました，国立感染症研究所の浦井誠先生，梅山隆先生，宮崎義継先生に感謝いたします．

感染症

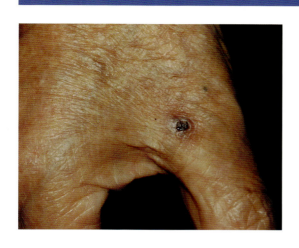
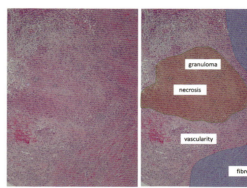
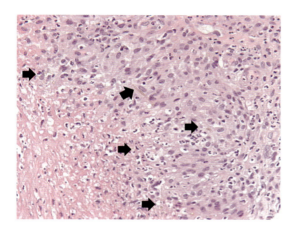
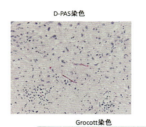
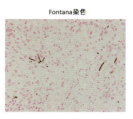
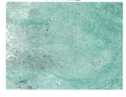
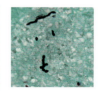
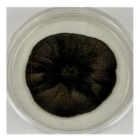
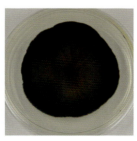
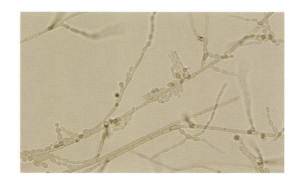

参考文献
1) 松田哲男, 松本忠彦, 深在性皮膚真菌症, 編者: 玉置邦彦, 最新皮膚科学体系第1版 第14巻 細菌・真菌性疾患, 東京: 中山書店, pp273-277
2) 仲 弥, 黒色真菌症の症状と診断, 編者: 古江増隆, 皮膚科臨床アセット第4巻, 東京: 中山書店, 2011年, pp196-199

2014年9月21日 第263回 日本皮膚科学会岡山地方会にて発表

播種性*Fusarium*感染症

中国中央病院皮膚科　**内藤　洋子**

【症例】
26歳，男性.

【家族歴・既往歴・生活歴】
特記事項なし.

【現病歴】
201X年8月急性骨髄性白血病と診断され，同年12月に兄をドナーに同種骨髄幹細胞移植を行った．移植後66日目に再発と診断され，翌年4月下旬妹をドナーに末梢血幹細胞移植を行った．骨髄生着待機中に視野障害・高熱・皮疹が出現し5月4日紹介となる.

【皮膚臨床所見】
直径0.5〜1cm程度の膿疱が全身に散在．陰嚢，四肢に1〜2cmの厚い黒色痂皮も点在．大腿などに，直径2cm程度の紅色硬結もみられた．（図1, 2.3）

【一般血液検査】
WBC：80/μl, Hb：10.2g/dl, Plt2.9万/μl, CRP：11.03mg/dl, β-D-グルカン：18.8PG/ML

【病理組織学的検査】
硬結部：真皮から皮下組織に及ぶ炎症細胞浸潤と皮下脂肪織内に糸状菌を認めた．PAS染色，Grocott染色でも糸状菌を多数認め，一部に酵母様構造も認めた．（図4, 5, 6）

【真菌培養】
硬結部の皮下組織の培養から*Fusarium*属が同定された．血液培養は陰性であった.

【診断】
免疫不全患者に生じた播種性*Fusarium*感染症

【経過】
視力障害が急速に悪化したため，サイトメガロウイルス眼内炎を疑い，5月9日岡大に転院．陰嚢の痂皮が脱落したあとの潰瘍と，大腿硬結部から皮膚生検を施行された．両眼失明状態となり治療適応がないため，5月20日当院に転院．L-AMB，VRCZ，PFA等の投与を継続するも5月25日にはβ-D-グルカン：80.1PG/MLと上昇．その後も心不全，腎不全が悪化．6月5日痙攣発作を生じ，感染性脳動脈瘤破裂と診断．クリッピングを行うも，徐々に全身状態が悪化し6月30日永眠された．病理解剖では全身の臓器に黄白色の真菌塊がみられ，同時に白血病の再発も確認された.

【考察】
フサリウムはいわゆる糸状菌で，土壌や水環境などに普通に存在し，病院の給水及び排水システムなどからも普遍的に分生子が検出される．一般的には本症例のような免疫不全患者での感染が問題となる．免疫健常患者では，感染型は局在性で病勢も緩徐進行性であるが，免疫不全患者は播種性に感染し，急速進行性の経過をとる．皮疹は播種性では，紅色丘疹・結節，皮膚潰瘍，皮膚壊死が多発するのが特徴で，皮膚病変の出現率は高く，皮膚病変が早期の診断につながるとされる.

治療は，抗真菌剤の全身投与に加え，補助療法としてGCSF製剤や顆粒球輸血があるが，現状では有効な標準治療はなくほとんどの抗真菌剤に耐性があるとされている．文献的には，高容量アンホテリシンB経口投与やボリコナゾール経口投与が有効という報告もあるが，播種性病変では有効率は30%程度とされている

好中球減少のある患者で，高熱があり，多彩な皮膚病変がある場合はまず*Fusarium*感染症疑うべきと考えた.

参考文献
1）川嶋智彦：*Fusarium*感染症 MB Derma 2013；206：19-23
2）清水綾子，他：急性骨髄性白血病患者に生じた播種性*Fusarium*感染症の1例 臨皮 2012；66巻：79-83

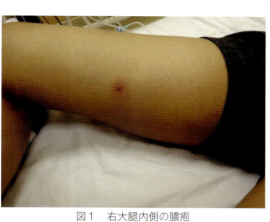

図1 右大腿内側の膿疱

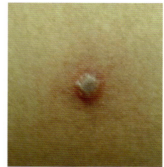

図2 膿疱拡大図

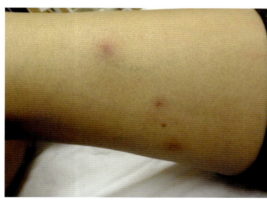

図3 左大腿外側の硬結

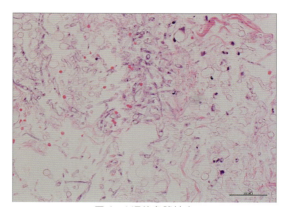

図4 HE染色強拡大

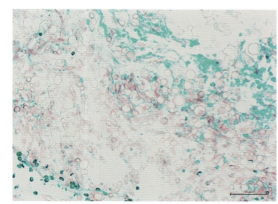

図5 Grocott染色

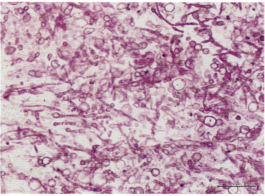

図6 PAS染色

三叉神経領域の帯状疱疹に脳梗塞を併発した1例

川崎医科大学皮膚科　山本　剛伸

【患者】
64歳，女性.

【主訴】
右顔面の小水疱・痂皮形成.

【現病歴】
X年10月27日より右下顎部に疼痛を伴う小水疱の出現をきたした.
11月1日夕方より呂律が回らない，会話が成り立たないなどの症状を認めたため，脳梗塞と診断し，保存的加療開始された.
11月4日皮膚病変について当科紹介受診された.

【合併症】
受診2年前（X-2年）の8月より肛門管癌を認めており，遠隔転移は認めないが骨盤内の臓器浸潤を広範囲に認める状態であった.

【皮膚所見】
右口唇，右下顎から右耳前部にかけて数mm大の紅暈を伴う小水疱，痂皮が帯状に広がっている．融合傾向はない（図1，図2）．意思疎通困難のため疼痛の有無は不明.

【検査所見】
血圧 124/66，脈拍 80/分，整，心電図に異常を認めず，心臓超音波検査で心内膜に疣贅を認めない.
白血球 13490/μl，赤血球 286万/μl，ヘモグロビン 6.3g/dl，ヘマトクリット 22.1%，血小板 28.1万/μl，HbA1c 4.7%，TP 5.0g/dl，T-Chol 139mg/dl，Alb 2.1g/dl，CRP 7.63mg/dl，血清SCC抗原 3.1ng/ml，PT 15.1秒，APTT 39.1秒，PT-INR 1.30，D-ダイマー 4.40μg/ml，Fe 10μg/dl，TIBC 135μg/dl，UIBC 125μg/dl，鉄飽和率 7.4%
PCR法で小水疱部に水痘・帯状疱疹ウイルス（VZV）の存在を確認した.

【診断】
右三叉神経第3枝領域の帯状疱疹経過中に生じた多発脳梗塞.

【治療経過】
当科初診時は，帯状疱疹発症後少なくとも8日経過していたが，まだ小水疱を認めていたため，さらに帯状疱疹と脳梗塞の関連性を強く疑ったため，アシクロビル5mg/kg/回 1日3回の点滴を開始し，痂皮・瘢痕を残して治癒した.
脳梗塞に対し，抗血小板療法（オザグレル），脳保護剤（エダラボン）の使用による加療を行った．脳梗塞発症2週間後には整合性はないが，意思疎通は可能な状態に改善した．以降，脳梗塞の再発はきたしていない.

【まとめ・考察】
帯状疱疹は，脊髄後根神経節・脳神経節に潜伏感染したVZVが再活性化することにより発症する．VZVは血管内皮細胞にも感染し，血管炎を併発することがある．帯状疱疹罹患後は，脳血管障害のリスクが高くなることが証明されている．帯状疱疹と脳梗塞の関係について，①VZV感染後，数日から6ヶ月（平均7週）で脳梗塞発症する，②三叉神経第1枝領域の帯状疱疹が合併例で最多[2]，③血管造影で血管が狭小化している（血栓性／肉芽腫性血管炎），④前大脳・中大脳動脈支配領域の脳梗塞が多い，などの特徴がある．三叉神経節は解剖学的に内頸動脈に近接しており（図6），VZVが三叉神経節で再活性化した後，内頸動脈血管壁に直接浸潤し，血栓性血管炎を引き起こすことにより，動脈支配領域の脳梗塞をきたすメカニズムが考えられた.

参考文献
1）Sreenivasan N et al., The short- and long-term risk of stroke after herpes zoster - a nationwide population-based cohort study. PLoS One 2013；17：e69156.
2）Kang JH et al., Increased risk of stroke after a herpes zoster attack：a population-based follow-up study Stroke. 2009；40：3443-3448.

感染症

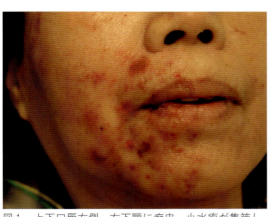

図1 上下口唇右側，右下顎に痂皮，小水疱が集簇し，帯状に配列している．

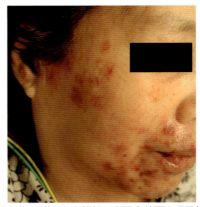

図2 右下顎から右頬部，右耳介前面の三叉神経第3枝領域に一致して皮疹を認める．

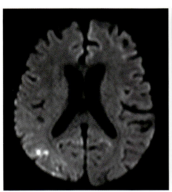
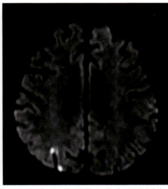

図3，図4 頭部MRI：拡散強調画像（DWI）で後頭葉の中大脳動脈皮質枝分布領域に多数の高信号領域を認める．

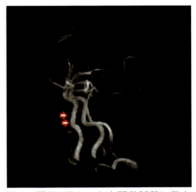

図5 頭部MRA：右内頸動脈壁に数か所狭窄した所見を認める（矢印部）．

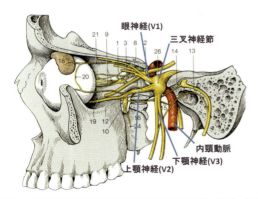

図6 内頸動脈と三叉神経節の解剖学的特徴（3）より一部改変して引用）

3) Kahle W. 脳幹と脳神経，平田幸男，分冊解剖学アトラス III 神経系と感覚器 第6版，東京：文光堂；2011 pp129.

2013年9月15日　第260回　日本皮膚科学会岡山地方会にて発表

急性型ATLLの発症時にみられた皮膚サイトメガロウイルス（CMV）性潰瘍

赤穂中央病院皮膚科　**鳥越利加子**

【症例】
54歳，女性．熊本県出身．

【既往歴，家族歴】
特記すべきことなし．

【現病歴】
約3か月前に両足底に水疱ができて小潰瘍を形成．3週間くらい前から右鼻腔がはれて，近医を受診．頸部リンパ節腫脹や血液異常を指摘され，他院血液内科を受診し急性型ATLLと診断された．
最初の化学療法を当院内科で施行することとなり，当院内科に入院し，同日皮膚科を受診．

【皮膚所見】
両足底に約1.5cmの打ち抜き状潰瘍が1個ずつ．腹部背部に1cm弱の淡い紅斑が散在．

【血液検査所見】
WBC 23100（Seg 36%，Lymph 2% ATL cell 57%）TP 6.4 CMV IgG + IgM- sIL-2R 56300 CMVpp65抗原 C7-HRP 2107/50000

【PET検査】
右鼻腔，横隔膜上下のリンパ節腫大に集積．両足底の潰瘍部にも集積あり．

【病理組織所見】
足底潰瘍辺縁部では真皮の全体に単核球の浸潤あり，真皮浅層や中層の血管内皮細胞の膨化や変性，核内封入体がみられた．
腹部では真皮浅層に異型リンパ球の浸潤あり，核内封入体を有する細胞もみられた．
免疫染色ではどちらもCD25陽性細胞の浸潤とCMV抗原陽性の細胞がみられた．
また耳鼻科で鼻粘膜部の生検もされ，ATLとCMV感染の所見があった．

【治療経過】
LSG15療法を開始し，ガンシクロビル点滴を10日間，その後バルガンシクロビル内服を継続．1か月で足底潰瘍は治癒した．4か月後にCMV網膜炎となり再度ガンシクロビル投与し軽快した．その後他院で骨髄移植を施行された．

【考察】
急性型ATLLはCMV感染症を高頻度に発症するが，通常は化学療法中，末期，骨髄移植後に発症する．治療前の発症時にCMV感染を合併している症例は報告が少ない．発症時にCMV胃腸炎，食道炎を合併していた症例の報告はあるが，皮膚潰瘍がみられた報告は調べた範囲ではなかった．化学療法中に皮膚CMV潰瘍を初めに発症してその後に他の臓器に発症した報告は，岸本の報告が1例あるのみであった．
皮膚CMV潰瘍の発症機序については，掻破やHSVによる皮膚潰瘍ではじまり，その創傷治癒過程でCD34＋骨髄前駆細胞がマクロファージや血管内皮細胞に分化するとともに，proinflammatory cytokineにてCMVが活性化されると推測されている．岸本は皮膚のCMV潰瘍からCMV抗原血症を起こす源となると述べている．
本症例では当初から血中のCMV陽性細胞が多く，腹部の紅斑部や鼻腔粘膜部にもみられたことから全身他臓器の感染が起こってくるのではないかと懸念した．皮膚の病理検査で最初にCMVが検出されたことから，皮膚症状の診断が大切と考えた．

参考文献

1）橋場友子　他：胃と腸　2005：40（8）：1185-1189
2）岸本三郎：臨床皮膚科　2004：58（5）：25-27

2015年5月16日　第265回　日本皮膚科学会岡山地方会で発表

感染症

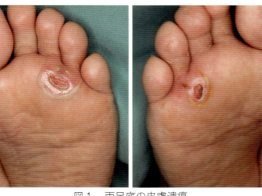

図1　両足底の皮膚潰瘍

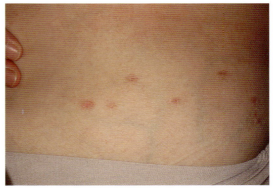

図2　腹部に少数散在する小紅斑

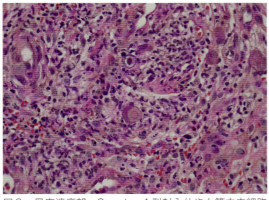

図3　足底潰瘍部　Cowdry A型封入体や血管内皮細胞の変性した像

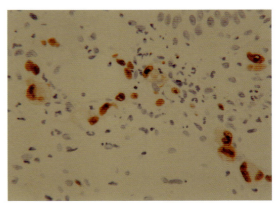

図4　サイトメガロ抗原陽性

図5　足底潰瘍部　CD25陽性のATLL細胞の浸潤

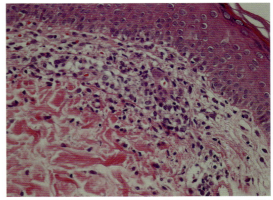

図6　腹部の紅斑部　CD25陽性の異型リンパ球とCMV感染を示唆する細胞

デング熱の1例

倉敷平成病院皮膚科　　嶋田　八恵

【症例】
53歳，男性．

【家族歴】
20XX年8月中旬家族がデング熱で入院加療．

【渡航歴】
20XX年8月下旬までフィリピン．

【現症】
帰国翌日から39度台の発熱あり近医内科を受診．感冒との診断でセフカペンピボキシル塩酸塩錠，ロキソプロフェンNaの処方を受け解熱．数日後，体幹に赤い皮疹が出現し拡大したため当科を受診した．

【皮膚所見】
体幹四肢に半米琉大までの淡紅色斑が多発融合．手指手掌のみ軽度の疼痛を伴う浮腫性紅斑あり．

【一般血液検査】
CRP 0.39mg/dl（0.00～0.14），GOT 63U/L（13～30），GPT 50U/L（10～42），γ-GTP 196U/L（13～64），WBC $36\times10^2/\mu$L（33～86 $\times10^2$），異形リンパ球 1%（0～0），RBC $515\times10^4/\mu$L（430～560×10^4），Ht 47%（38.0～48.9），PLT $20.8\times10^4/\mu$L（15.0～35.0×10^4）．

【ウイルス学的検査】
保健所に提出した全血・血清・尿からRT-PCRにて初診当日にデングウイルス2型検出された．当院で外注委託したNS-1抗原は陽性（本症例は保険適応なし：詳細後述）．

【診断】
デング熱（第4類感染症）

【治療経過】
皮疹は数日で消退した．肝酵素と異形リンパ球の上昇は初診後一週間程度つづいたが，経過観察のみで軽快した．

【考察】
デング熱は熱帯地域で流行する，ネッタイシマカ・ヒトスジシマカによる蚊媒介感染症でⅠ～Ⅳの血清型がある．不顕性感染が50～80%である．3～7日の潜伏期間の後，発症すると発熱・血小板減少のほか，皮疹は解熱頃に約半数で出現する．本邦の輸入デング熱は増加傾向にあり，さらに2014年には70年ぶりの国内での感染者が報告された．

本症例は患者からの家族歴・渡航歴の申告によりデング熱を疑った．発病から8日目であったが，初診日に保健所施行のRT-PCRにてデング熱と診断がつき，症状は自然軽快した．

しかし重症型デング熱の場合出血・臓器障害やショック症状を起こす重症型デングもある．重症例では解熱時期の前に消化器症状や粘膜出血，ヘマトクリット値の増加などの重症化サインが見られ（表1），慎重な経過観察・病状予測のための迅速な診断が求められる．

近年NS-1抗原ELIZA法とNS-1抗原とIgG・IgM抗体のイムノクロマト法（迅速キット）が，一部の医療機関の入院症例でのみ保険適応となった．保健所にてPCRを施行できるが，経日により検出が困難となる．血清型は判明しないが，迅速キットが一般病院や医院でも使用できるよう，保険適用の拡大が望まれる．

参考文献
1）国立感染症研究所，蚊媒介感染症のガイドライン（第4版）
http://www.mhlw.go.jp/file/06-Seisakujo-uhou-10900000-Kenkoukyoku/0000146483.pdf
2）WHO，Dengue：Guidelines for diagnosis, treatment, prevention and control
http://www.who.int/tdr/publications/documents/dengue-diagnosis.pdf

2017年1月14日　第270回　日本皮膚科学会岡山地方会にて発表

以下の所見症状が一つでもあればサインあり
1．腹痛・腹部圧痛
2．持続的な嘔吐
3．腹水・胸水
4．粘膜出血
5．無気力・不穏
6．肝腫大（2cm以上）
7．ヘマトクリット値増加（20％以上，同時に急速な血小板減少を伴う）

表1　重症化サイン[1]

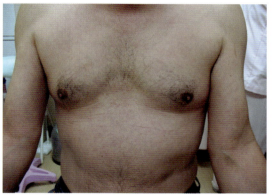

図1　体幹四肢の淡紅色斑

図2　多発融合する半米粒大の淡紅色斑（体幹）

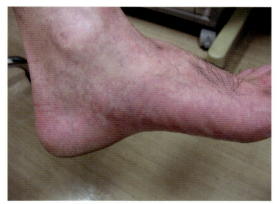

図3　足の紅斑

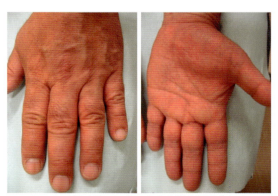

図4　手指手掌の軽度の疼痛を伴う浮腫性紅斑

ツツガムシ病の1例

岡山協立病院皮膚科　辻　登紀子

【患者】
64歳，女性.

【生活歴】
自宅は山の中にあり畑で草抜きを日課にしている.

【既往歴】
特記すべきことなし.

【現病歴】
2014年4月中旬，左頚部に虫刺様丘疹が出現，中央が膿疱化した．その後同部が痂皮化して周囲に発赤が広がった．4月28日より38～39度台の発熱と倦怠感・下痢が出現.
5月1日近医受診し，当院紹介され同日入院された.

【皮膚所見】
左側頚部に大豆大の黒色痂皮がみられ，周囲にめがねレンズ大の浮腫性紅斑を伴っていた．頚部リンパ節腫脹を認めず．顔面を含む全身に米粒大程度の淡い紅斑丘疹が散在していた.

【一般検査所見（5月1日）】
WBC 2050/μl，好中球　72.0％，リンパ球18％，好酸球0％，異型リンパ球　2％，
Hg 11.2 g/dl，Plt 7.6万/μl，CRP 2.05 mg/dl
肝機能障害を認めず.

【病理組織像（上腕の紅斑）】
真皮浅層～中層の血管周囲にリンパ球を中心とする炎症細胞浸潤が見られた.

【診断・治療】
発熱・刺し口・発疹よりツツガムシ病と診断
5月1日夜，MINO100mg点滴
5月2日～7日　MINO200mg分2点滴
5月8日～10日　MINO200mg分2内服
治療開始翌日には解熱し，5月5日血液検査で白血球数，血小板数は正常値に回復．5月7日に紅斑は消退．5月8日に退院．5月10日で治療終了とした.

【確定診断】
患者ペア血清ではKarp株IgG・IgMで4倍の上昇がみられた.
患者痂皮を用いた56kDa遺伝子シークエンス検査にてKarp株と特定.
Karp株を媒介するフトゲツツガムシがベクターと推測された.

【ツツガムシ病について】
ツツガムシ病はオリエンディアツツガムシによるリケッチア感染症であり，ダニの一種であるのツツガムシによって媒介される．潜伏期間は5～14日で，39度以上の高熱・刺し口・発疹（体幹部を中心とする数ミリ大の紅斑）が主要3徴候と呼ばれ，診断に重要である．抗体検査で急性期IgMの優位な上昇か，ペア血清で抗体価4倍以上の上昇で診断する．PCR法は痂皮で陽性率が高く，感染株が特定できるのが利点だが，検査できる施設が限られている．治療が遅れればDICを起こし，未治療の致死率は30％と高い．治療はテトラサイクリン系抗菌剤の全身投与が基本で，適切に投与されれば数日で解熱するが，再燃を防ぐため10日～2週間の投与が必要である.

【まとめ】
典型的なツツガムシ病の1例を報告した.
高熱・刺し口・発疹の主要3徴候が見られた.
MINO投与が著効した.
抗体検査および痂皮PCR法でKarp株と特定され，フトゲツツガムシがベクターと考えれた.

2014年9月21日　第263回　日本皮膚科学会岡山地方会にて発表

感染症

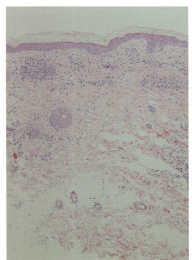
図1　頚部の刺し口

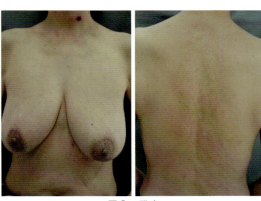
図2　発疹

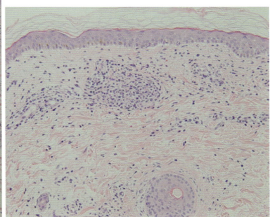
図3　病理組織像

岡山県下で発症した日本紅斑熱

岡山赤十字病院皮膚科　　山口　麻里

【患者】
74歳，男性.

【主訴】
発熱，全身の皮疹.

【家族歴・既往歴】
特記事項なし.

【現病歴】
岡山県王野市内の山で右下腿をダニに刺された
約10日後より発熱，全身に皮疹出現. その５日
後に当科受診.

【理学所見】
体温 39.7℃，意識清明，両眼球結膜充血あり.
咽頭痛・咳嗽あり. 口腔粘膜異常なし，扁桃腫
大なし.
胸部：肺音 no rale，心音：regular, no murmur.
消化器症状なし.
明らかな表在リンパ節腫脹なし.

【皮膚所見】
体幹四肢に掻痒を伴わない数mm大の紅色丘疹
が多発. 右下腿に７mm大潰瘍と周囲に紅色丘
疹，眼鏡レンズ大の圧痛を伴う紅斑あり.

【組織所見】
体幹の紅色丘疹：真皮乳頭層に軽度の浮腫性変
化あり. 真皮浅層の血管や付属器周囲にはリン
パ球様単核球主体の炎症細胞浸潤.
刺し口の潰瘍部：表皮は脱落し真皮が露出. 真
皮内では多数の好中球主体の炎症細胞浸潤と
フィブリンの析出あり.

【検査所見】
WBC 7800（Ne 90.0%），Plt 10.0万，AST 171，
ALT 99，ALP 228，LDH 763，γGTP 58，
CK 1795，CRP 21.44，PT 15.1，PT-INR 1.20，
APTT 44.0，Fibrinogen 477，FDP 50.9，D-di-
mer 14.4，AT-Ⅲ 86，尿蛋白２＋，尿潜血２
＋

ツツガムシ抗体陰性
ペア血清で*Rickettsia japonica*抗原に対する抗
体 陽性（初診時 IgM ＜20，IgG ＜20,21日後
IgM 160，IgG 2560）

【診断】
日本紅斑熱

【治療・経過】
入院直後ミノマイシンの内服を開始. ３日後に
は解熱し，皮疹は退色傾向を示した. 各種検査
異常値も改善し，11日後退院. １か月後にペア
血清の結果が判明し日本紅斑熱と診断. １か月
半後に皮疹の完全消退を確認.

【まとめ・考察】
日本紅斑熱は1984年初発例が報告され，近年急
速に増加傾向にある. 岡山県では2009年に初め
て報告され，以降2010,2012年を除き毎年２～
４例の発症が確認されている. 県内での飼育犬
の10.5%が紅斑熱群リケッチアに対する抗体を
保有していたという調査報告がある. 更に，県
内住民血清243検体中７検体（地区別頻度では
岡山地区０％，倉敷地区5.2%，津山地区3.5%）
で紅斑熱群リケッチアに対する抗体が陽性で
あったとの報告もあり，日本紅斑熱は実は既に
我々の身近に存在しており，今後遭遇する機会
がより増える可能性が示唆された.

参考文献
1）Inokuma H, Yamamoto S, Morita C.
Survey of tick-borne diseases in dogs in-
fested with Rhipicephalus sanguineus at a
kennel in Okayama Prefecture, Japan. J.
Vet. Med. Sci. 1998 60；761-763
2）葛谷光隆，藤井理津志，濱野雅子，妹尾安
裕 岡山県環境保健センター年報 2002；
26,34-36

【謝辞】
ご協力下さいました岡山県環境保健センター
濱野雅子様に深謝申し上げます.

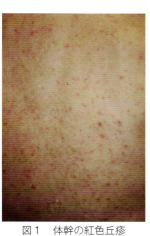

図1　体幹の紅色丘疹

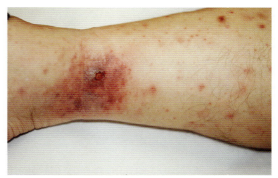

図2　下腿の刺し口の小潰瘍と紅斑

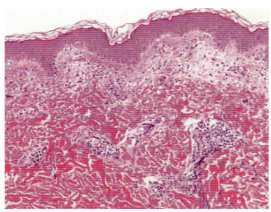

図3　体幹の紅色丘疹では浮腫性変化と血管・付属器周囲に炎症細胞が浸潤

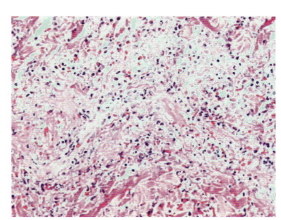

図4　刺し口では多数の炎症細胞浸潤とフィブリンの析出

2016年1月16日　第267回　日本皮膚科学会岡山地方会にて発表

白血球破砕性血管炎を伴った日本紅斑熱の1例

中国中央病院皮膚科　山本　絢乃

【患者】
79歳，女性.

【主訴】
皮疹，発熱，全身倦怠感

【家族歴・既往歴】
高血圧，骨粗鬆症，逆流性食道炎

【現病歴】
2015年1月頃から下腿に皮疹あり，近医皮膚科でステロイド外用にて治療中. 同年10月に皮疹，39度超の高熱，全身倦怠感が出現し，当科初診2日前に近医内科受診. 血液検査で炎症反応上昇あり，抗菌薬，解熱剤処方されたが症状改善せず，加療目的に当院内科紹介. 同日皮疹につき当科紹介.

【皮膚所見】
顔面を含む全身に大豆大までの紅斑が多数散在. 下腿には色素沈着が強く，下肢全体に浸潤を伴う紫斑，紅斑が混在. 刺し口様の痂皮は認めなかった.

【組織所見】
真皮中層の血管周囲に核塵を伴う好中球浸潤があり，蛍光抗体直接法では真皮の血管壁にIgA，IgG，C3の沈着を認めた.

【検査所見】
WBC；6180/μl，RBC；424万/μl，Plt；17.3万/μl，AST；74U/L，ALT；40U/L，フェリチン；635ng，CRP；8.71 mg/dl，IgG；1810 mg/dl，IgA；285 mg/dl，IgM；110 mg/dl，PR3-ANCA；＜1.0U/ml，MPO-ANCA；＜1.0U/ml
PCR（末梢血）；R. japonica

【診断】
日本紅斑熱，IgA血管炎

【治療経過】
初診当日に入院，ミノマイシン投与にて治療を開始した. 数日で解熱し，全身の紅斑，紫斑は消退傾向となった. しかし，入院7日目に再度発熱があり，血管炎に伴う発熱を考え再度皮膚生検を行ったが病理組織では明らかな血管炎の所見はなかった. その後も発熱が持続し，精査目的に岡山大学病院総合診療内科に転院となった. 転院後に左膝痛が出現し，穿刺排液にてピロリン酸カルシウム血症を認めたため偽痛風と診断. NSAIDs内服で関節痛，発熱は改善し退院となった. 皮疹は再燃ないが，色素沈着は残存した.

【まとめ・考察】
本症例は1回目の皮膚生検では血球破砕性血管炎の所見を認めたが，2回目には血管炎の所見なく皮疹も消退した. そのため日本紅斑熱に伴い発症したIgA血管炎と考えた. 血管炎を伴った日本紅斑熱の報告は，調べえた限りでは3例のみであり，病理像は，2例が白血球破砕性血管炎，1例が壊死性血管炎であった.

参考文献

1）川名誠司他：皮膚血管炎. 医学書院，2013；246-247
2）中野倫代他：著明な血管炎を認めた日本紅斑熱の1例. 西日皮膚71（6）；575-579,2009
3）武市幸子他：日本紅斑熱. 皮膚病診療30（2）；161-164,2008
4）田嶋徹他：南アフリカから帰国後に発症した紅斑熱群リケッチア症の1例. 臨皮52（13）；1108-1111,1998

2016年1月16日　第267回　日本皮膚科学会岡山地方会にて発表

感染症

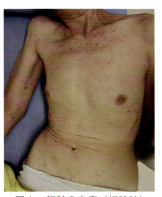
図1　躯幹の皮疹（初診時）

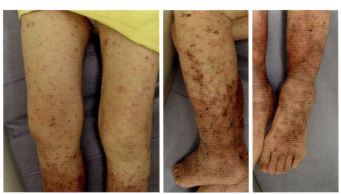
図2　下肢の皮疹（初診時）

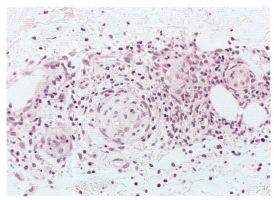
図3　下腿皮疹部（生検1回目）

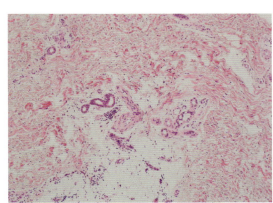
図4　下腿皮疹部（生検2回目）

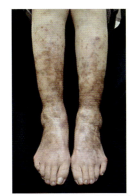
図5　下肢の皮疹（退院後）

帯状疱疹で入院中に日本紅斑熱を発症した1例

尾道市立市民病院皮膚科　　**樫野かおり**

【患者】
66歳，男性.

【生活歴・既往歴】
生活歴　農作業に従事.
既往歴　潰瘍性大腸炎　ペンタサ内服中.

【現病歴】
2013年9月下旬に顔の痛みを伴う皮疹で近医皮膚科受診. 右V1枝領域帯状疱疹として10月上旬入院加療目的で当科紹介受診，即日入院. 顔の皮疹に痂皮化してきたが入院5日目に38度台の発熱，嘔吐あり，入院8日目に体幹の淡い紅斑に気付く.

【皮膚所見】
体幹四肢にごく淡い大豆大紅斑が散在. 手掌紅斑あり.

【一般血液検査】
WBC　17600/μlと上昇，RBC402万/μl，Hb 12.0g/dl，Ht 36.0%，Plt 12.9万/μlと低下，Alb 2.0g/dlと低下，eGFR 51ml/minと低下 CRP22.0mg/dlと上昇，DICスコア6点

【診断】
右V1枝領域帯状疱疹，日本紅斑熱

【治療経過】
入院10E目にDIC治療開始，腎機能低下に対して持続透析施行. 日本紅斑熱を疑い検体を保健所に提出しミノサイクリンとレボフロキサシンの投与を開始. 入院12日目に日本紅斑熱が判明した. 紅斑はまもなく消退した. その後呼吸不全，十二指腸潰瘍を発症したが全身状態改善し入院51日目に退院した. 日本紅斑熱の潜伏期間は約2週間であり，自験例は入院前に感染したと考えた.

【まとめ・考察】
日本紅斑熱はおもに*Rickettsia japonica*を起因病原体とし，病原体を持ったマダニに刺されることで発症する. 広島県内では日本紅斑熱患者は尾道市に多い. 2009年から2013年までの当院での日本紅斑熱患者は20例（男性10人，女性10人）を集計した.
全例で発熱と皮疹がみられ，17例で発熱が皮疹に先行していた. 診断は血液または刺し口の痂皮の病原体遺伝子のPCRによって行った. 刺し口は下肢が最多であった. 治療は全例でミノサイクリンを投与し，2例でレボフロキサシンを併用した. 1例は四肢末端の壊死などを起こし死亡した.

参考文献
1）馬原文彦：日本紅斑熱の発見と臨床的疫学研究モダンメディア 2007；54（2）：4 -12

2014年1月18日　第261回　日本皮膚科学会岡山地方会にて発表

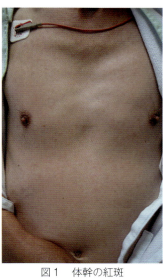

図1　体幹の紅斑

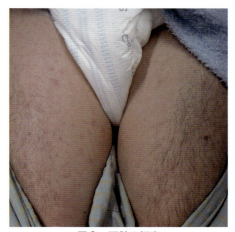

図2　下肢の紅斑

表1　日本紅斑熱とつつが虫病の診断

	日本紅斑熱	つつが虫病
血清	抗リケッチア抗体の検出（IgM抗体の検出またはペア血清によるIgG抗体の上昇）	
	抗原：HP-34	抗原：Kato, Karp, Gilliam, Kawasaki, Kuroki
血液 刺し口の痂皮 紅斑部中央の 皮膚組織	分離・同定による病原体の検出 PCR法による病原体遺伝子の検出	

炭酸ガスフラクショナルレーザー治療（特にニキビ瘢痕）の実際

岡山市　服部　浩明

【症例】
31歳，男性.

【家族歴・既往歴・生活歴】
特記事項なし.

【現症】
中学生頃からニキビが多発していた. 最近は膿んだニキビは出なくなったが陥没したニキビ瘢痕が気になるので改善を希望して受診された.

【皮膚初見】
コメカミ・頬などのacne好発部位に陥没瘢痕（ice pick scar）が多発していた.

【診断】
acne scar（so called ice pick scar）

【治療経過】
炭酸ガスフラクショナルレーザーの適応と考え，治療を開始した. 回数を重ねるごとに陥没瘢痕の境界は不明瞭となり，患者も治療継続を希望した. 約一年半で6回照射し，整容的に患者の満足が得られたため，治療を終了した.

【考察】
フラクショナルレーザーは極小面積で多数のレーザービームを一定面積の皮膚に剣山状に照射し，正常皮膚構造を破壊しない範囲で微細な組織破壊を行い，その創傷治癒過程で皮膚のテクスチャーを改善する目的のレーザー治療である. レーザー光源は多数の種類が使われているが，皮膚の破壊を伴うablative type と皮膚の破壊を伴わず熱変性だけを起こす non-ablative type の二種類に大別できる. ablative type のメリットは組織破壊を伴うために皮膚に大きな変化（改善）を起こせることであり，デメリットはダウンタイムが長い事，疼痛が強いこと，炎症後色素沈着のリスクが高いことである. non-ablative type はメリットとデメリットが裏返しになる.
non-ablative type はそのダウンタイムの短さ

から美容的なテクスチャー改善に好んで使用されるが，重度のscar（ice pick scar や外傷瘢痕）には効果があまり期待できない. 本症例ではablative type の代表である炭酸ガスレーザーを光源としたフラクショナルレーザー治療を行った.
炭酸ガスフラクショナルレーザーの良い適応となる条件は顔面で病変の境界が明瞭であることであり，具体的にはacne scar，外傷性scar，水痘やヘルペスの瘢痕などがあげられる. 効果発現までは複数回の治療が必要であることを事前に十分説明し，納得を得ておくことが必要である.

2016年9月4日　第269回　日本皮膚科学会岡山地方会にて発表

皮膚外科的治療

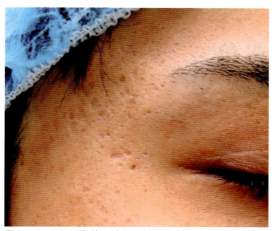

図1 コメカミ術前．境界のはっきりしたいわゆるice pick scar がみられる

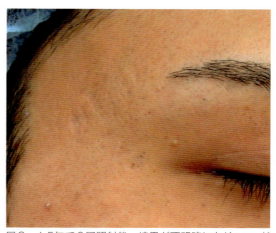

図2 1.5年で6回照射後．境界が不明瞭になりscarが目立ちにくくなっている

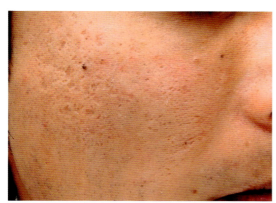

図3 頬術前．境界のはっきりしたいわゆるice pick scar がみられる

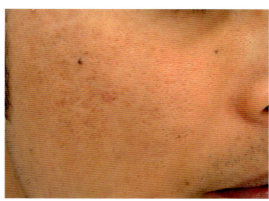

図4 1.5年で6回照射後．境界が不明瞭になりscarが目立ちにくくなっている

歌舞伎症候群の1例

広島市立広島市民病院皮膚科　**大熊　未佳**

【症例】
1歳6ヶ月，女児.

【家族歴・既往歴・生活歴】
特記事項なし.

【現病歴】
妊娠経過および分娩に異常なく，生下時に口唇口蓋裂を指摘され，当院紹介. 特異的な顔貌より歌舞伎症候群が疑われ，当科紹介受診.

【皮膚所見】
生後3ヶ月の臨床像では，口唇口蓋裂を認め（図1），形成外科で口唇口蓋形成術が行われた. 眉毛はアーチ型で外側が薄く，下眼瞼の外側1/3は外反し，眼瞼裂は切れ長で歌舞伎様の目をしていた（図2）. 鼻尖はやや潰れて，鼻柱は短く人中は幅広く目立っていた. 指は短く，胎児期遺残であるとされる指尖隆起を認めた（図3）. 両第5指は短く軽度湾曲していた.

【精神運動発達】
定頸4ヶ月，寝返り6ヶ月，つかまり立ち10ヶ月，ひとり立ち1歳3ヶ月. 発語1歳6ヶ月.

【理学的所見】
身長85cm（-2.0SD），体重10.4kg（-1.7SD）（図4）心臓超音波検査…異常なし，染色体検査…核型46XX，骨レントゲン検査…両側中節骨の短縮あり（図5）.

【遺伝子学的検査】
KMT2D遺伝子異変 c.4147T ＞ C：p.Cys-1383Arg de novoが同定された.

【診断】
歌舞伎症候群.

【その他の合併症】
①乳房腫大…FSH，E2値は軽度上昇していたが乳汁分泌などの症状はなく経過観察. ②難聴…両側中耳換気チューブ留置術施行.

【考察】
歌舞伎症候群とは1981年に新川と黒木によって報告された先天性奇形症候群であり，①特徴的な顔貌②皮膚紋理異常③骨格系の異常④精神発達遅滞⑤生後から始まる成長障害を5徴とする[1]. ヒストンメチル化を担うKMT2D遺伝子，KDM6A遺伝子の変異が原因とされる. その特異顔貌から診断は容易であるが，典型例であり報告した.

参考文献
1）Niikawa N et al：Kabuki make-up syndrome；A syndrome of mental retardation, unusual facies, large and protruding ears, and postnatal growth deficiency. J Pediatr 1981；99 565-569

2017年9月3日　第272回　日本皮膚科学会岡山地方会にて発表

皮膚外科的治療

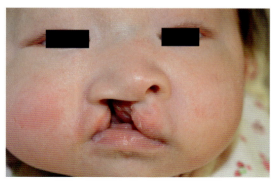

図1　生後3ヶ月　口唇口蓋裂術前

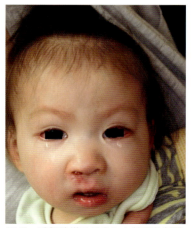

図2　歌舞伎様の目をした特異的顔貌

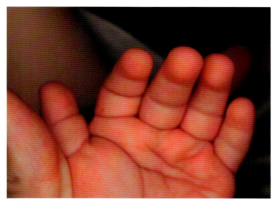

図3　胎児期遺残とされる指尖隆起

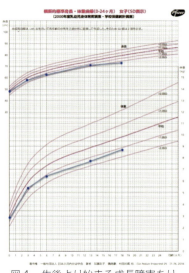

図4　生後より始まる成長障害あり

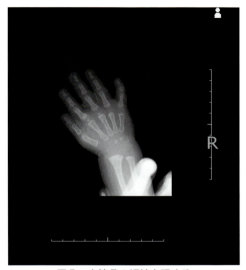

図5　中節骨の短縮を認める

当科で経験した後天性無汗症10例の検討

岡山大学病院皮膚科　深松　紘子

【はじめに】

無汗症の分類を，図1（参考文献[1][2]より改変）に示す．後天性のものには，自己免疫性や内分泌・代謝疾患などによる続発性無汗症と，特発性無汗症がある．特発性のものは分節性と全身性に分けられ，特発性後天性全身性無汗症（AIGA）はさらにアセチルコリン受容体異常による ideopathic pure sudomotor failure（IPSF），交感神経中の発汗神経のみが障害される sudomotor neuropathy，汗腺自体の異常による sweat gland failure の3つに分類される．

【当科の症例のまとめ】

2014年までの過去5年間に当科で診察した後天性無汗症は10例あり（表1），うち8例が男性であった．診断名はカルテを参考にしたが，AIGAと減汗性コリン性蕁麻疹を鑑別することは困難と考える．症例9・10は60代と比較的高齢で，SS-A陽性だがlip biopsyでSjSの診断を満たさなかった．7例の生検組織で汗腺・汗管周囲にリンパ球浸潤があり，うち5例はステロイドパルス療法で，1例は運動療法のみで発汗の改善が見られた（1例は経過不明）．AIGAの末期に見られる汗腺の萎縮を認める症例はなかった．

【症例提示】

症例4：32歳，男性　AIGA
2004年　無汗を自覚し，皮膚生検で汗腺周囲にリンパ球浸潤を認めた．
PSL15mg/d内服で改善せず，エトレチナート20mg/d内服で1ヶ月後には発汗するようになり内服中止した．
2006年　発汗テストで体幹に発汗を認めなかった（図2）．エトレチナートが無効で，ステロイドパルス療法を2コース行った．パルス後は発汗を認め（図3），皮膚生検で汗腺周囲にリンパ球浸潤なし，発汗に重要な役割を果たすムスカリン性アセチルコリン受容体M3の染色は陽性で，汗の成分の抗菌ペプチドであるダームシジンは一部に認めた（図4）．発汗テストでは皮膚表面への汗の分泌を評価しているが，

ダームシジンは腺細胞での汗の産生を評価できる．その後も毎年初夏にステロイドパルス療法を行っている．

症例7：22歳，F to M　減汗性コリン性蕁麻疹
Gender Identity Disorderで20歳からホルモン注射を行っていた．約2年前から入浴や運動時に体がチクチクして小型の膨疹が出現するようになり，日焼けサロンで無汗に気付いた．初診時，皮表角層水分量測定装置（SKICON）で温熱負荷前後の水分量を測定したが，有意な発汗はなくコリン性蕁麻疹が誘発された．皮膚生検では汗腺周囲にわずかにリンパ球浸潤を認め，ムスカリン性アセチルコリン受容体M3は染色性にやや濃淡があり正常部位に比較して低下しているが，ダームシジンは陽性（図5）なので汗は十分に作られており，汗の放出過程に異常があると考えた．入浴後のヘパリン類似物質外用と運動で発汗を促したところ，2週間で発汗が見られるようになりコリン性蕁麻疹は出没しなくなった．

【考察】

・後天性無汗症を見たときは，まず続発性のものを鑑別してAIGAを診断する．

・AIGAは，発汗障害以外に自律神経症状がない，汗腺の器質的障害が乏しい，アセチルコリン皮下投与で汗分泌が誘導されない，などが特徴．

・AIGAは汗腺に対する自己免疫機序が推察され，ステロイドパルスの有効性が知られている．

・コリン性蕁麻疹には無汗や減汗を合併した症例があり，減汗性コリン性蕁麻疹として報告されている．そのメカニズムとして，健常人では真皮の汗腺・マスト細胞にアセチルコリン受容体を発現しているが，患者低汗部では汗腺・マスト細胞のアセチルコリン受容体が低発現，無汗部ではほとんど無発現であることがわかり，減汗部の交感神経終末から放出されたアセチルコリンは低発現の受容体と結びついて少量の発汗を生じ，オーバーフロー

皮膚付属器疾患

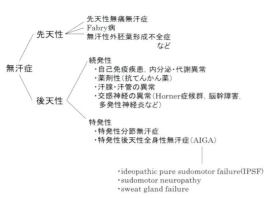

図1 無汗症の分類[1)2)]

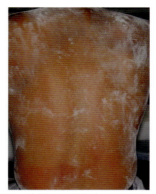

図2 症例4の治療前の発汗テスト

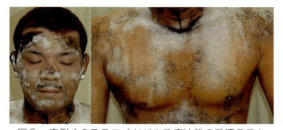

図3 症例4のステロイドパルス療法後の発汗テスト

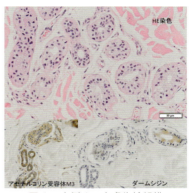

図4 症例4の皮膚生検組織

表1 2014年までの過去5年間に当科で診察した後天性無汗症10例

症例	年齢	性別	診断	汗腺・汗管周囲リンパ球	アセチルコリン	ダームシジン	治療	効果
1	17	M	AIGA	−	濃淡	+	運動, 温熱	あり
2	19	M	AIGA	発汗部：+ 無汗部：+	濃淡	少 +	mPSL pulse	あり
3	28	M	AIGA	発汗部：少 無汗部：+	未施行 未施行	未施行 未施行	mPSL pulse	あり
4	32	M	AIGA	+	+	少	mPSL pulse	あり
5	43	M	AIGA	治療前：+ 治療後：−	− 濃淡	+ 少	mPSL pulse	あり
6	20	F	減汗性コリン性蕁麻疹	+	濃淡	+	mPSL pulse	不明
7	22	FtM	減汗性コリン性蕁麻疹	少	濃淡	+	運動	あり
8	36	M	内分泌疾患？ (中枢性尿崩症合併)	−	+	+	なし	−
9	63	M	自己免疫性？ (SS-A+)	+	濃淡	少	mPSL pulse	あり
10	64	M	自己免疫性？ (SS-A+)	−	濃淡	−	mPSL pulse	あり

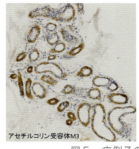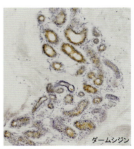

図5 症例7の皮膚生検組織

したアセチルコリンはマスト細胞の受容体に結合して膨疹を生じる．一方，無汗部では汗腺・マスト細胞に受容体が発現していないため，アセチルコリンはどこにも結合できず発汗も膨疹も出現しないと考えられている[3)]．

・10症例のムスカリン性アセチルコリン受容体M3とダームシジンの染色を行った（表1）．汗腺周囲にリンパ球が浸潤しており，アセチルコリン受容体が低発現でダームシジンも減少しているパターンを予想していたが，それには一致しないものが多かった．無汗症が単一の疾患でないため一定の傾向がないのではないかと考えた．

参考文献

1) 中里良彦　特発性無汗症の診断と病態　発汗学2013；20：5-36
2) 米倉健太郎ら　IPSFに伴うコリン性蕁麻疹とステロイドパルス療法　アレルギー・免疫2013；20：50-55
3) 中村元信　特発性全身性無汗症とコリン性蕁麻疹　日皮会誌 2014；124：1283-1286

2014年9月21日　第263回　日本皮膚科学会岡山地方会にて発表

Yellow nail syndrome の1例

岡山赤十字病院皮膚科　　**綾野　悠加**

【患者】
73歳，男性．

【主訴】
全指趾爪甲の肥厚と黄色変化．

【家族歴・既往歴】
陳旧性肺結，慢性気管支炎，副鼻腔炎，高血圧．

【現病歴】
平成23年8月頃から全指趾爪甲の肥厚と黄色変化を自覚した．内科主治医より Yellow nail syndrome を疑われ，平成24年8月下旬に当科へ紹介となった．

【皮膚所見】
全指趾爪甲に肥厚と黄色変化があり，特に左第1指と右第3指には緑色変化が認められた．明らかな浮腫はなかった．（**図1**）

【検査所見】
血液検査：WBC 8700/μ，CRP 0.54mg/dl
胸部単純CT：両側下葉に慢性気道炎症像，右S3に小規模な細気管支炎像

【診断】
Yellow nail syndrome

【治療経過】
エトレチナート内服を開始し，徐々に腫脹が減少し肥厚のない爪甲に生え変わり，2年後には右第3指に混濁が残るのみになった．手足ともに母指は一度脱落した後，爪甲が再生した．（**図2,3**）

【まとめ・考察】
Yellow nail syndrome は Yellow nail，リンパ浮腫，および肺病変を3徴候とする．Yellow nail はほぼ必発で，リンパ浮腫は約80%，肺病変は約60%で認め，3徴候すべてそろうのは40-60%程度である．合併症は副鼻腔炎，関節リウマチ，膠原病，甲状腺疾患，糖尿病，悪性疾患

などが報告されている．Yellow nail はすべての指趾爪甲に出現し，淡黄色～淡緑色を呈す．爪甲は肥厚し，成長も遅延する．
Yellow nail syndrome の病態は，先天性のリンパ管形成不全によるリンパ管還流異常が基礎にあり，中年期以降に感染などを契機に毛細管の透過性が亢進し，形成不全のリンパ管に負荷がかかることで還流障害が助長され，リンパ管浮腫や胸水が顕在化すると考えられている．
7～30%は自然寛解が認められる．肺病変の治療に伴い Yellow nail が改善したとの報告もある．

参考文献
1）中込大樹，皮膚病診療 2013；35：787-790
2）金廣有彦，呼吸 2010；29：55-58
3）中条園子，皮膚臨床 2004；46：907-909
4）東禹彦，黄色爪症候群，領域別症候群シリーズNo.4 呼吸器症候群．大阪：日本臨床社；1994：739-741
5）新見やよい・服部怜美，皮膚科診療カラーアトラス体系，講談社，2011
6）田中智樹，日胸 2007；66：961-967

2015年1月17日　第264回　日本皮膚科学会岡山地方会にて発表

皮膚付属器疾患

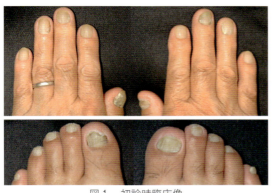

図1　初診時臨床像

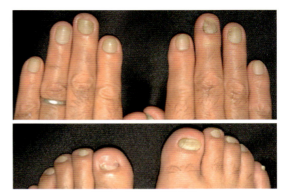

図2　治療開始後1年

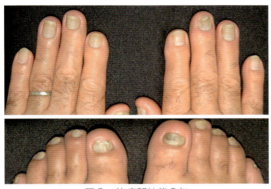

図3　治療開始後2年

トリマーの指間に生じた毛巣洞

岡山大学病院皮膚科　**野村　隼人**

【症例】
24歳，女性．

【職業】
トリマー．

【主訴】
右4指の腫脹．

【現症】
以前よりペットのトリミング中に犬の毛が指間に刺さることが多かった．最近になり右4指に腫脹が出現し，抗菌薬内服で軽快したが1ヵ月後に腫脹が再燃した．近医皮膚科で切開したところ毛髪が排出されたが，皮下硬結と瘻孔が残存するため切除目的に当科紹介受診した．

【臨床所見】
右4指外側に瘻孔の開口部を認め，周囲に発赤，腫脹を伴っていた．

【一般細菌検査】
CNS ＋
Corynebacterium spp ＋

【手術】
瘻孔開口部からピオクタニンを注入した．不良肉芽を紡錘形に切除し，皮膚と下床の瘻孔を一塊にして切除した．切除部はナイロン糸で単純縫合した．

【皮膚病理組織所見】
真皮内に血管増生とリンパ球，組織球からなる炎症細胞浸潤を認める肉芽組織と，瘻孔で構成される組織だった．瘻孔内には毛様物質が多数認められた．

【診断】
指間毛巣洞

【経過】
術後7週間で創は完全に閉鎖した．再発予防に仕事中は創部にフィルム保護するよう指導した．

【考察】
毛巣洞は機械的に毛の先端が皮内に刺さり，その部位で肉芽組織や，毛包とみられる扁平上皮に囲まれた瘻孔を形成する病態である．発生部位は，仙骨部が85％と大半を占めている．指間に生じるものは，トリマーや理髪師などの職業性に生じるものが多い．
治療としては，完全な切除が一般的であり，瘻孔内にピオクタニンを注入することは切除範囲決定に有用である．
また予防には指間の毛髪をこまめに除去することが望ましい．

参考文献
1）前島英樹，他：皮膚病診療 24：47，2002

2016年4月24日　第32回　日本臨床皮膚科医会総会・臨床学術大会にて発表

皮膚付属器疾患

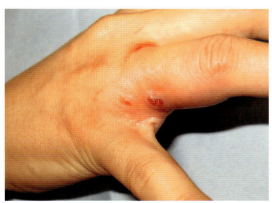

図1　右4指の瘻孔開口部.

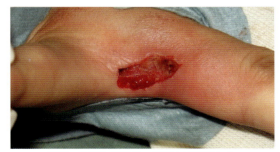

図2　皮膚と瘻孔を一塊にして切除した.

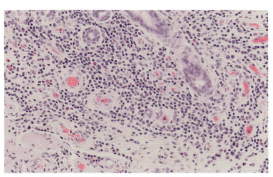

図3　真皮内に血管増生とリンパ球，組織球からなる炎症細胞浸潤を認める肉芽組織.

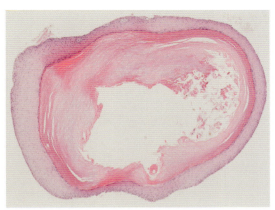

図4　瘻孔の切除組織.

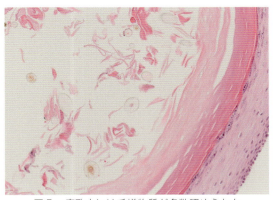

図5　瘻孔内には毛様物質が多数認められた.

マムシ咬傷の１例と当科経験例（2015年）のまとめ

岡山医療センター皮膚科　**松田真由子**

【患者】
65歳，女性.

【主訴】
右手第３指，右手背の腫脹.

【家族歴・既往歴】
特記事項なし.

【現病歴】
受診日当日の16時30分頃，自宅の畑仕事をしていたところ右手第３指をマムシに咬まれ，17時30分頃救急外来受診した.

【皮膚所見】
左手第３指に腫脹をみとめ，腫脹は手背まで及んでいた（**図１**）.

【組織所見】
施行せず.

【初診時検査所見】
WBC 7300/μl，PLT 229000/μl，CK 86U/l
AST 27 U/l，ALT 28 U/l，BUN 14mg/dl，
Cre 0.49 mg/dl，CRP 0.17 mg/dl

【診断】
マムシ咬傷

【治療経過】
来院時，腫脹が受傷局所である右手第３指を超えて関節まで腫脹が及び，この時点でマムシ咬傷の重症度分類（**図２**）のGrade Ⅱと診断した.治療として補液，抗菌薬，破傷風トキソイド，セファランチン投与を行った.受傷約５時間後，肘までの腫脹拡大（Grade Ⅲ）を認めたため，ステロイド点滴とH１，H２受容体拮抗薬投与後6.5時間後にマムシ血清の投与を行った.投与後，血圧低下など全身症状出現は無かった.翌日，腫脹は上腕まで広がり，（Grade Ⅳ），補液と抗生剤投与継続に加えてプレドニン20mg内服開始した.その後徐々に腫脹改善した.複視や腎不全などの副作用なく，入院７日後に退院となった.

【まとめ・考察】
抗マムシ血清の投与は受傷後６時間以内，なるべく早期の投与が推奨されているが，症例は受傷後７時間経過してから血清を投与されており，これも，Grade Ⅳまで重症化した一因と考えた.当院では，2015年度に９例（**図３参照**）のマムシ咬傷を経験し，治療に関しては**図４**のフローチャートに従って行った.症例８以外全ての症例に抗マムシ血清を投与した.

毒素が組織に吸着する前の早期に血清投与することで重症化を防ぐが，腫脹のピークは受傷後24時間〜３日であり，重症化するかどうかは早期には判断が難しい.さらに投与による血清病やアナフィラキシーショックを呈するため投与が一度のみに限られている事などから，血清の投与は慎重となるのが現状である.受傷後早期に症例が重傷化するかどうかの明確な指標は確立していないが，既報告例などから①受傷後６時間以内にGrade Ⅲ以上の腫脹，②眼症状，意識障害，急性腎不全や血圧低下等全身症状，③３万/μl以下の血小板減少，④受傷後６時間以降にCK増加速度100IU/l/hr以上，⑤受傷後早期から白血球増加，以上の５項目のうち，どれか一つが当てはまった場合は重症化すると考え，抗マムシ血清投与を考慮すべき，と考えた.

参考文献
1）マムシ咬傷44例の臨床的検討　日臨外会誌
　　2003；64（9），2100-2104
2）重田　匡利，他　マムシ咬傷35例の検討
　　日農医誌 2007；56（2），61-67

2016年１月16日　第267回　日本皮膚科学会岡山地方会にて発表

動物性皮膚疾患

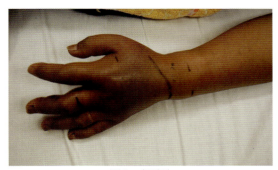

図1　初診時

マムシ咬傷の重症度分類

| Grade Ⅰ：受傷局所のみ腫脹 |
| Grade Ⅱ：手関節または足関節までの腫脹 |
| Grade Ⅲ：肘関節または膝関節までの腫脹 |
| Grade Ⅳ：1肢全体に及ぶ腫脹 |
| Grade Ⅴ：1肢を超える腫脹または全身症状を伴うもの |

図2　マムシ咬傷の重症度分類

	年齢・性別	受傷日時	場所	受傷部位	Grade 初診→ピーク	入院日数	既往歴
1	65歳女性	6月/16時	畑	左3指	Ⅱ→Ⅳ	7	なし
2	59歳女性	7月/12時	庭で草むしり	左2指	Ⅱ→Ⅲ	5	甲状腺腫瘍（治療後）
3	79歳女性	7月/10時	畑	右3指	Ⅱ→Ⅳ	8	なし
4	81歳男性	7月/18時	不明	右1指	Ⅱ→Ⅴ	8	不明
5	77歳女性	7月/20時	庭	左下腿	Ⅰ→Ⅲ	5	高血圧
6	72歳男性	8月/6時	山の麓	右2指	Ⅱ→Ⅲ	3	なし
7	64歳女性	9月/21時	駐車場	左4・5趾間	Ⅱ→Ⅲ	5	なし
8	77歳男性	9月/10時	畑	右2指	Ⅰ→Ⅱ	外来	高血圧
9	65歳女性	10月/12時	山菜採り	右3指	Ⅱ→Ⅴ	6	なし

図3　当院マムシ咬傷経験例のまとめ

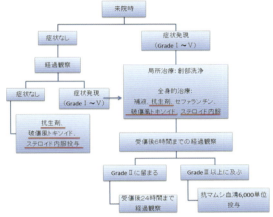

図4　治療法　フローチャート

水疱形成を伴った爪疥癬の1例

岡山労災病院皮膚科　**芦田日美野**

【症例】
78歳，女性.

【主訴】
四肢末端の水疱.

【既往歴・生活歴】
脳梗塞（左半身麻痺），誤嚥性肺炎，下咽頭癌，
子宮頸癌.
ADL：全介助．要介護5．在宅にて訪問看護
を利用.

【現病歴】
初診1か月前より，四肢末端に自覚症状なく水
疱が出現．前医にて，ステロイド（strong）外
用により加療されたが，水疱新生を繰り返し，
改善しないため，当科紹介受診した.

【皮膚所見】
四肢末端に血痂，びらんが散在し，足背に緊満
性水疱を少数認め，足趾爪は黄白色に混濁し肥
厚，粗造であった（図1）．瘙痒などの自覚症
状はみられなかった.

【病理組織所見】
表皮下水疱を認め，水疱内および真皮に著明な
好酸球浸潤がみられた（図2）．蛍光抗体直接
法は陰性であった.

【血液検査】
血液生化学的検査，末梢血液像はほぼ正常.
WBC 8200/μL，Eos 5.0％と正常範囲内.
抗Dsg1抗体・抗Dsg3抗体・抗BP180抗体は
いずれも陰性.

【治療経過①】
初診時より，ミノサイクリン塩酸塩200mg/
day，ニコチン酸アミド1.5g/day内服にて加療
するも新たな水疱が出現．経過中，蛍光抗
体直接法および抗BP180抗体は陰性であること
が判明したが，臨床像，病理組織像より，軽症
の水疱性類天疱瘡としてPSL 10mg/dayより開

始したところ，速やかに上皮化し，水疱の新生
なく，PSL 8mg/dayに減量した．同量を4週
間投与後の再診時，指間にトンネル状病変がみ
られ，足趾爪甲は著明に肥厚し粗造，高度混濁
を認めた（図3）．足趾爪甲，指間より鏡検に
てヒゼンダニの虫卵，虫体が確認された（図4）.

【診断】
爪疥癬.

【治療経過②】
PSL内服を中止し，病爪爪甲を爪切り，剪刀等
で除去するとともにイベルメクチン内服，フェ
ノトリン外用にて治療を開始した．爪甲以外の
部位では治療開始2週間後に虫卵，虫体は検出
されなくなった．爪甲に関してはわずかに残存
する病爪から検出され続け，サリチル酸ワセリ
ン軟膏密封療法を併用しながら爪甲除去を繰り
返し，治療開始後1か月で終息した（図5）.

【まとめ・考察】
爪のみに限局する疥癬は極めて少なく，臨床像
は爪白癬そのものである[1]．また，水疱・血痂
を伴う例も極めて稀であり，臨床的・病理組織
学的に水疱性類天疱瘡と類似する[2]．
自験例は，臨床像より水疱性類天疱瘡や爪白癬
との鑑別を要したが，特に，爪疥癬と爪白癬は
視診のみでの鑑別は難しく，爪甲が白濁肥厚し
ている場合や爪甲下に角質増生がみられる場合
には，爪疥癬を念頭におき鏡検する必要がある.
治療としては，爪甲除去，イベルメクチン内服，
フェノトリン外用を中心に行ったが，イベルメ
クチン内服，フェノトリン外用は十分な有効性
が得られなかった．その理由として，爪組織に
は血管，汗腺，皮脂腺がなく，経口投与された
薬剤が爪に移行できない[3]こと，爪甲上にヒ
ゼンダニがいる場合では薬剤が浸透しにくい[4]
ことなどが挙げられる．病爪が少ない場合には
抜爪が簡便とされるが，多数に及ぶ場合は現実
的には困難であり，また，QOLを低下させる
可能性がある[5]．自験例では，残存病爪に対し
てサリチル酸ワセリン軟膏密封療法を施行した.

動物性皮膚疾患

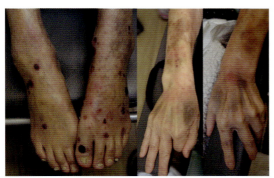

図1　初診時の皮膚所見．
　　　四肢末端に血痂，びらんが散在．足背に緊満性水疱少数．足趾爪は黄白色に混濁し肥厚，粗造．

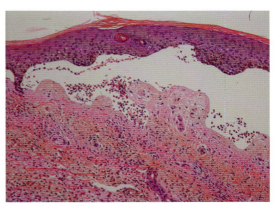

図2　病理組織像．
　　　著明な好酸球浸潤を伴う表皮下水疱．

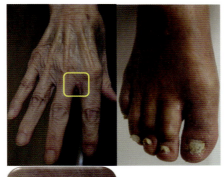
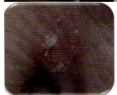

図3　PSL投与後，再診時の皮膚所見．
　　　指間にトンネル状病変．
　　　足趾爪甲は著明に肥厚し粗造，高度混濁．

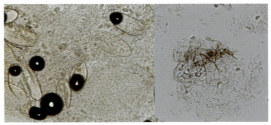

図4　顕微鏡像（KOH法）．
　　　ヒゼンダニの虫卵・虫体．

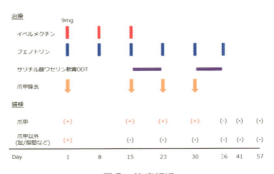

図5　治療経過．

外用治療により肥厚部を浸軟させ，可及的に病爪を除去することは，低侵襲であり，特に病爪が多い症例では有効であると考えた．

参考文献

1）楠俊男ほか：皮膚病診療2003；25（増2）：73-76．
2）Wen-Jing Su, et al：*Exp Ther Med* 2015；10：1533-1535．
3）南光弘子編：疥癬パーフェクトガイド，秀潤社，東京2008；p. 130．
4）疥癬診療ガイドライン作成委員会：日皮会誌2007；117：1-13．
5）Nakamura E et al：*J Dermatology* 2006；3：196-201．

2017年5月27日　第271回　日本皮膚科学会岡山地方会にて発表

Ｔ細胞性急性リンパ性白血病治療中にみられた角化型疥癬の１例

中国中央病院皮膚科　真谷　康弘，内藤　洋子

【症例】
67歳，女性.

【既往歴，生活歴】
Ｘ-１年から関節リウマチで，メトトレキサート６mg/週を内服.

【生活歴】
同居家族に，訪問介護職あり.

【現症】
Ｘ年３月，Ｔ細胞性急性リンパ性白血病（以下Ｔ-ALL）と診断され，Ｘ年４月，当院入院.クリーンルーム管理下にて，JALSG　ALL202に準じた大量メトトレキサート療法を含む化学療法を開始.入院83日目の地固め療法２コース中に，臀部に角化型落屑を伴う紅斑が出現した.

【皮膚所見】
臀部には，厚く蛎殻様に重積した角質増殖を認めた（図１）.背部は，全面に紅色丘疹を認めた（図２）.

【一般血液所見】
WBC：5480/μl（Seg.72%，Ly10.2%，Eos.14.2%，Baso.0.2%），RBC 292万/μl，Hb 9.2 g/dl，
Plt 6.6 万／μL，AST 53U/L，ALT 91U/L，LDH 359 U/L，CRP 0.1mg/dl

【画像・機能所見】
臀部の鱗屑の鏡検にて，ヒゼンダニの脱皮殻，虫体が観察された（図３）.

【診断】
角化型疥癬.

【治療経過】
イベルメクチン９mg内服及びフェノトリンローションの外用を２クール施行.掻痒感に対してオロパタジン塩酸塩，クロタミトンで対応し，治療開始１カ月半後に，皮疹，掻痒感も改善した.虫卵，虫体は２回連続で検出されなかったため，治癒と判断.

【考察】
本症例は，Ｔ-ALL治療および以前からのメトトレキサート内服という免疫力低下を背景として発症した角化型疥癬と診断した.患者家族全員から疥癬の虫体が検出され，同居家族内に訪問介護従事者が存在したことから，感染経路は，家庭内との結論に至った.免疫力低下を来す治療を行う場合は，医療者は家族背景等の慎重な問診を行い，感染リスクがあれば十分な家族への説明が必要と考えた.

参考文献
1）疥癬診療ガイドライン（第３版）日皮会誌2015；125：2023-2048

2017年９月３日　第272回　日本皮膚科学会岡山地方会において発表

動物性皮膚疾患

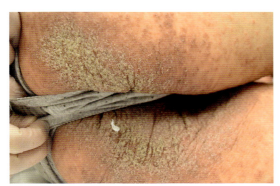

図1　臀部の牡蠣様の重積した角質増殖

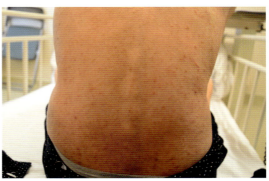

図2　背部の紅色丘疹

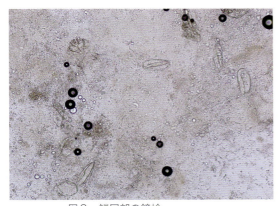

図3　鱗屑部の鏡検
　　　（×100，脱皮殻，虫体）

皮膚病アトラス集
症例から学ぶ vol.2
岡山大学大学院医歯薬学総合研究科皮膚科学分野　編

2018年8月31日　発行

監　　修	岡山大学皮膚科学名誉教授　岩月啓氏	
編　　集	岡山大学皮膚科学教授　森実　真	
発　　行	岡山大学大学院医歯薬学総合研究科皮膚科学分野	
	〒700-8530　岡山県岡山市北区鹿田町2丁目5番1号	
	電話086-223-7151（代表）	
発　　売	吉備人出版	
	〒700-0823　岡山県岡山市北区丸の内2丁目11番22号	
	電話086-235-3456　ファクス086-234-3210	
	ウェブサイト http://www.kibito.co.jp	
	Eメール mail:books@kibito.co.jp	
	郵便振替 01250-9-14467	
印　　刷	株式会社 i プランニングKOHWA	
製　　本	日宝綜合製本株式会社	

ISBN 978-4-86069-562-0
乱丁本、落丁本はお取り替えいたします。ご面倒ですが、発売元までご返送ください。
定価は表紙に表示しています。
本書の印税収入が発生した場合には、編集者や著者はこれを受領せず、続刊の編集費にあてられます。